Petra Hilbrandt

Humus für die Wurzeln

Gartentherapie mit Kindern

Petra Hilbrandt

Humus für die Wurzeln

Gartentherapie mit Kindern

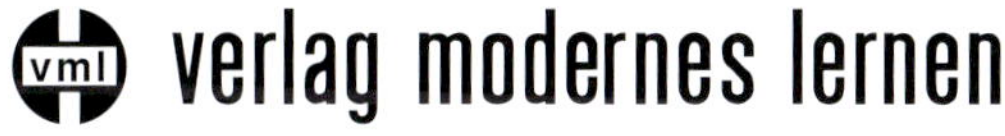

Unser Buchprogramm im Internet: www.verlag-modernes-lernen.de

Externe Links
Der Verlag weist ausdrücklich darauf hin, dass eventuell im Text enthaltene externe Links vom Verlag nur bis zum Zeitpunkt der Buchveröffentlichung eingesehen werden konnten. Auf spätere Veränderungen hat der Verlag keinerlei Einfluss. Eine Haftung des Verlages ist daher ausgeschlossen.

Folgen Sie uns auf 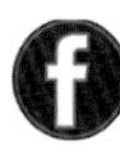 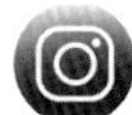

Gesamtherstellung in Deutschland: Löer Druck GmbH, Dortmund

Fotos: Frank Hilbrandt

Schrift: Alegreya Sans

Bestell-Nr. 1339 ISBN 978-3-8080-0928-4

Inhalt

1 Wurzeln und Humus

Der Spruch „Wenn die Kinder klein sind, gib ihnen Wurzeln, wenn sie groß sind, gib ihnen Flügel" wird seit vielen, vielen Jahren frischgebackenen Eltern auf Karten oder Kerzen zusammen mit den ersten Geschenken überreicht und ist im Laufe der Zeit zu einer Art pädagogischem Allgemeinwissen geworden. Es ist eine wunderbar zarte Vorstellung, einem jungen Menschen so viel liebevollen Halt zu geben, dass man ihn frohen Mutes Flügelschlag für Flügelschlag in die Selbständigkeit ziehen lassen kann, wenn die Zeit dafür reif ist.

Doch was ist, wenn das Wachstum der zarten Würzelchen ins Stocken gerät und die einst hoffnungsfrohe Zuversicht nach und nach einer gewissen Verzweiflung weicht? Störungen im Entwicklungsprozess haben unterschiedliche Ursachen und nur ein genauer Blick auf das Geschehen kann die Situation verbessern. An dieser Stelle möchte ich dazu einladen, sich auf das vielleicht zunächst ungewohnte Denken in Analogien und Bildern aus dem Pflanzenreich und dem Gärtnern einzulassen und diese Perspektive als eine Möglichkeit zu sehen, sich dem Verständnis komplexer psychischer Vorgänge anzunähern. Ohne starkes Wurzelgeflecht mangelt es Pflanzen an Standfestigkeit und die Versorgung mit Nährstoffen und Wasser ist nicht ausreichend gewährleistet. Muss eine Pflanze aber beispielsweise zu lange in einem viel zu kleinen Topf bleiben, entwickelt sie einen stark verdichteten, harten Wurzelballen, in dem die Wurzeln in ihrer Not im Kreis wachsen. Nichts geht mehr. Ist die Pflanze erst einmal in solch einem Zustand angelangt, hilft es nichts, ihr einen größeren Topf mit guter Erde zu geben, denn von alleine kommen die Wurzeln aus diesem Teufelskreis nicht mehr heraus. Um von der neuen förderlichen Umgebung profitieren zu können, muss der Wurzelballen zunächst mit sanfter Entschlossenheit gelockert werden. Erst dann hat er die Freiheit, frische Wurzeln sprießen zu lassen, die neues Terrain erobern.

Damit eine Pflanze gedeihen kann, braucht sie nicht nur gutes Wetter und gärtnerische Fürsorge von oben. Beides kann seine volle positive Wirkung nur entfalten, wenn die Wurzeln auch von unten optimal versorgt werden. Nicht ohne Grund heißen die obersten 15 bis 30 Zentimeter des Bodens „Mutterboden", hängt doch von ihnen unsere gesamte Ernährung ab. Wenn wir eine Handvoll Mutterboden zwischen den Fingern zerkrümeln und seinen besonderen Duft einatmen, können wir durchaus ehrfürchtig sein. Obwohl wir nur einen winzig kleinen Teil unserer Lebensgrundlage in der Hand halten, ist darin doch eine unvorstellbare Menge an höchst aktiven Lebewesen enthalten. Einen großen Anteil an dieser Lebendigkeit hat Humus, der ein wesentlicher Bestandteil der Muttererde ist. Er versorgt nicht nur die Pflanzen über die Wurzeln mit Nährstoffen, sondern schafft auch in der Bodenstruktur das für diese Lebensadern nötige Luft- und Wärmewohlfühlambiente. Humus entsteht aus abgestorbenen Pflanzen, die von Kleintieren und Mikroorganismen zersetzt werden, und ist einer der Gründe, warum Kompost ein so wertvoller organischer Dünger ist. Es ist ein lebensspendender Kreislauf: Pflanzen und Bodenlebewesen lassen Humus entstehen, aus Humus erwachsen Bodenlebewesen und Pflanzen. Gerät dieser Kreislauf ins Stocken oder wird er gar unterbrochen, wird es schwierig. Bleibt der kostbare Mutterboden zu lange ohne schützende Pflanzendecke, ist er schutzlos den Elementen ausgeliefert und wird weggeschwemmt oder weggeweht. Das Bodenleben verödet und die Pflanzen gedeihen nicht, weil ihre Wurzeln nicht finden können, was sie zum Leben dringend brauchen.

Auch Menschenkinder sind für ein stabiles Wachstum unbedingt auf eine förderliche und „humusreiche“ Umgebung angewiesen, die sie mit allem versorgt, was sie brauchen, damit sie im Leben Wurzeln schlagen können. Leider ist unser Bildungssystem für manche Kinder wie ein müder und ausgelaugter Boden. Es kann ihnen nicht das Substrat zur Verfügung stellen, das sie brauchen, um zum Beispiel ihre Wissbegier und Neugierde so zu stillen, dass sie mit ihren Fähigkeiten zu fruchtba-

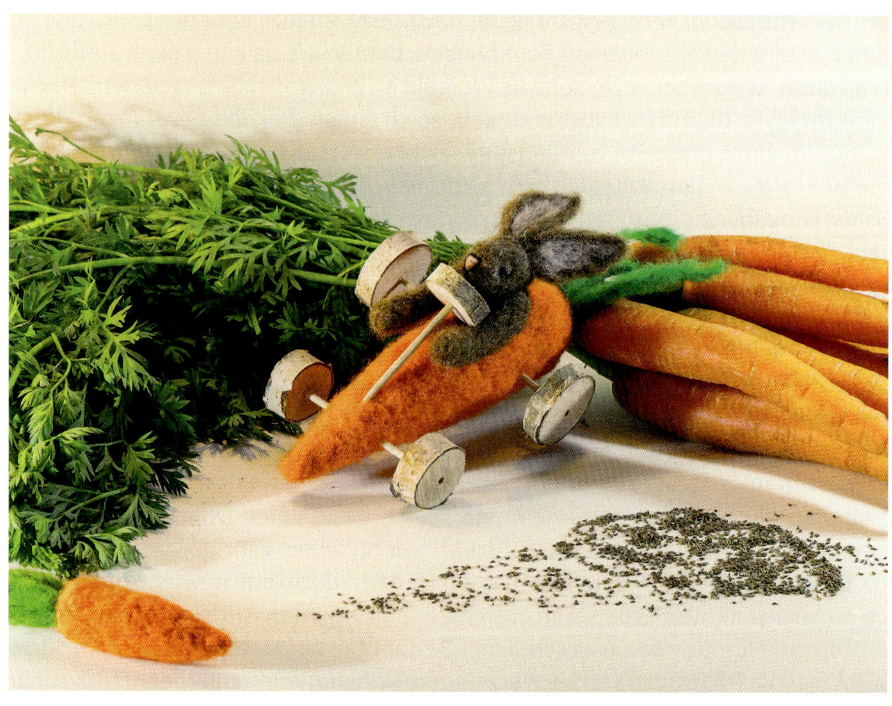

ren Erkenntnissen gelangen können. Man könnte ihre Lern- und Verhaltensschwierigkeiten als verzweifelten Versuch interpretieren, für ihre Wurzeln die geeigneten Bedingungen zu finden. Häufen sich die Misserfolge und reiht sich Tadel an Tadel, ist die Seele irgendwann ohne schützende Mulchschicht und selbst noch so gut gemeinte Interventionen finden kaum mehr Halt. Die nächste Frustflut schwemmt sie gleich wieder weg. Ist die Situation bereits derart verhärtet, ist es maßgeblich, aus vorhandenen Ressourcen so viel „Erfolgshumus“ aufzubauen, dass die Wurzeln wieder nachhaltige Nahrung finden. Die ressourcenschonenden Methoden der Gartentherapie können den Boden so weit lockern, dass das eigene Tun (wieder) als Quell der Freude und Selbstermächtigung erlebt wird. Die Kinder werden dabei unterstützt, ihren eigenen stärkenden Humusaufbau zu betreiben und mit zunehmend kräftigeren Wurzeln nach und nach flügge zu werden.

Für die Bedeutung des Wortes „Ressource“ will ich zur Erläuterung als Sinnbild ein Wurzelgemüse heranziehen. Die Samen von Möhren sind so winzig, dass sie zum Aussäen am besten mit Sand vermischt werden. Und doch ist in jedem einzelnen Samenkörnchen alles Nötige enthalten, dass daraus eine stattliche und schmackhafte Karotte werden kann. Mit unserer gärtnerischen Fürsorge unterstützen wir sie bei ihrer Entfaltung bis in die Spitzen des grünen Laubes. Von unserem Einfluss unabhängige äußere Bedingungen wie Hagel oder Dürre wiederum machen deutlich, dass die Verantwortung für das Gedeihen nicht ausschließlich in unseren Händen liegt. Dieses Loslassen fällt nicht immer leicht, bedeutet aber auch Entlastung: Ich bin nicht für alles verantwortlich. Ich vermute, es ist diese Gemengelage aus dem Eigenleben der Pflanze, der liebevollen und umsichtigen Pflege sowie die Unberechenbarkeit natürlicher Ereignisse, die so überaus stolz und zufrieden machen, wenn ein gärtnerisches Vorhaben geglückt ist: „Ich habe dieses Wunder vollbracht!“ Gärtnern macht selbstbewusst und demütig zugleich und verlangt einen langen Atem.

Darüber hinaus ist das therapeutische Setting in der Gartentherapie für die meisten Kinder ungewohnt und gibt ihnen dadurch die Chance, eingefahrene Verhaltenspfade zu verlassen. Die Pflanzen machen ein Angebot und die Kinder können es in ihrem eigenen Tempo annehmen und sich nach und nach auf das Geschehen einlassen. Wollen sie (zunächst) nicht sprechen, können sie doch tätig werden. Wollen sie nicht tätig werden, können sie sich doch von Düften umsorgen lassen. Pflanzen sind überaus geduldig und ein zu forsches Entgegenkommen ist von ihnen nicht zu befürchten. Kinder, die sich zum Beispiel angewöhnt haben, Blickkontakt möglichst zu meiden, können sich gefahrlos darauf einlassen, eine Pflanze aufmerksam und in aller Ruhe zu betrachten. Bei Pflanzen wie dem Wollziest, von denen ein hoher haptischer Reiz ausgeht, wagen sie vielleicht einen weiteren Schritt und fassen sie vorsichtig an. Pflanzen ermuntern zu neuen Sichtweisen bei verengtem Blickwinkel. Kinder sind in der Wahl ihrer Lebensumstände nicht frei und manche re-

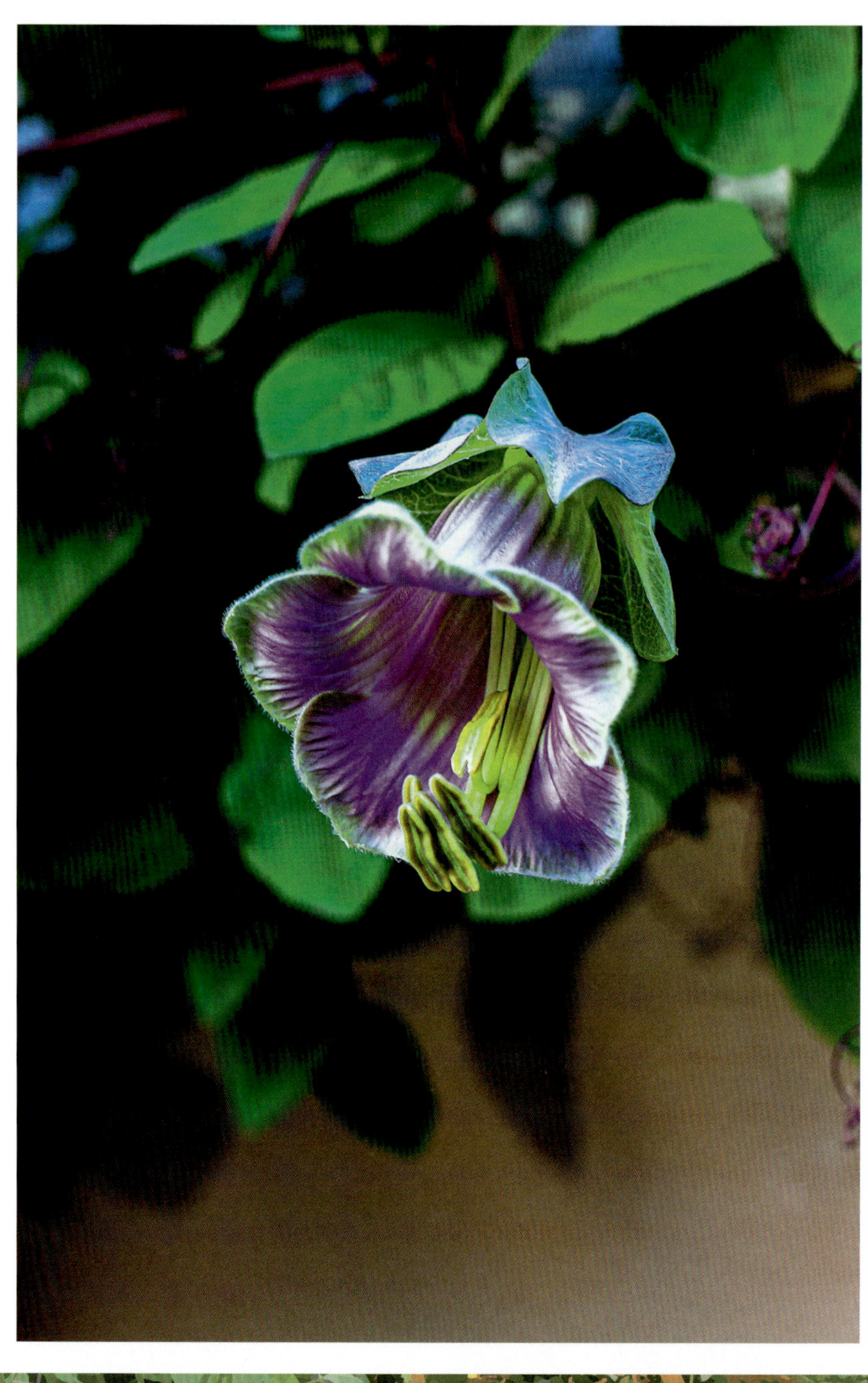

bellieren äußerst aktiv, wenn sie sich unverstanden und bedrängt fühlen. Es gibt so manche Pflanze, die bei näherer Betrachtung Hinweise gibt, wie man trotz Einschränkungen den Weg zu einem harmonischeren Miteinander erklimmen kann. Zwar sind Pflanzen an einen Standort gebunden, trotzdem sind sie nicht immobil. Sie können sich ausbreiten und nach Höherem streben. Man denke nur an die wunderbare Glockenrebe. Drei unscheinbare pelzige Samen genügen, um in kurzer Zeit einige Quadratmeter dicht zu beranken und über etliche Wochen das bezaubernde Schauspiel des Farbwechsels ihrer Blüten zur Aufführung zu bringen.

Es ist überhaupt ganz erstaunlich, wie sehr Pflanzen zum Nachdenken über Lebensentwürfe anregen können. Nach meiner Erfahrung arbeiten vor allem Jugendliche auf der Suche nach ihrem Platz im Leben gerne mit Analogien aus dem Pflanzenreich. Es ist ein Angebot, das Möglichkeiten aufzeigt, aber keine Entscheidungen erzwingt.

Als Beispiel mag der Löwenzahn dienen, dessen Lebenszyklus einen Blick auf ganz unterschiedliche Perspektiven zulässt. Die einen schmähen ihn als Unkraut und sie wollen ihn mit grimmiger Entschlossenheit aus ihrem Garten vertreiben. Die anderen freuen sich über seinen sonnigen Anblick und nutzen seine Heilkräfte für ihr Wohlbefinden bei Erkältungskrankheiten. Seine leuchtend gelben Blüten bescheren den Honigbienen die heißbegehrte Frühtracht, die wiederum von ImkerInnen zu cremigem Honig verarbeitet wird. Der Löwenzahn treibt seine Wurzeln tief in die Erde und ist von seinem Standort nicht leicht zu vertreiben. So stur und geschickt er seinen einmal eroberten Raum auch verteidigt (jedes beim Jäten liegen gebliebene noch so kleine Wurzelstückchen bildet flugs eine neue Pflanze), so unbeschwert lassen sich seine Samenschirmchen vom Wind in alle Richtungen pusten und nehmen es, wie es dann eben kommt.

Allein durch diese kurze Schilderung mögen vor dem inneren Auge verschiedene Assoziationen aufgetaucht sein. Gibt es Anteile in mir, die ich schwierig zu akzeptieren finde? Wie kann ich besser für mich sorgen? Was macht mich im Innersten aus und ist nicht verhandelbar? Wo kann ich mehr Leichtigkeit zulassen? Allein beim Nachdenken über eine Allerweltspflanze kann man sehr essentielle Fragen streifen. Welche der angebotenen Antworten Bedeutung für das eigene Leben haben, wird man an der Resonanz spüren, die sie in der Seele hervorrufen.

Vielleicht ist ein Geheimnis der Wirksamkeit von Gartentherapie auch darin begründet, dass man bei gärtnerischen Tätigkeiten immer wieder Bewegungen ausführt, mit denen man als kleines Kind die Welt erobert hat. Mit beiden Händen wühlt man in der Erde, um sie fein zu zerkrümeln. Auf allen Vieren kriecht man unter dem Gebüsch herum, um dem ungebärdigen Giersch beizukommen. Mühsam balanciert man mit der Gießkanne auf den schmalen Wegen durch die Gemüsebeete, um ja alle Pflänzchen zu erreichen. Genießerisch stopft man frisch gepflückte Himbeeren in den Mund, ohne sie vorher zu waschen. Und wie ein kleines Kind kann man dabei ganz im Hier und Jetzt sein, die Anforderungen des Alltags für diese Momente ausblenden. Wunderbarerweise sammelt man bei diesen „Rückschritten“ ganz viel Kraft für die nächsten Fortschritte.

Viele gärtnerisch tätige Menschen behandeln sich oft ganz unbewusst selbst gartentherapeutisch. Wenn zum Beispiel ihr Zorn auf etwas oder jemanden dringend ein Ventil braucht, damit er nicht überschwappt und mit hartem Strahl die Falschen trifft, suchen sie sich automatisch eine körperlich sehr fordernde Tätigkeit. Ruppig wird der Spaten in die Erde gedonnert, Lesesteine werden mit voller Wucht in den Eimer gepfeffert, unerwünschten Gewächsen wird deutlich die Grenze gezeigt. Während die Gärtnernden ihre Verhärtungen abarbeiten, öffnen sich nach und nach Augen, Ohren und Herz für die Schönheit der sie umgebenden kleinen Dinge.

Wie knallrot und vollreif die Johannisbeeren sind. Am Abend könnte leckerer Saft daraus gemacht werden. Wie zutraulich auch die jüngste Rotkehlchengeneration mittlerweile geworden ist. Eine frisch aufgelockerte kleine Fläche im Gemüsegarten würde ihnen ein reichhaltiges Buffet bieten. Ganz allmählich fühlt man sich dem

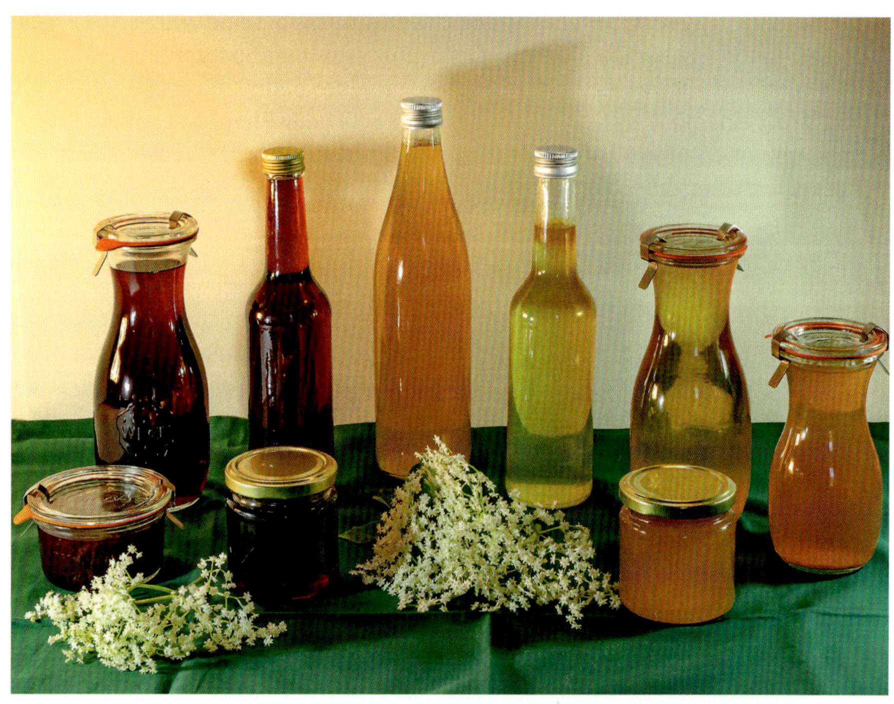

Umgang mit den Kanten und Ecken der Mitmenschen wieder friedlich und konstruktiv gewachsen.

Die persönliche Erfahrung solch heilsamer Effekte sowie die Beobachtung, wie gut sie sich in der Arbeit mit Kindern einsetzen lassen, haben mich zur Gartentherapie geführt. Immer wieder begegnen mir Kinder, die nicht ansatzweise die Leistungen erbringen, die ihre Intelligenz eigentlich erwarten lassen würde. Da sie sich weder durch gute Noten und häufig auch nicht durch angepasstes Verhalten auszeichnen, stehen ihnen Zusatzkurse mit interessantem Inhalt in der Regel nicht offen. Die Frustspirale dreht sich immer weiter nach unten und zieht entsprechende weitere negative Rückkoppelungseffekte auf Leistung und Verhalten nach sich. Ich bin zutiefst davon überzeugt, dass jedes Kind seine ganz persönlichen Begabungen mit sich bringt. Es darf nicht sein und erscheint mir auch zutiefst ungerecht, dass es immer wieder Kinder gibt, die mit so verletzender Wucht am Bildungssystem zu scheitern drohen.

Ich wollte mit einer Methode arbeiten, mit der ich schonend und umfassend Potenziale suchen, entdecken und fördern kann. Die genügend Raum und Zeit lässt, um Vertrauen aufzubauen und anzugehende Schwierigkeiten zu einem beherrschbar erscheinenden Unterfangen zu machen. Die letztendlich nicht nur die KlientInnen, sondern die ganze Familie Hoffnung und damit neue Kraft für die Zukunft schöpfen lässt. In der Gartentherapie mit ihren vielfältigen Möglichkeiten, maßgeschneiderte Settings zu kreieren, wurde ich fündig. Immer wieder darf ich erleben, dass für Eltern das Erlebnis, dass Fähigkeiten und Verhalten ihres Kindes eine Würdigung erfahren, die sich auf konkret belegbare Beobachtungen stützt, wie eine Oase nach einer langen Suche in der Wüste ist.

Mit meinem Buch will ich TherapeutInnen, PädagogInnen und ErzieherInnen anstecken mit meiner Begeisterung für die Gartentherapie und ihre sanfte Art und Weise, Kinder mit Lern- und Verhaltensproblemen zu begleiten. Dieses Buch gibt einen Einblick in das vielfältige und abwechslungsreiche Anwendungsspektrum der Gartentherapie und beschreibt eingängig, was diese Methode in der therapeutischen Arbeit mit Kindern so wertvoll macht. Durch die Fülle an natürlichen Materialien mit ihren variablen Anforderungen an Körper, Geist und Seele können sehr individuelle Therapieeinheiten kreiert werden, um unterschiedlichen Bedürfnissen gerecht zu werden. Lebensnah und praktisch wird gezeigt, wie man den gartentherapeutischen Weg mit Kindern beschreiten kann. Demgemäß macht eine Sammlung flexibel einsetzbarer Anregungen aus der Praxis für die Praxis den Hauptteil dieses Buches aus.

Eltern will ich einladen, den Kontakt mit der Natur zu einem festen Bestandteil des Familienlebens zu machen. Sie können die praktischen Tipps als Anregung nutzen, um mit Widrigkeiten so kreativ umzugehen, dass jede/r für sich und die Familie als Ganze daran wachsen und starke Wurzeln bilden kann, die auf dem Humus des Miteinanders wachsen. Nicht zuletzt ist eine über die Jahre aufgebaute reißfeste Kommunikation zwischen Eltern und Kindern ein fester Anker in den Stürmen der Pubertät.

An Herausforderungen ist leider zunehmend kein Mangel, denn immer mehr Eltern werden damit konfrontiert, dass Institutionen ihr Kind zum Mängelwesen erklären: Das Verhalten ist auffällig, die Entwicklung zurück, die Bewegungen sollten flüssiger sein, Wahrnehmung und Aufmerksamkeit lassen zu wünschen übrig, in Sprache und Kommunikation sind Defizite zu beobachten. Reißt die Kritik durch ExpertInnen dauerhaft nicht ab, sind die Eltern oft völlig verunsichert und auch zermürbt („Ich weiß einfach nicht, was ich noch machen soll!"). Die in den praktischen Vorschlägen genannten Ziele können als Orientierungshilfe dienen, wenn es Bereiche mit Handlungsbedarf gibt. Dabei ist es mir wichtig, dass Eltern nicht ihre Kinder behandeln, sondern dass die Familie gemeinsam handelt. Die Familienbeziehungen können nur gewinnen durch Unternehmungen, die Spaß machen und zu frohen Erinnerungen des Miteinanders werden. Es ist der gemeinsame Heilungsprozess, der Freude schenkt. Das Wir-Gefühl wird gestärkt, das Band der Zuneigung fester gewebt, auf der zertrampelten Grasnarbe sprießt wieder frisches Grün und

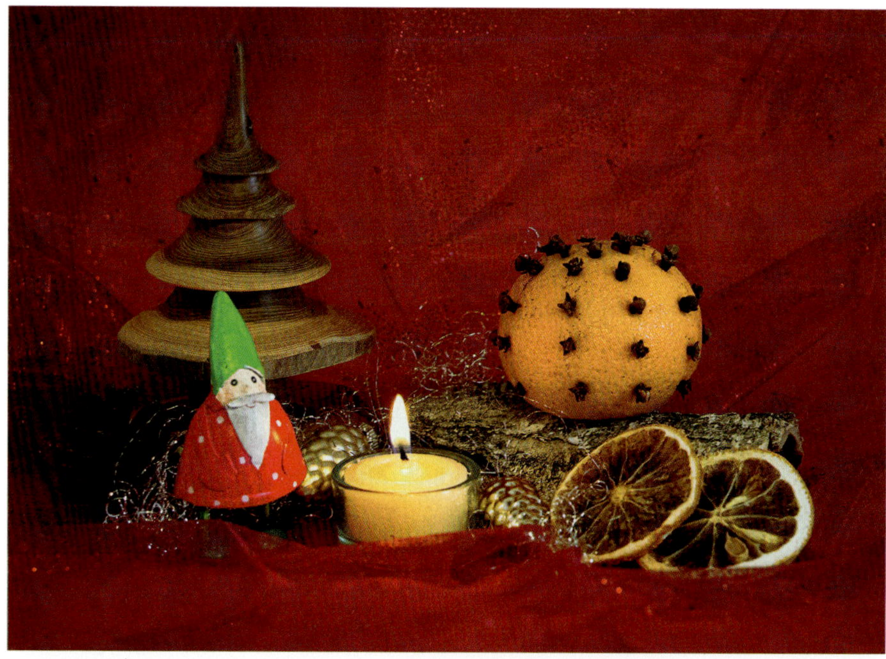

ein dichtes Rasenpolster kann entstehen. Auf die dabei aufgebauten Ressourcen kann sich die Familie auch in Schlechtwetterphasen verlassen und Schwankungen gut kompensieren.

Schwingt die Familie im Rhythmus des Jahreskreises mit, ergeben sich fast automatisch viele Möglichkeiten zum gemeinsamen Tun, das die Kommunikation und das Gemeinschaftsgefühl fördert. Beim Spicken von Mandarinen mit Nelken in der Vorweihnachtszeit können Pläne für die bevorstehenden Ferien geschmiedet, Lieder gesungen und Wünsche verraten werden. Die aufsteigenden Aromen können in ferne Länder entführen, die von Dauerfrost nichts wissen. Der Duft der geschmückten Mandarinen erinnert im Vorbeigehen noch tagelang an einen gemütlichen Familienabend.

Das Einsäen von Ostergras, dem man beim Wachsen beinahe zuschauen kann, weckt vielleicht erste Gedanken an einen Sommer, in dem man beim Baden gemeinsam fröhlich im Wasser herumtollt. Die Fülle des Erntedank-Festes lädt womöglich dazu ein, erste Überlegungen anzustellen, welche Laterne für die gemeinsamen Spaziergänge in der frühen Dunkelheit gebastelt werden soll. Mit jedem gemeinsamen Projekt wachsen das Zusammengehörigkeitsgefühl und das gegenseitige Verständnis weiter.

Natürlich geht es schneller, wenn der Herr des Gartens ein Hochbeet errichtet und die Kinder dabei möglichst nicht im Weg sein sollen. Aber wäre es nicht ein Jammer, so viele Chancen für Lernerfahrungen ungenützt verstreichen zu lassen? Deutlich nachhaltiger ist der Erfolg, wenn sich die Familie dieser Wunschaufgabe gemeinsam stellt. Werden einschlägige Zeitschriften und Bücher gewälzt, wird nebenbei vermittelt, wie man sich Fachkenntnisse aneignen kann. Wird das Für und Wider der verschiedenen Modelle abgewogen, lernen Kinder automatisch, wie man durch Diskutieren zu einem fundierten und gemeinsamen Entschluss kommen kann. Die Ausflüge in den Baumarkt können durchaus eine Belastung für das Nervenkostüm sein, aber die Kinder können zum Beispiel die Chance bekommen zu erleben, wie man so charmant mit gestresstem und mürrischem Verkaufspersonal umgeht, dass es doch noch den Ort für die richtigen Schrauben verrät. Aufbau, Befüllung und Bepflanzung des Bauwerks sind ebenfalls ein wahrer Quell der Erkenntnis: Wie teile ich Arbeiten sinnvoll ein? Wieso spart exaktes Arbeiten Zeit und Ärger? Wie kann ich mich motivieren, an einer Sache dran zu bleiben, die sich unerwartet in die Länge zieht? Nach Wochen der Hege und Pflege kann stolz die erste Ernte verarbeitet werden. Diese Früchte des gemeinsamen Erfolgs schmecken sicher ganz unvergleichlich und machen hoffentlich Lust auf mehr.

Mit diesem Buch hoffe ich die LeserInnen zum „Reinschnuppern" in die Welt der Gartentherapie einzuladen. Schöpfen Sie das Potenzial des uns umgebenden Grüns aus. Lassen Sie sich von den Beispielen und Übungen zu eigenen Aktivitäten inspirieren. Bereiten Sie mit sanfter Hand krümelige und humusreiche Erde für die Entfaltung der kindlichen Wurzeln.

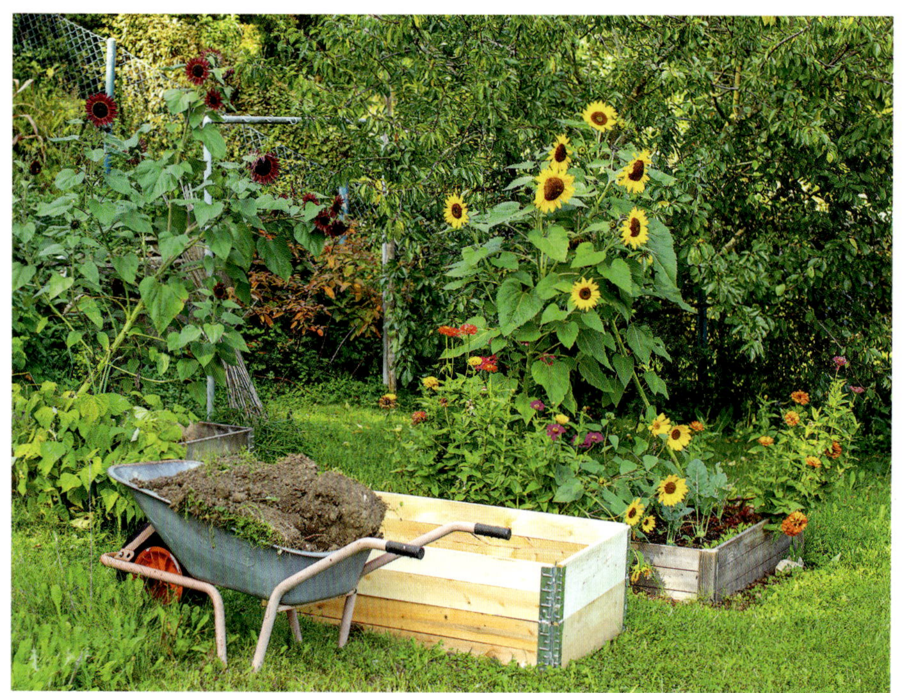

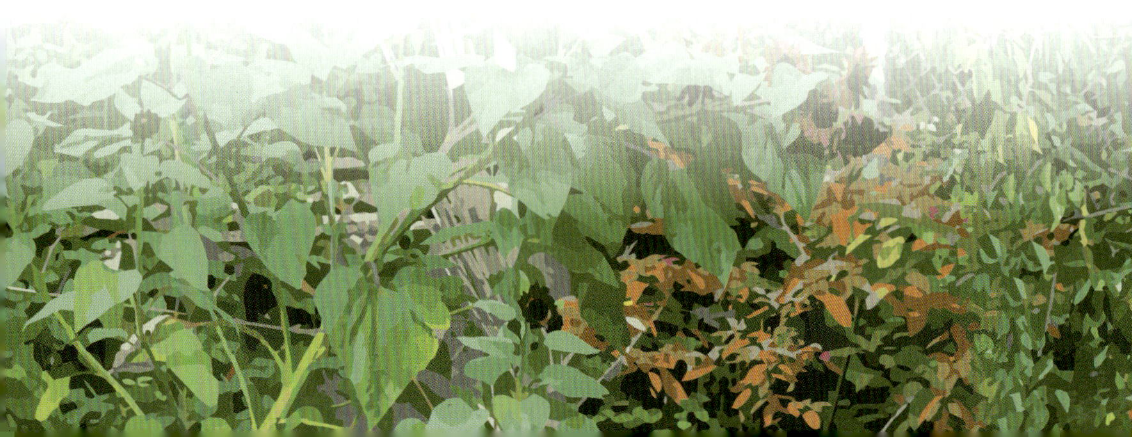

2 Was ist Gartentherapie?

Diese Frage wird mir häufig gestellt, wenn in einem Gespräch die Rede auf meine berufliche Tätigkeit kommt. Oft wird eine vage Vermutung in die Richtung geäußert, dass ich mich wahrscheinlich damit beschäftige, besonders geschundene und missratene Gärten wieder „in Ordnung" zu bringen. Angesichts der zunehmenden „Versteinerung" von Gärten scheint mir die Überlegung auch gar nicht so abwegig, dass in unserer Zeit auch Gärten therapeutische Hilfe brauchen. Die Verletzungen der Erde sind tiefgreifend, das Verhalten der Menschen angesichts wissenschaftlicher Erkenntnisse über die Bedeutung der Pflanzen, unter anderem für das Klima und die Artenvielfalt, bleibt rätselhaft. Obwohl während brutaler Bauphasen über unvorstellbar lange Zeiträume gewachsene Bodenstrukturen zerstört werden, haben sich die Lebewesen darin die Hoffnung bewahrt, eines Tages wieder zu alter Fülle gelangen zu können. Sie warten nur darauf, mit dem Humusaufbau unermüdlich neu zu beginnen, um Samen und Pflanzen wieder ein gemütliches Zuhause zu bieten. Statt dieses Geschenk der Erde anzunehmen, werden Tonnen über Tonnen von Steinen darauf geschüttet und Leben wird an dieser Stelle praktisch un-

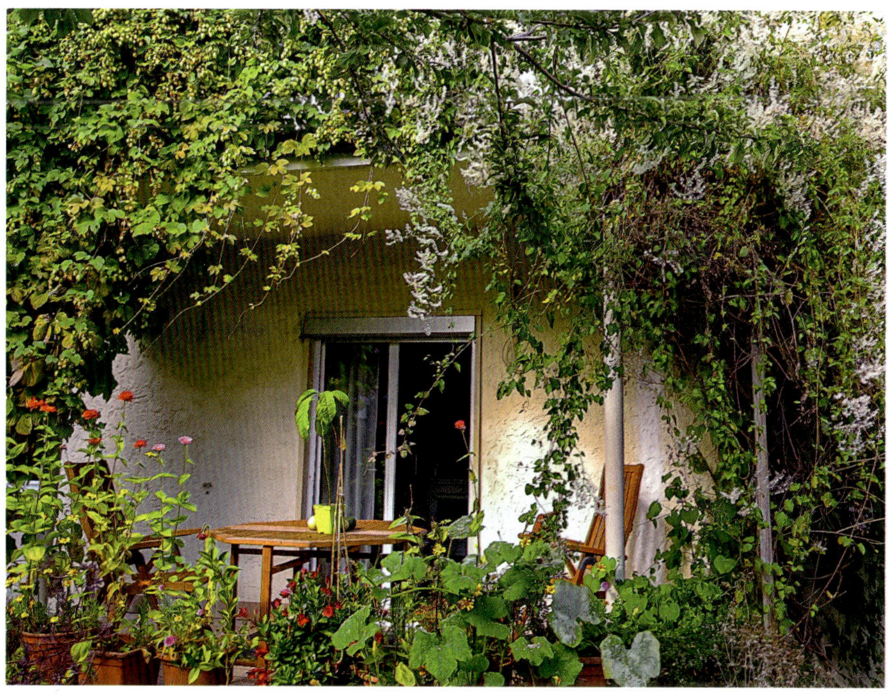

möglich. Ich kann nur spekulieren, warum sich Menschen für so viele Quadratmeter grauen Schotter vor ihrer Tür und vor ihren Fenstern entscheiden. Sind sie so überbeansprucht, dass summendes, brummendes, zwitscherndes, duftendes, raschelndes, buntes Leben zu viele Reize setzen würde? Scheuen sie zurück vor der Verantwortung für ein Stückchen lebendige Vielfalt?

Wenn sie den Zeitaufwand für die Gartenpflege scheuen, warum haben sie sich dann aktiv für einen Garten und damit gegen ihre Interessen entschieden? Warum wird etwas mit viel Kraft und Aggression bekämpft, das man mit der gleichen Intensität und Leidenschaft lieben könnte? Liebe ist in meinen Augen kein zu großes Wort für die passionierten HobbygärtnerInnen, die einen großen Teil ihrer Freizeit in ihrem grünen Reich verbringen.

Es gibt Balkone, aus denen die in Töpfen und Kästen blühende und grünende Fülle vom zeitigen Frühling bis zum späten Herbst ein Freiluftwohnzimmer macht. Es gibt winzige Reihenhausgärten, die sich durch geschicktes Ausnutzen aller Ebenen in einen grünen Dschungel verwandelt haben. Andere Anlagen verfügen über so viel Platz, dass sich ihre EigentümerInnen auf das Sammeln von Bäumen verlegt haben. Schrebergärten sind knospender und wohlschmeckender Ausdruck der Individualität ihrer PächterInnen. Selbst im hohen Alter und mit Hilfsmitteln wühlen, graben und jäten sich Menschen noch durch ihren Garten und lassen auch dem unscheinbarsten Pflänzchen die nötige Pflege zukommen. So oder so, es scheint eine enge Beziehung zu geben zwischen Gärten und den Menschen, die mit und in ihnen leben. Im Zentrum der Aufmerksamkeit von GartentherapeutInnen stehen die Menschen und ihr Wohlbefinden und es ist diese Beziehung zwischen Mensch und Garten, an die sie mit ihrer Tätigkeit anknüpfen.

Für mich habe ich als Basis für meine Arbeit zu folgender Formulierung gefunden: In der Gartentherapie sind Garten und Gartenarbeit Therapie und therapeutisches Medium. Es handelt sich um einen zielorientierten Prozess, der von GartentherapeutInnen planvoll begleitet wird. Pflanzen- und gartenorientierte Tätigkeiten im Innen- und Außenbereich wollen den Menschen ganzheitlich erreichen und sein körperliches, soziales, emotionales und geistiges Wohlbefinden erhalten und fördern. Gartentherapie unterstützt sowohl die Regeneration als auch die medizinische, soziale und berufliche Rehabilitation und stellt einen wichtigen Aspekt der Prävention dar. Sie kann mit PatientInnen aller Altersstufen und diverser Krankheitsbilder praktiziert werden und ist eine indirekte Therapieform, die sich gut zur interdisziplinären Zusammenarbeit eignet.

Machen wir nun gemeinsam den Schritt von dieser etwas spröden Planskizze zu der üppigen Gartenanlage, die sich dahinter verbirgt. Stellen wir uns die Gartentherapie nicht als streng geometrischen Barockgarten vor, sondern denken wir an einen

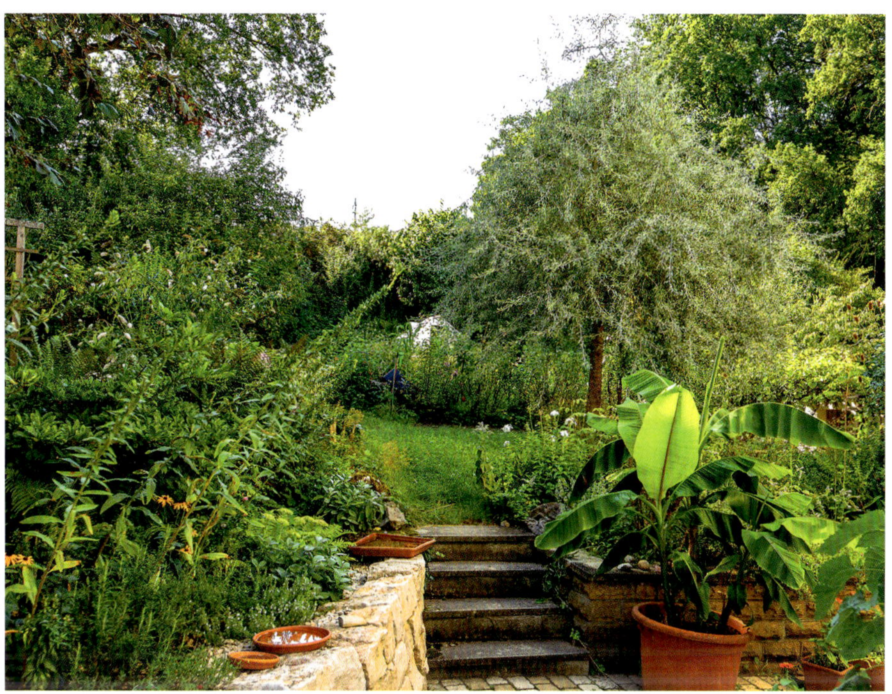

Naturgarten, dessen fließende Formen die vielfältigen Lebensthemen aufgreifen, denen Menschen auf ihrem Weg durch die Jahre begegnen können und bei deren Bewältigung sie manchmal Unterstützung benötigen. Spazieren wir durch diesen Garten und entdecken, was in seinen verschiedenen Räumen wächst und gedeiht.

Wir beginnen unsere Besichtigung im Vorgarten, wo sich eine Vielzahl gepflanzter Gestaltungselemente der Symbiose der Worte „Garten" und „Therapie" widmet. Es steigt eine Ahnung davon auf, dass Gartentherapie in Deutschland zwar eine relativ junge Disziplin ist (im deutschsprachigen Raum gewinnt sie erst seit dem Kongress „Garten und Therapie" im Jahr 2002 zunehmend an Kontur), die aber gleichzeitig durch ihren Namen kulturgeschichtlich in jeweils große Zusammenhänge eingebettet ist. Handelt es sich doch sowohl bei „Garten" als auch bei „Therapie" um Verstehenshorizonte, die, unabhängig davon, was an geistesgeschichtlichem Überbau über die Zeit in ihnen verwoben wurde, eine ganz erhebliche Anzahl spezialisierter Professionen hervorgebracht haben. Vom Mammutbaum bis zum Bonsai, von der Gemüsegärtnerin bis zur avancierten Gartendesignerin, von der Psycho- bis zur Radiotherapie, von der Ein-Frau-Praxis bis zum Uniklinikum. Darüber hinaus haben die auftauchenden Assoziationen viel mit unserer persönlichen Geschichte zu tun, die wir mit diesen Begriffen verbinden. Haben wir es geliebt, die Kirschen aus Omas

Garten zu naschen? Mussten wir uns schon einmal einer langwierigen Behandlung unterziehen? Der größte gemeinsame Nenner ist vermutlich die Vorstellung, dass ein Garten ein von Menschen zu einem bestimmten Zweck eingefriedetes und bearbeitetes Stück Natur ist und eine Therapie ein Heilverfahren, um eine unbefriedigende gesundheitliche Situation zum Besseren zu wenden.

Gleich die erste Station auf unserem Spaziergang bietet uns also ein Potpourri, dessen üppiger Duft von diffuser Fülle ist. Versuchen wir einen erkennbaren Duft herauszuschnuppern und folgen unserer Nase auf dem Pfad in Richtung „Gartenarbeit". Wenig überraschend entfalten hier unterschiedlichste Geruchsnuancen ihren Liebreiz. Die einen denken dabei an Gemüse- und Obstanbau für den Eigenbedarf, der sie von der Aussaat auf der Fensterbank im Februar über das Gießkannenschleppen in den heißen Sommermonaten bis zur Ernte von Feldsalat und Grünkohl im darauffolgenden Winter ziemlich auf Trab hält. Andere träumen von Cottagegärten mit überquellenden Mixed Borders und wälzen Gartenkataloge, um in ihrem persönlichen Paradiesgärtlein noch mehr Stauden mit seltenen Formen und Farben zu kultivieren. Wieder andere lesen drei Bücher über Lazy Gardening und schauen am liebsten vom Liegestuhl aus den Pflanzen beim Wachsen zu. Wir finden uns also in einem ziemlich dicht bepflanzten Gartenraum wieder.

Aus Erfahrung weiß ich, dass der Durchgang zu diesem grünen Zimmer mit mehreren Fragezeichen dekoriert ist. Wie kann ein Garten Therapie sein? Was macht die allseits bekannte Gartenarbeit, die viele Menschen als Hobby betreiben, zum therapeutischen Medium? Wirkungen, die leidenschaftliche GärtnerInnen mehr oder weniger unbewusst genießen, werden ins Bewusstsein gehoben, reflektiert und gezielt in den Dienst des Heilungsprozesses gestellt. Wer erfolgreich und konzentriert winzig kleine Snackpaprika-Setzlinge pikiert hat, um Wochen später nach geduldiger Pflege wohlschmeckende Früchte frisch gepflückt noch sonnenwarm zu schnabulieren, wird an Leib und Seele gesättigt. Aus den Früchten der Hege und Pflege wird nicht nur Salat und Suppe gemacht. Es wird auch die Einsicht genährt, dass ein in der Zukunft liegendes, zu Beginn vielleicht sogar schwer vorstellbares Ziel, mit Know-how und der nötigen Hingabe Schritt für Schritt erreicht werden kann. Wie nebenbei tauchen in der Gartentherapie sehr existentielle Fragen auf. Was nährt uns? Wie wollen wir unsere Umgebung gestalten? Wie fürsorglich sind wir? Wo und wie übernehmen wir Verantwortung? Wie kommunizieren wir? Das Werden und Vergehen des immer wieder gleichen und doch alljährlich variierenden Kreislaufs vom Säen bis zur Ernte ist eine gute Begleitung beim Auf und Ab des Lebens, die selbst in trübsinnigen Situationen Antrieb geben kann. Wenn die noch jungen Gurkenpflanzen einem tückischen Spätfrost zum Opfer gefallen sind, können sich immerhin noch die Kompostwürmer freuen. Für die nächste Saison kann ich aus meinen Fehlern lernen und geduldiger sein (nicht vor den Eisheiligen auspflanzen!) oder ein schützendes Vlies bereithalten. Vielleicht ist es sogar an der Zeit, dass ich

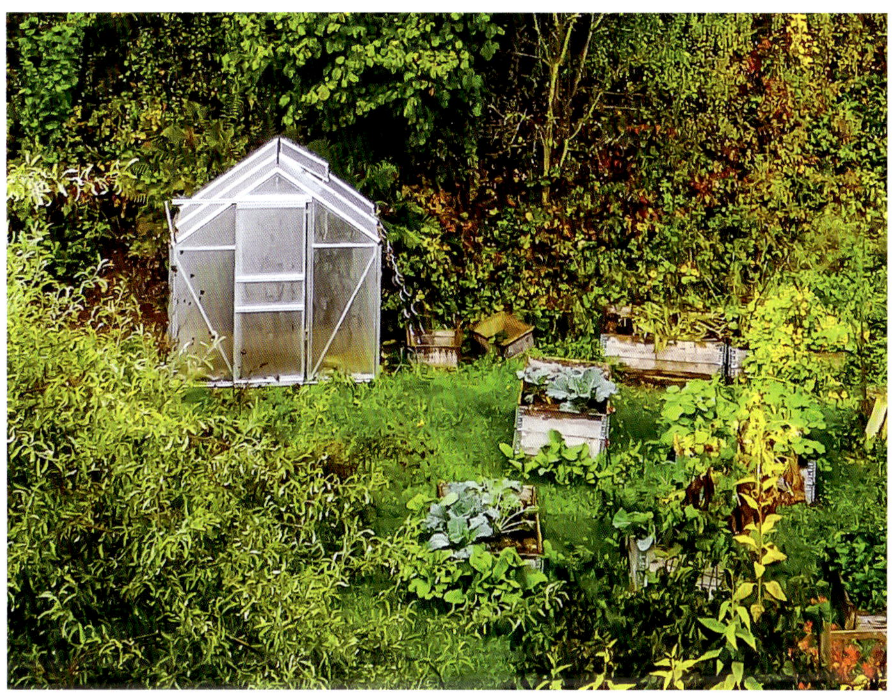

mir das lang ersehnte kleine Gewächshaus schenke. Nicht zuletzt kann ich auch Dankbarkeit empfinden, denn ich lebe in einem Teil der Welt, in dem der Verlust meiner Gurkenpflanzen nicht bedeutet, dass ich in diesem Jahr keine Gurken essen kann.

Erfolgreich macht die Kombination von Gartenarbeit und Therapie auch der genaue Blick auf das feine Zusammenspiel von Körper, Geist und Seele. Es kommt immer wieder vor, dass man etwas theoretisch verstanden hat, aber der Körper mehr oder weniger deutlich signalisiert, dass der Inhalt emotional keineswegs bewältigt ist und an diesem Punkt noch Handlungsbedarf besteht. Wer hat es noch nicht selbst erlebt, dass man scheinbar abgeklärt und mit einem bemühten Lächeln darüber spricht, über ein Problem hinweg zu sein. Die fast bis zu den Ohren hochgezogenen verspannten Schultern erzählen allerdings etwas anderes, denn: „Lösung ist, wenn man gelöst ist!“ Um diesen Widerspruch zu entknoten und so eine weitere und hoffentlich befreiendere Konfliktbearbeitung einzuleiten, greift die Gartentherapie zu praktischen Mitteln, die gleichwohl auf der Metaebene das Therapieziel nicht aus den Augen verlieren. So könnte zum Beispiel eine Therapieeinheit mit Lavendel das nötige Puzzlestückchen liefern. Allein mit den Händen über die Pflanze zu streichen und dabei die Blütenrispen zu spüren und in die aufsteigende Duft-

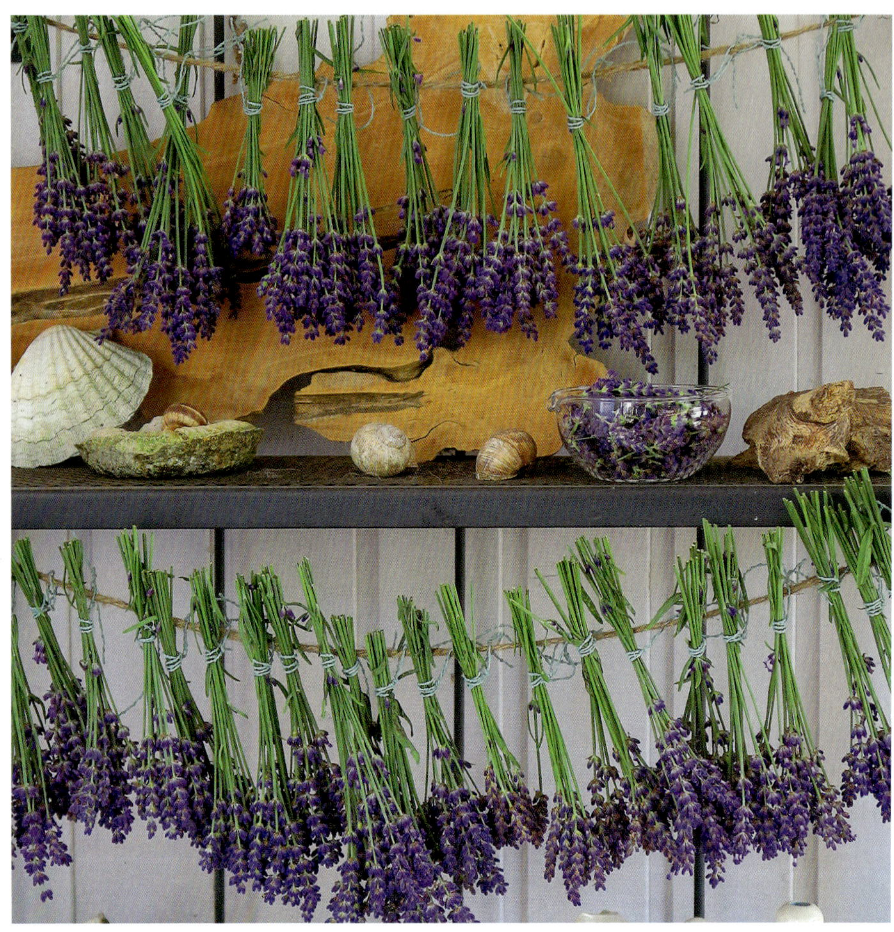

wolke einzutauchen, kann tiefe Atemzüge und Entspannung erzeugen und so den Unterschied zur Anspannung fühlbar machen. Aus den abgezupften Blüten kann Lavendelzucker gemacht werden, um dem Leben eine besondere Süße zu geben. Abgeschnittene Rispen können zu kleinen Sträußchen gebüschelt werden und am Bett die Nachtruhe fördern. Es können dekorative Kränzchen gewunden werden, die – an einer häufig frequentierten Stelle aufgehängt – daran erinnern, dass manche Themen eben mehrere Durchläufe brauchen, bis der Kreis sich schließt. Etwas, für das Worte (noch) fehlen, wird in eine andere Form der Sprache gegossen und kann in Ruhe reifen, bis die Zeit zum Reden gekommen ist.

Auch wenn es dauerhaft mit wenigen Worten gehen muss, bietet die Gartentherapie sanfte Unterstützungsmöglichkeiten. Ein Beispiel dafür sind die zahlreicher werdenden Therapiegärten für Menschen mit Demenz. Sie werden von GartentherapeutInnen so geplant und angelegt, dass allein der Aufenthalt darin eine heilsame Wirkung entfalten kann. Wie bei jeder Therapie gibt es einen Grund für die benötigte Unterstützung (in diesem Fall eine fortgeschrittene Demenz), definierte Ziele (zum Beispiel Erleichterung der Orientierung, Aktivierung der Erinnerung, Anregung der Sinne) und einen Plan, wie diese Ziele zu erreichen sind (z. B. müssen Wege und Plätze so gestaltet sein, dass die GartennutzerInnen niemals von einer Weggabelung in für sie unauflösbare Entscheidungsnöte gebracht werden, sondern ganz harmonisch durch die Wegführung mehr oder weniger von alleine zum Eingang zurückgeleitet werden). Grundlegend ist dabei, dass der Plan genau zur Pflegeeinrichtung und ihrem Konzept passt, denn nur dann hat er auch einen Bezug zur Lebenswirklichkeit der BewohnerInnen und kann eine sichtbare Verände-

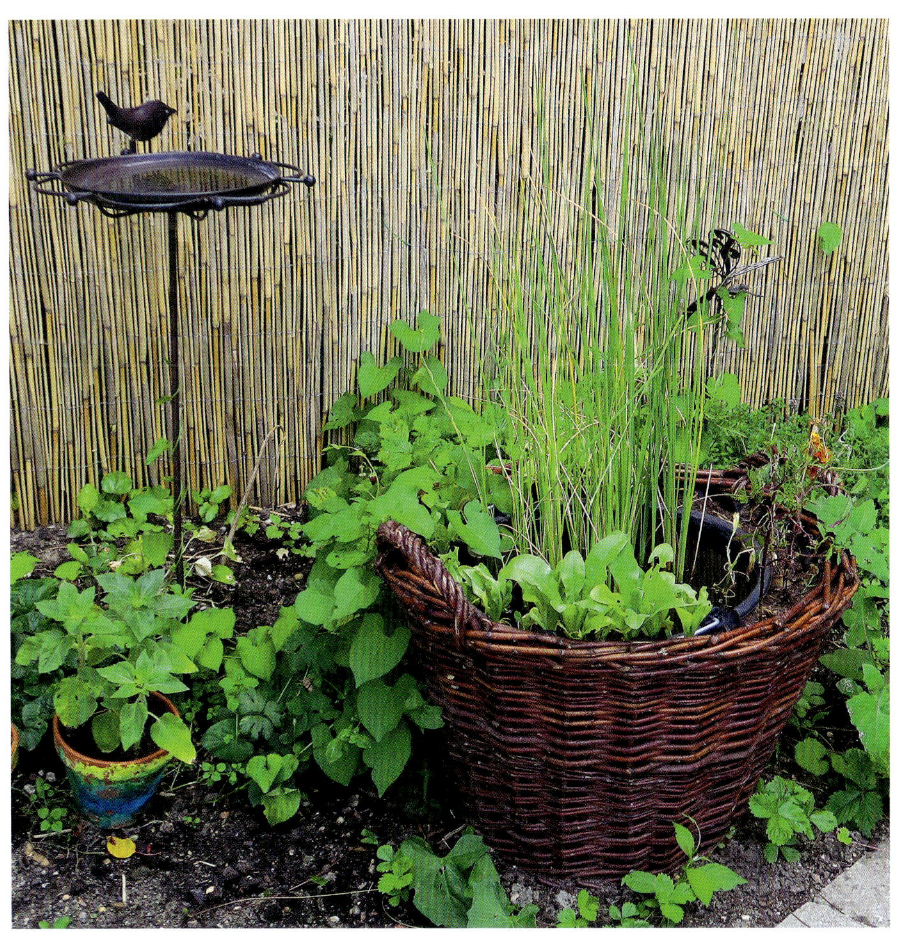

rung zum Positiven bewirken. Das könnte z. B. eine deutlich erhöhte Aufenthaltsfrequenz im Freien sein, die neben vielem anderen den Vitamin-D-Wert messbar verbessert. Blühen die Wirkungen des Therapiegartens auf, ist es wie ein Geschenk, wenn längst vergessen Geglaubtes unverhofft wieder ans Licht tritt. Menschen mit fortgeschrittener Demenz, die lange nicht mehr gesprochen haben oder überhaupt nur Interesse an ihrer Umgebung zeigten, geizen von allein die Tomaten im Hochbeet aus, knipsen verblühte Nelkenköpfchen ab und lächeln dabei nicht nur, sondern summen fröhlich ein kleines Liedchen. Das geht zu Herzen und ist eine große Quelle der Motivation bei der herausfordernden Pflege und Betreuung. Über Erfolge kann und darf man sich natürlich freuen, aber zu einer Therapie gehört es auch, regelmäßig zu überprüfen, ob der Plan tatsächlich funktioniert und die Ziele erreicht werden oder ob sich eventuell nach einiger Zeit auch das Ziel ändert. Zum Beispiel gibt es in dem von mir geplanten Therapiegarten einer geschlossenen Demenzstation einen mobilen Miniteich in einem großen Weidenkorb. Den BewohnerInnen ist er entgegen meiner ursprünglichen Annahme völlig unwichtig, er stört sie aber auch nicht. Die Angehörigen und die Pflegekräfte allerdings haben ihn ins Herz geschlossen und loben seine entspannende Wirkung. Da das Gesamtkonzept vorsieht, dass auch die Ressourcen der Pflegenden gestärkt werden sollen, bleibt der Miniteich. Anderenfalls müsste ich an dieser Stelle etwas planen, das die Bedürfnisse der GartennutzerInnen besser aufgreift. Der kleine Teich ist eben nicht lediglich ein ästhetisches Gestaltungselement, sondern hat darüber hinaus die therapeutische Funktion, zum entspannenden Beobachten und Verweilen einzuladen.

Ein therapeutisches Medium ist ganz allgemein das Mittel, mit dessen Hilfe der Therapieplan konkret umgesetzt wird, um das Therapieziel zu erreichen. Im Fall der Gartentherapie ist das ein wahrhaft weites Feld. Ich möchte das am Beispiel des Rasenmähers und des Rasenmähens verdeutlichen. Wenn das Gras im Praxisgarten zu hoch geworden ist, mäht es nicht der nächstbeste Klient, der kräftig genug ist, den Rasenmäher zu bedienen. Die Aufgabe ist für die KlientInnen reserviert, die mühsam damit kämpfen, langweilige und anstrengende Aufgaben zu Ende zu führen. Ein Dauerbrenner aus dieser Kategorie ist zum Beispiel bei pubertierenden Jungs das konsequente und vollständige Führen des Hausaufgabenheftes über die Dauer des gesamten Schuljahres, mit der Zusatzschwierigkeit, dass es zu diesem Zweck auch jederzeit auffindbar sein sollte. Meine KlientInnen sollen das Glücksgefühl spüren können, das sich einstellt, wenn die von einer Tätigkeit ausgehende Frustration ausgehalten und überwunden wurde und das Ergebnis zufrieden macht. Rasenmähen ist eine Aufgabe, die Tücken birgt. Nicht nur muss der Rasenmäher unter Anstrengung stumpfsinnig hin und her, rauf und runter geschoben werden. Mühsam muss er um Hochbeete und Blumeninseln bugsiert werden. Und am Ende der Plagerei muss er überdies noch gesäubert werden. Worin könnte die Glücksgefühle auslösende Belohnung bestehen? Der Duft des frisch gemähten Grases verbreitet Frische und animiert zu tiefen, entspannenden Atemzügen. Während

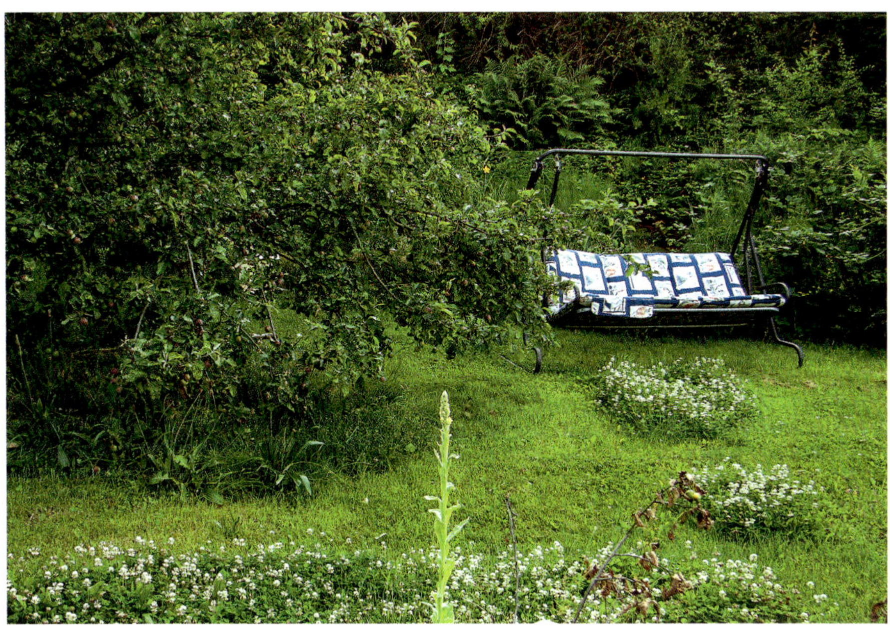

die Muskeln ächzen, löst sich so manche zornige Verhärtung. Der Anblick der Stare, die während des Mähens bereits aufgeregt gewartet haben und nun voller Elan nach Regenwürmern stochern, zaubert ein Lächeln ins Gesicht. Mit dem Schnittgut das Erdbeerbeet zu mulchen, lässt Vorfreude auf zukünftige kulinarische Genüsse aufkommen. Welche Vorteile sich aus einem gut geführten Hausaufgabenheft ergeben, wissen alle, die sich mit den Konsequenzen des Gegenteils herumschlagen mussten.

Bei der Frage, wie man sich mit einem Rasenmäher einem ordentlichen Hausaufgabenheft nähern kann, will ich anhand eines Beispiels noch ein wenig verweilen und in diesem Zusammenhang auch den indirekten Charakter der Gartentherapie genauer ausleuchten. Mein 13-jähriger Klient schaffte es nicht, länger als einige Tage sein Hausaufgabenheft sorgfältig zu führen. Die daraus resultierenden Konsequenzen waren erheblich: Jede Menge Striche, Einträge in das Elternheft und sehr schlechte Noten, da er nahezu täglich wichtige Aufgaben nicht erledigte und Material vergaß. Der familiäre Frieden war in eine gewaltige Schieflage geraten und es herrschte eine Grundgereiztheit, die vorhersehbar in Ausbrüche von Schreierei, Trotz und Schuldzuweisungen mündete. Da die Versetzung mittlerweile gefährdet war, fühlten sich die Eltern immer wieder verpflichtet, rettend einzugreifen. Viel zu oft gab es in der Familie deshalb keinen entspannten Ausklang des Tages, sondern eine Anspannung, die emotional zerrupfte Kampfhähne zurückließ. Als wir begannen, miteinander zu arbeiten, lag das Augenmerk in den Therapieeinheiten nicht auf dem Stressfaktor Hausaufgabenheft, sondern auf pflanzen- und gartenorientierten Tätigkeiten, die Ausdauer und Sorgfalt verlangen. Neben dem bereits erwähnten Rasenmähen, das diversen limitierenden Faktoren unterworfen ist (Jahreszeit, Wetter, Kraft etc.), gab es dazu ein mannigfaltiges Angebot. Hier ein kleiner Auszug: Samentüten nach Keimfähigkeit und Kategorien sortieren. Welche Kategorien könnten dafür sinnvoll sein? Pflanzenlisten anlegen für die nächste Saison (nach dem Aussaattermin, ob die Pflanzen sich als Trockenblumen eignen, ob das Gemüse schnell aufläuft etc.), Regale im Geräteschuppen ordnen (zum Beispiel nach Risikofaktor der Werkzeuge), Pflänzchen unterschiedlicher Tomatensorten pikieren, Rasenkanten abstechen. Während wir gemeinsam tätig sind, kann ich gleichzeitig unauffällig der weiteren Befunderhebung nachgehen. Die KlientInnen müssen sich keinen stresserzeugenden Tests unterziehen (die an anderer Stelle wichtig und richtig sein können), denn durch genaues Beobachten und sorgfältiges Dokumentieren des Schaffensprozesses können ebenfalls entscheidende Informationen für den weiteren Therapieverlauf gewonnen werden. Im Falle meines Klienten konnte ich folgende Entdeckungen machen:

- Bei Sortiertätigkeiten helfen ihm optische Signale wie Farbcodes dabei, den Überblick zu behalten
- Seine Schrift ist relativ groß und nicht besonders ordentlich
- Er ist kreativ, was die Entwicklung möglicher Gartenprojekte angeht
- Er kann sich sehr für Werkzeuge begeistern und ist im Umgang damit sorgfältig und zuverlässig

Aus den sich „nebenher“ ergebenden Gesprächen konnte ich erfahren, dass er im Klassenzimmer zwischen sehr wuseligen MitschülerInnen saß, was es ihm erschwerte, am Ende der Stunde das Hausaufgabenheft zu führen. Er war dadurch abgelenkt und für einen vollständigen Eintrag etwas zu langsam. Im Familienleben fehlten ihm gemeinsame entspannte Unternehmungen mit seinen Eltern. Eine Aufgabe, für die er in der Familie zuständig war, hatte er nicht.

Der Zeitpunkt für den Transfer zum eigentlichen Problem ist reif, wenn meine KlientInnen in unterschiedlichen Situationen zum gleichen Ergebnis kommen konnten. In diesem Fall: Ich kann mühselige Aufgaben zu einem Ende bringen, das mich zufrieden und stolz macht.

Allgemein gesprochen: Wenn sie aus meinen Beobachtungen und ihren Erfahrungen genügend Erkenntnisse über ihre Stärken gesammelt haben, so dass sie daraus einen neuen möglichen Umgang mit ihren Schwächen entwickeln können. Wenn unsere Beziehung tragfähig genug ist, um diesen Gang anzutreten, mit all den Hindernissen, die unter Umständen dabei doch noch beiseite zu räumen sind.

Folgende Lösungen und neuen Ziele erarbeiteten wir nach dieser ersten Phase in Abstimmung mit den Eltern:

- Statt des üblichen vorgedruckten Hausaufgabenheftes führte er ein einfaches DIN-A5-Heft und hatte dadurch so viel Platz, wie er brauchte.

- Für die unterschiedlichen Aufgaben verwendete er Klebepunkte in verschiedenen Farben. Zum Beispiel in leuchtendem Orange für mitzubringendes Material.

- Die Klassenlehrerin wurde um eine neue Sitzordnung gebeten.

- In der Therapie wurden Konzentrationsfähigkeit und Tempo zum neuen Arbeitsschwerpunkt. Damit das Training Spaß machte, suchten wir uns ein Projekt aus: Aus welchem Obst und Gemüse im Garten lassen sich schnelle Gerichte für Therapieeinheiten zubereiten? Besteht unsere Auswahl den Praxistest?

- Der Familienrat beschloss als gemeinsames Projekt das lange verschobene Aufräumen der Garage in Angriff zu nehmen und mit dem Schaffen eines Heimwerkerbereiches zu verbinden, so dass diesbezügliche Vorhaben leichter und zügiger umgesetzt werden konnten.

- Die Familie machte einen Hausarbeitsplan mit Aufgaben, die die Familienmitglieder reihum erledigten, um mehr gemeinsame Freizeit zu haben.

Auch diese Vorhaben wurden wiederum kontinuierlich evaluiert und – wo nötig – nachjustiert. Schritt für Schritt wird so aus stark verdichtetem Boden, auf dem nur wenig gedeiht, krümeliger Humus, der Begabungen wachsen und gedeihen lässt.

Dieser skizzierte Therapieverlauf zeigt, dass Gartentherapie eine Mischung aus Sprint und Langstreckenlauf ist. Es gibt einzelne Therapieeinheiten, die entweder für sich stehen und ein aktuelles Thema aufgreifen oder Bausteine eines Therapieprogrammes sind, das über einen längeren Zeitraum läuft. So ist ein breiter Methodeneinsatz und ein vielschichtiger Zugang zu den KlientInnen gewährleistet. Es kann umfassend diagnostiziert und kreative Wege der Problemlösung können beschritten werden.

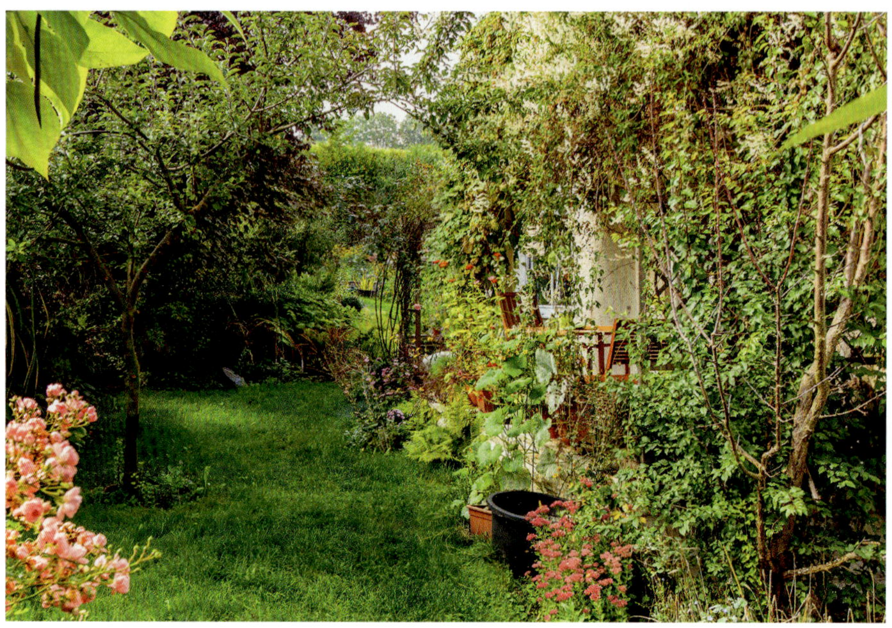

Die beiden letztgenannten Beispiele gewähren einen guten Einblick in den Facettenreichtum und die Handlungsbreite der Gartentherapie. Im Fall der Therapiegärten blicken wir auf Menschen, die in der Endphase ihres Lebens ganzheitlich, liebevoll und in Würde begleitet werden. Beim Thema Hausaufgabenheft sehen wir junge Menschen auf der Schwelle zum Erwachsenwerden, deren Wohlbefinden ebenfalls ganzheitlich erreicht, erhalten und gefördert werden soll. Die Gartentherapie kann bei PatientInnen aller Altersstufen und bei vielen Krankheiten in den Feldern Prävention, Rehabilitation und Regeneration zum Einsatz kommen. Immer wieder knüpft sie dabei an Erfahrungen an, denen man auch im Alltag begegnen kann.

Der Blick in einen als schön empfundenen Garten, ja selbst lediglich das Bild eines solchen Gartens, ist die einfachste und effektivste Entspannungsmethode, die es gibt. Man braucht keinen zehnteiligen Kurs, um die Technik zu erlernen. Es genügt, es einfach zu tun. Bewegung an der frischen Luft und gesunde Ernährung sind anerkannt solide Bausteine der Gesundheitsvorsorge. Menschen, die sich nach einer Erkrankung in unterschiedlichen Rehamaßnahmen zurück ins Leben kämpfen, können durch gartentherapeutische Interventionen einen Motivationskick hin zur Teilhabe an lebendigem Tun bekommen.

Es stellt sich die Frage, wer die AkteurInnen sind, die diesen Spannungsbogen aus Alltagserfahrung und wirksamem Therapieerleben sinnstiftend zielführend harmonisieren. Dieser bunte Strauß wird gebunden von Menschen, die sich zur Gartentherapeutin, zum Gartentherapeuten fortgebildet haben, weil sie aus Überzeugung und Begeisterung auf die heilsame Wirkung des Gärtnerns und der Pflanzen vertrauen. Ihnen widmet sich der nächste Gartenraum, in den wir schlendern. Er gleicht einem klassischen Bauerngarten mit einer zentralen Mitte, um die sich die Beete gruppieren. Diese gleichen sich formal, sind aber unterschiedlich bepflanzt. Zusätzlich zu allgemeinen therapeutischen Basiskompetenzen, wie zum Beispiel unbedingte Wertschätzung, Empathie und Echtheit im Umgang mit KlientInnen und selbstverständlich fachliche Souveränität in ihrem jeweiligen Ausgangsberuf, brauchen alle GartentherapeutInnen nicht nur umfassende und belastbare Kenntnisse über Pflanzen, das Gärtnern und den Gartenbau, sondern auch darüber, wie mit diesen Mitteln therapeutische Einheiten gestaltet werden können. Diese Gemeinsamkeit ist das verbindende Element ganz unterschiedlicher Tätigkeitsbereiche, die sich aus den jeweiligen Ursprungsberufen ergeben, an die sich die Fortbildung zur Gartentherapeutin, zum Gartentherapeuten anschließt. Da gibt es den Gärtner, der in einer Lebenshilfeeinrichtung arbeitet, die Kunsttherapeutin in einer Rehaklinik für psychosomatische Erkrankungen, die Ergotherapeutin in der Neurologie, den Physiotherapeuten in der Unfallklinik, die Erzieherin in einer stationären Einrichtung der Jugendhilfe, die Fachkraft für Gerontopsychiatrie auf der Demenzstation. Diese Liste könnte ich noch lange fortführen, aber es dürfte deutlich geworden sein, dass der individuelle Zugang und der gartentherapeutische Alltag sehr unterschiedlich aussehen können und neben allgemeinen medizinisch-therapeutischen Kenntnissen genaues Wissen über die jeweils spezifischen Krankheitsbilder verlangen.

Mögen sich die Aufgabenfelder auch sehr unterscheiden, so arbeitet die Gartentherapie doch stets ressourcenorientiert. Durch das breitgefächerte Angebot und das Ansprechen aller Sinne gelangt so manch brachliegende Facette einer Persönlichkeit zur Blüte. Nicht nur Sehen und Hören, sondern auch Riechen, Schmecken und Fühlen tragen bei zur Besinnung auf sich selbst. Was für ein wohliger Genuss, die nackten Füße auf dicken Moospolstern in Zeitlupe abzurollen und das sanfte Einsinken bewusst wahrzunehmen. Wie stolz macht es, wenn es unter mühsamem Balancieren gelungen ist, die Polsterglockenblume in den schrägen Steingarten zu pflanzen. Wie sehr wird das Auge gleichzeitig angeregt und entspannt, wenn der Blick über die Formen- und Farbfülle einer Blühwiese streifen darf. Wie still-vergnügt und zufrieden kann man unter dem Apfelbaum liegen und den Vögeln und Insekten lauschen. Wie entspannt und tief weitet sich der Brustkorb, um den Duft des Sommerflieders aufzusaugen.

Was für ein Geschenk ist der Geschmack der ersten frischgepflückten sonnenreifen Erdbeeren im zeitigen Sommer. Die hohen und festgespannten Saiten haben Sendepause, die tiefen können frei und locker schwingen. Schultern werden locker und

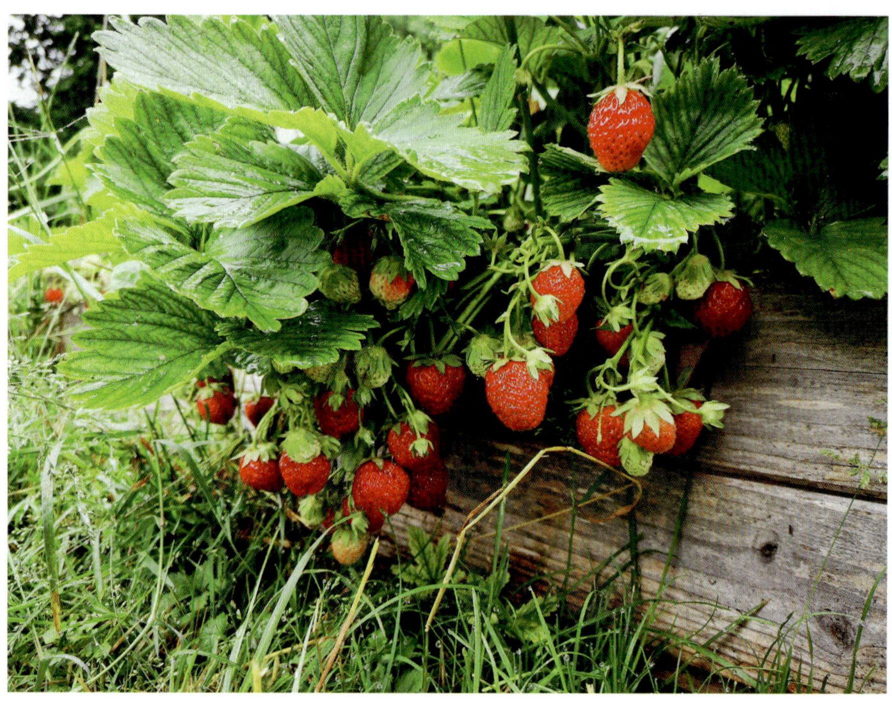

sinken herab. Mienen werden weich und beleben sich. Schritte werden sicher und erobern den Raum. Bei all diesen Erfahrungen werden KlientInnen nicht nur behandelt, sie vollziehen gleichermaßen einen aktiven Schritt hin zum eigenen Handeln.

An dieser Stelle wird es Zeit, einen Blick über den Gartenzaun zu werfen und die Wiese in der Nachbarschaft in Augenschein zu nehmen. Es scheint mir wichtig, auf den Unterschied zwischen Gartentherapie und Naturpädagogik einzugehen, da Erstere manchmal Gefahr läuft auf Zweitere heruntergebrochen zu werden. Wobei ich die Verdienste der Naturpädagogik nicht schmälern möchte. Ganz im Gegenteil, denn sie ist ein wichtiger Bestandteil meiner Arbeit, aber eben nur ein Teil. Vor allen Dingen verfolgt sie andere Ziele. Der Naturpädagogik liegen unsere natürlichen Lebensgrundlagen am Herzen. Sie will mit ihren Methoden die Menschen nicht nur zum Schutz der Umwelt motivieren, sondern auch das dafür nötige Wissen transportieren. Ganz explizit verbleibt sie dazu nicht im Theoretischen, sondern spricht vor allem auf emotionaler Ebene an. Die Erkenntnis der Notwendigkeit ökologischen Handelns, um unsere Lebensgrundlagen zu schützen und zu erhalten, wird Kindern, Jugendlichen und Erwachsenen in und mit der Natur vermittelt. Auf Führungen und in Workshops werden spielerisch die Sinne geschärft und Zusammen-

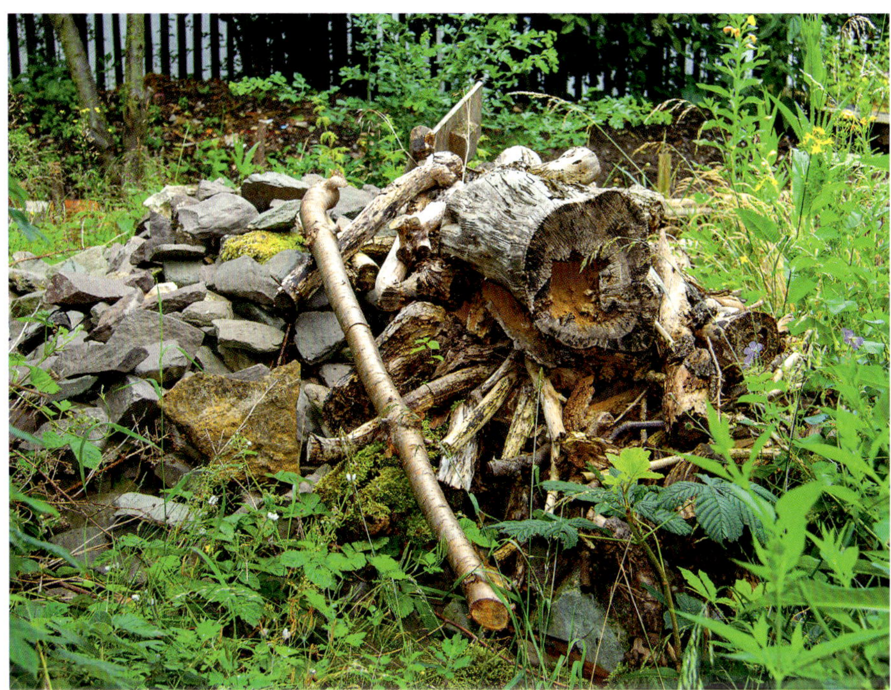

hänge von Ökosystemen erfahrbar gemacht. Münden sollen diese eindrücklichen Naturerlebnisse in nachhaltiges Verhalten zum Schutz der Natur. Sehr verkürzt gesagt, geht es also um das Heilwerden und Heilbleiben der Natur. In der Gartentherapie hingegen geht es um das Heilwerden und Heilbleiben des Menschen. In Zeiten des um sich greifenden Naturdefizitsyndroms nutzt sie allerdings die positiven Effekte einer Naturerfahrung mit allen Sinnen sehr bewusst. Aber es geht eben nicht nur darum, dass Kinder und Erwachsene ihre körperlichen und psycho-emotionalen Fähigkeiten in einem Aktionsraum erleben, der Mangelerscheinungen vorbeugt.
Sehr wohl lassen sich Inhalte aus dem Bereich der Naturpädagogik allerdings nutzen, damit die KlientInnen die Therapie nicht als einen Ort erleben, an dem es ausschließlich um ihre Defizite geht, sondern auch als spannende Möglichkeit des Kompetenz- und Wissenszuwachses. In der Gartentherapie werden solche Erlebnisse gewissermaßen auf das nächste Level gehoben. Das mit den dabei entdeckten Stärken einhergehende wachsende Selbstbewusstsein macht eine differenzierte Auseinandersetzung mit dem eigenen Verhalten mit geradem Rücken, erhobenen Hauptes und ohne nervös beschleunigten Herzschlag und schwitzige Hände möglich. Nur weil ein Verfahren behutsam ist und sich sanfter Methoden bedient, ist es nicht wirkungslos.

Ich will den Unterschied zwischen Naturpädagogik und Gartentherapie an einem Beispiel greifbar machen. Ein Klassiker der Naturpädagogik ist das „Forschungsloch". Gemeinsam wird ein Stück Boden ausgehoben und die dabei auftauchenden Lebewesen, Strukturen und Schichten werden aufmerksam mit verschiedenen Methoden untersucht und in ihrer Bedeutung erklärt. Ziel kann es beispielsweise sein, den Boden in seiner Bedeutung als Lebensraum zu erkennen, etwas über seinen Beitrag zu unserer Ernährung und für ein sauberes Grundwasser zu lernen und seine Gefährdung durch Umweltgifte und Flächenfraß zu begreifen. Aus dem neugewonnenen Verständnis für diese Zusammenhänge soll die Bereitschaft zum aktiven Schutz unserer Erde erwachsen. Wenn ich als Gartentherapeutin mit KlientInnen ein Forschungsloch aushebe, ist das nicht nur ein guter Anlass, um über die Vielschichtigkeit des Lebens zu sprechen. Die naturpädagogischen Themen kommen durchaus zur Sprache und sind sozusagen der äußere Aufhänger für die Therapieeinheit, aber je nach Therapieziel setze ich ganz unterschiedliche Schwerpunkte. Gibt es ein Matheproblem mit Längen und Maßen, ist der tiefere Zweck des Forschungslochs es ausführlich in Länge, Tiefe und Breite zu vermessen. Es interessiert, wie man die Dicke der einzelnen Schichten feststellen kann. Wie tief ist dreispatentief? Wie lang ist der Regenwurm im Vergleich zum Tausendfüßler? Habe ich KlientInnen mit Schwierigkeiten bei der Abstraktion, versuchen wir uns an einer Schemazeichnung dessen, was wir sehen. Arbeite ich mit einem Kind mit Angst vor Krabbelviechern, ist das Forschungsloch eine Chance, unsere wertvollen Gartenmitarbeiter genauer unter die Lupe zu nehmen. Geht es um das Fach Deutsch, versuchen wir in guter ForscherInnenmanier unseren wissenschaftlichen Einsatz kurz und knackig im ForscherInnenjournal auf den Punkt zu bringen oder im Gegenteil jede Menge Adjektive für unsere Entdeckungen zu finden. Soll jemand seine planerischen Fähigkeiten verbessern, werden wir im Vorfeld genau überlegen, was wir alles für unser Forschungsvorhaben brauchen (ich kann verraten: Es ist nicht wenig) und wie wir es am besten an den Ort der Erkenntnis bringen. Auch wenn die gartentherapeutischen Verwendungsmöglichkeiten eines Forschungslochs hier keineswegs erschöpfend behandelt wurden, dürfte doch der Unterschied zur Naturpädagogik deutlich geworden sein. Die Gemeinsamkeiten schätze ich allerdings sehr und möchte sie nicht missen, denn das Draußen war über unzählige Generationen hinweg ein selbstverständlicher Ort, um sich selbst und die Welt zu erkunden. Viele Menschen betrauern den enormen Verlust, der diesbezüglich in relativ kurzer Zeit stattgefunden hat, und sie ahnen das Ausmaß seiner Bedeutung für die kindliche Entwicklung. In der Gartentherapie sehe ich auch eine Chance, das Bewusstsein für die den Menschen eingeschriebene Verbindung zu natürlichen Zyklen und das tiefe Verwurzelt- und Geborgensein in ihnen wieder sprießen zu lassen. Wenn daraus Aktivitäten entstehen, die noch vorhandenen Naturräume zu schützen und Gärten, Parks und andere Flächen in solche zu verwandeln, ist das ein wunderbarer und sehr willkommener Nebeneffekt.

Wenden wir nun unseren Blick wieder den vielschichtigen Annäherungen an den Beruf der Gartentherapeutin zu. Die Vielzahl an „Berufungen“ führt nicht nur zu unterschiedlichen Tätigkeitsbereichen, sie erleichtert auch die interdisziplinäre Zusammenarbeit. Zum Beispiel können in einer Klinik Ergo-, Physio-, Kunst- und PsychotherapeutInnen mit ihren PatientInnen ein gemeinsames gartentherapeutisches Projekt realisieren. Zudem ist der gartentherapeutische Werkzeugkasten, in den wir nun blicken wollen, dadurch reich bestückt. Wenn wir bei unserem Rundgang am Geräteschuppen angelangt sind, gibt es in ziemlich vielen Regalen ziemlich viel Material zu entdecken. Verschaffen wir uns im Folgenden einen zumindest groben Überblick, nach welchen Kriterien sie geordnet sind.

Zuerst springen die größeren und üblichen Gartengerätschaften ins Auge. Meistens ist eine Tätigkeit im Garten auch das Erste, woran bei Gartentherapie gedacht wird. Selbstverständlich wird in Therapieeinheiten gegärtelt, je nach den Vorgaben, die sich aus Indikation und Therapieziel ergeben. Aber damit ein Garten therapeutische Wirksamkeit entfaltet und Therapieeinheiten darin umgesetzt werden können, müssen GartentherapeutInnen die Bedürfnisse der künftigen GartennutzerInnen im Fokus haben und die Gartengestaltung darauf abstimmen. Es ist ein erheblicher Unterschied, ob ich für ein Hospiz eine Oase des Friedens und Abschiednehmens plane, Kindern mit massiven körperlichen Handicaps maximale Beweglichkeit und Teilhabe ermöglichen will oder für MitarbeiterInnen einer Pro-

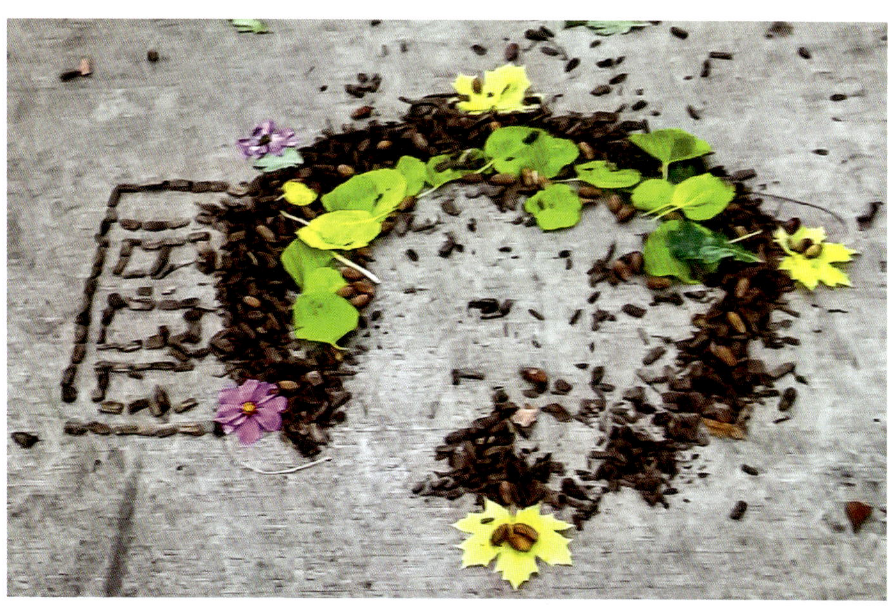

duktion auf dem Firmengelände einen grünen Pausenbereich gestalte, der der Regeneration dienen und zu einseitigen körperlichen Belastungen einen Ausgleich schaffen soll. Tatsächlich muss Gartentherapie aber nicht zwingend in einem eigens dafür ausgewiesenen Garten stattfinden. Gerade bei Therapieeinheiten, in denen das Thema Landart eine Rolle spielt, können auch Ausflüge in die Umgebung reizvoll sein. Ohne jegliches Werkzeug lässt man sich kreativ auf die Materialien und Gegebenheiten ein, die das Gelände vorgibt und schafft daraus ein, wenn auch temporäres, so doch höchst individuelles Kunstwerk.

Kreativität und Phantasie sind auch gefragt, wenn es in der Gartentherapie um den Punkt Mobilität geht. Zum einen sind damit mobile Pflanzgefäße gemeint, die so manches Defizit einer Örtlichkeit kompensieren können. Balkone, Terrassen und versiegelte Flächen können mit ihrer Hilfe ganz beachtlich erblühen. Pflanzen mit unterschiedlichen Ansprüchen an ihr Substrat können in unterschiedlichen Gefäßen trotzdem in Eintracht nebeneinanderstehen. Wenn eine Pflanze aus dem Ensemble verblüht ist, kann sie im Hintergrund in aller Ruhe dezent ihr Laub einziehen und die stattdessen in den Vordergrund gerückte Pflanze steht mit ihrer Blüte

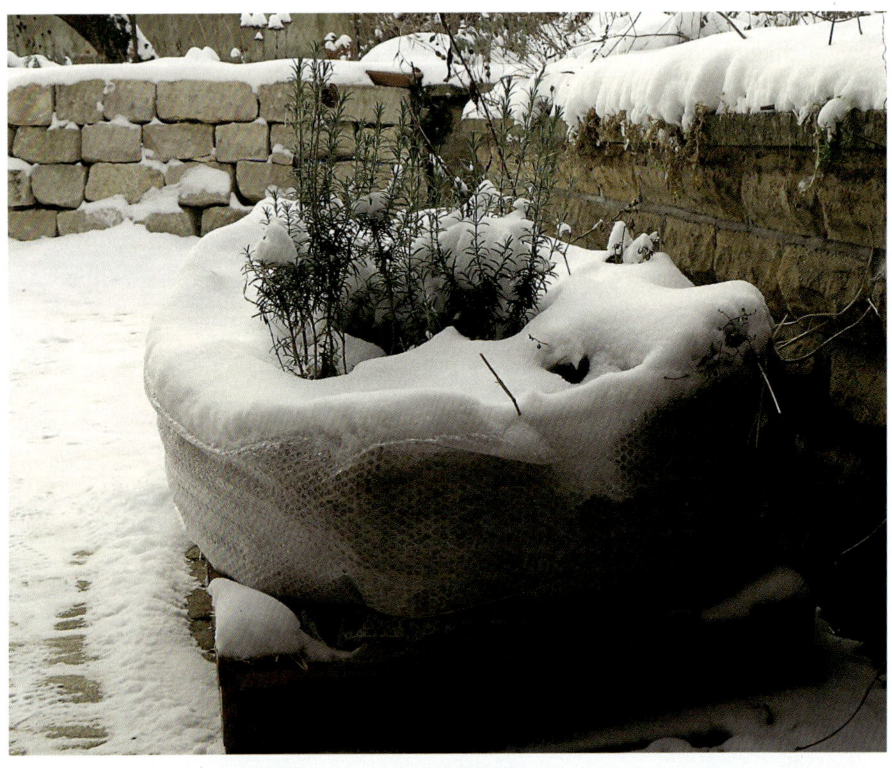

nun im Zentrum der Aufmerksamkeit und kann ihren ganzen Charme entfalten. Wenn die Kartoffeln aus dem Pflanzsack geerntet und verputzt sind, wartet er gesäubert und zusammengefaltet geduldig im Schuppen auf seinen nächsten Einsatz. In Gefäßen kann man auch Pflanzen kultivieren, die mit dem natürlicherweise am Gartenstandort vorkommenden Bodentyp nicht harmonieren. Ich selbst habe zum Beispiel das Problem, dass unser Boden sehr lehmig ist. Die meisten mediterranen Kräuter verabscheuen diese Bodenverhältnisse gründlich und würden die hierzulande typischen mitteleuropäischen Winter nur schwer oder gar nicht überleben. Also werden sie zu Beginn der nasskalten Jahreszeit in ihren Töpfen mit der Sackkarre an ihrem jeweiligen Lieblingsstandort eingesammelt und an eine relativ regengeschützte Stelle gefahren, auf Holzpaletten gestellt und als Gruppe mit Hilfe einer Luftpolsterfolie ringsum in schützendes Laub und Stroh gepackt. So kuscheln sie gemeinsam dem Frühling entgegen, überstehen die für sie garstige Jahreszeit recht unbeschadet und können von mir dann wieder dahin gebracht werden, wo ich sie für meine therapeutische Arbeit brauche.

Der Bereich Mobilität umfasst selbstverständlich nicht nur Pflanzen, die in Bewegung gebracht werden. Zuvorderst geht es um die Mobilität der KlientInnen, die bei der Planung von Beginn an mit einbezogen werden muss. An dieser Stelle kann ich auf die sehr umfassende Thematik dieses gartentherapeutischen Bereichs nur fragmentarisch eingehen. Aber es soll wenigstens eine Idee vermittelt werden, worum es dabei geht. Welche Ansprüche bezüglich der Mobilität haben die künftigen GartennutzerInnen? Nicht immer ist das Erdbeet, das gemeinhin mit einem Garten verbunden wird, die optimale Lösung. Für RollstuhlfahrerInnen werden beispielsweise unterfahrbare Pflanztische vorgesehen oder leicht erhöhte befestigte Beete, die vom Rollstuhl aus seitlich bearbeitet werden können. Hochbeete sind eine gute Alternative für Menschen, die sich nicht mehr bücken können. Handläufe sollten splitterfrei sowie ergonomisch geformt sein. Sie können bei Bedarf mit Brailleschrift versehen werden und auf diese Weise blinde Menschen mit Informationen über das gerade Erschnupperte und Ertastete versorgen. Wenn Gartenstühle die erforderliche Stabilität und Sitzhöhe haben, kann man es vielleicht doch noch selbst schaffen, aufzustehen und muss nicht auf die Unterstützung durch eine Pflegekraft warten. Für manche Kinder kann es wichtig sein, dass sie sich auf dem Gelände richtig austoben können und es entsprechend robuste Bereiche gibt.

Unabhängig von solchen gestalterischen Faktoren, ist es immer wieder erforderlich, dass sich GartentherapeutInnen etwas einfallen lassen, um immobile KlientInnen rein praktisch zu erreichen. Selbstverständlich werden die Therapieeinheiten an die Situationen angepasst, aber zunächst muss das Equipment an den Ort des Geschehens gebracht werden. Für meine Besuche im Garten der Demenzstation habe ich zum Beispiel einen roten Bollerwagen. Er ist aus einem faltbaren Textilmaterial und leicht mit den anderen Utensilien im Auto unterzubringen. Gleichzeitig ist er stabil genug, dass ich normalerweise das benötigte Material auf einmal transportieren kann und so im Eingangsbereich nicht durch mehrmaliges Rein- und Rauslaufen zu viel Aufruhr verursache. Der rote Bollerwagen hat überdies einen guten Wiedererkennungswert: „Ah, die Gartenfrau ist da!“ Und schon folgen mir die Interessierten automatisch.

Für einen gartentherapeutischen Einsatz in einem Krankenhaus ist der Bollerwagen allerdings nicht geeignet. Da muss das rollende Begleitfahrzeug leicht zu desinfizierende Flächen haben. Generell gibt es beim Wechsel der Gartentherapie von Draußen nach Drinnen einiges zu beachten. Die gute Nachricht ist: Es gibt unzählige witterungsunabhängige gartentherapeutische Aktivitäten, die hervorragend in Innenräumen funktionieren. So ist die Pflege und Vermehrung von Zimmerpflanzen ein zeitloses Angebot, um das herum viele Therapieeinheiten kreiert werden können. In einer Grundschulklasse habe ich beispielsweise den Einzug der Zimmerpflanzen genutzt, um mit den Kindern über ihre Bedeutung für ein gesundes Raumklima zu sprechen, welchen Beitrag die Pflanzen dadurch für das Gelingen des täglichen Gehirnjoggings im Klassenzimmer leisten und wie sie diese Effekte für ihr Lernverhalten nutzen können. Die exotischen Herkunftsländer der Pflanzen sind ein guter Anlass, um über die eigenen Heimatwurzeln zu sprechen. Die jeweiligen Geburtstagskinder des Monats durften mit von mir zur Auswahl gestelltem Material um die Pflanzen herum eine kleine jahreszeitlich passende Dekoration schaffen. Ziel war es zum einen, den Jahreskreis besser kennenzulernen und zum anderen sollte die übliche Grüppchenbildung aufgebrochen werden. Die Kinder sollten trainieren, in einer nicht freiwillig gewählten Konstellation einen kommunikativen Weg zu finden, ihre kreativen Vorstellungen mit denen ihrer MitschülerInnen in Einklang zu bringen.

Das Stichwort „Raumklima“ leitet über zu einem weiteren von Wetterkapriolen unabhängigen gartentherapeutischen Bereich, dem zunehmend Bedeutung beigemessen wird: Der professionellen Innenraumbegrünung in Einrichtungen und Firmen.

Gezielt eingesetzt bildet sie nicht nur einen wunderbar fließenden Übergang von Draußen nach Drinnen. Bei entsprechender Pflanzenauswahl wird zudem die Raumluft deutlich verbessert: Sauerstoffgehalt und Luftfeuchtigkeit steigen, Staub wird gebunden und Schadstoffe werden herausgefiltert. Das Stimmungsbarometer steigt nachweislich, wenn sich das unpersönliche Großraumbüro in einen Minidschungel verwandelt und dadurch die einzelnen Arbeitsbereiche vor allzu vielen Blicken abgeschirmt sind. Es gibt Firmen und Krankenhäuser, die in Eingangshallen oder zentralen Treppenanlagen spektakuläre Konzepte inklusive Wasserfall über mehrere Etagen realisiert haben. Aus eigener Erfahrung kann ich sagen, dass in einer solchen Umgebung Besprechungen an Leichtigkeit gewinnen. Derart ambiti-

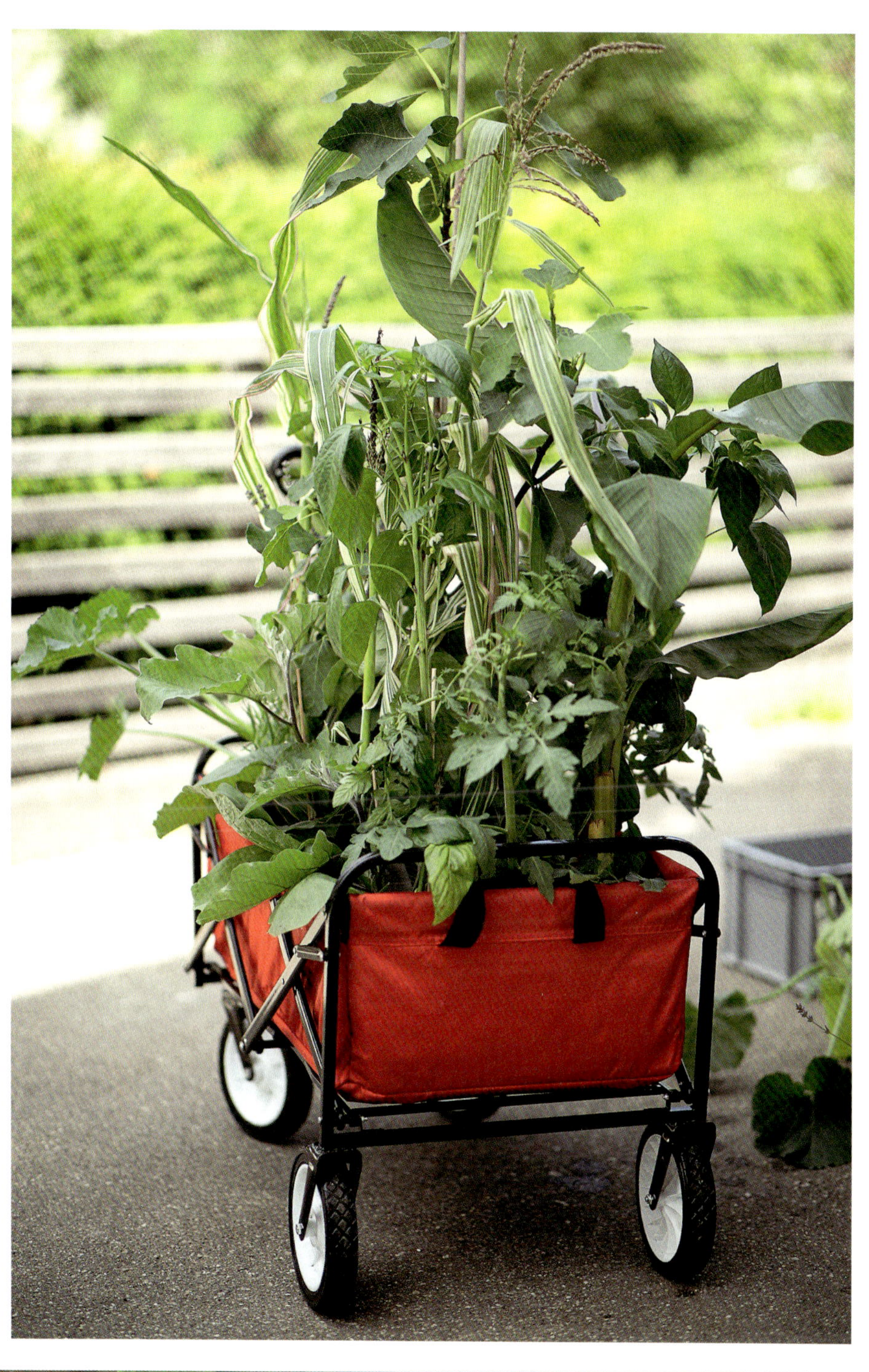

onierte Projekte sind allerdings den SpezialistInnen mit dem nötigen technischen Wissen vorbehalten.

Für gewöhnlich ist der gartentherapeutische Alltag weniger aufsehenerregend. Gleichwohl sorgt die Verbindung von spezifischem Fachwissen und Kreativität im Innenraum für mannigfaltige künstlerisch-gestaltende Ausdrucksmöglichkeiten. Aus getrockneten Samen (man denke nur an die Vielfalt bei Bohnen!) entstehen Bilder mit Wow-Effekt und gleichzeitig sind zum Beispiel Feinmotorik, Genauigkeit und Ausdauer trainiert worden. Aus gepressten Blüten entstehen zarte Girlanden, die an die Leichtigkeit des Seins erinnern (und auch daran, welche Mühe es machen kann, diesen Zustand zu erreichen). Gestecke aus Blumen, Zweigen und anderem Naturmaterial (Moos, Schneckenhäuser ...), gerne angereichert mit Dekorationsmaterial zum Beispiel aus dem Miniaturgardening, hinterlassen einen sichtbaren Ausdruck der inneren Auseinandersetzung mit einem Lebensthema.

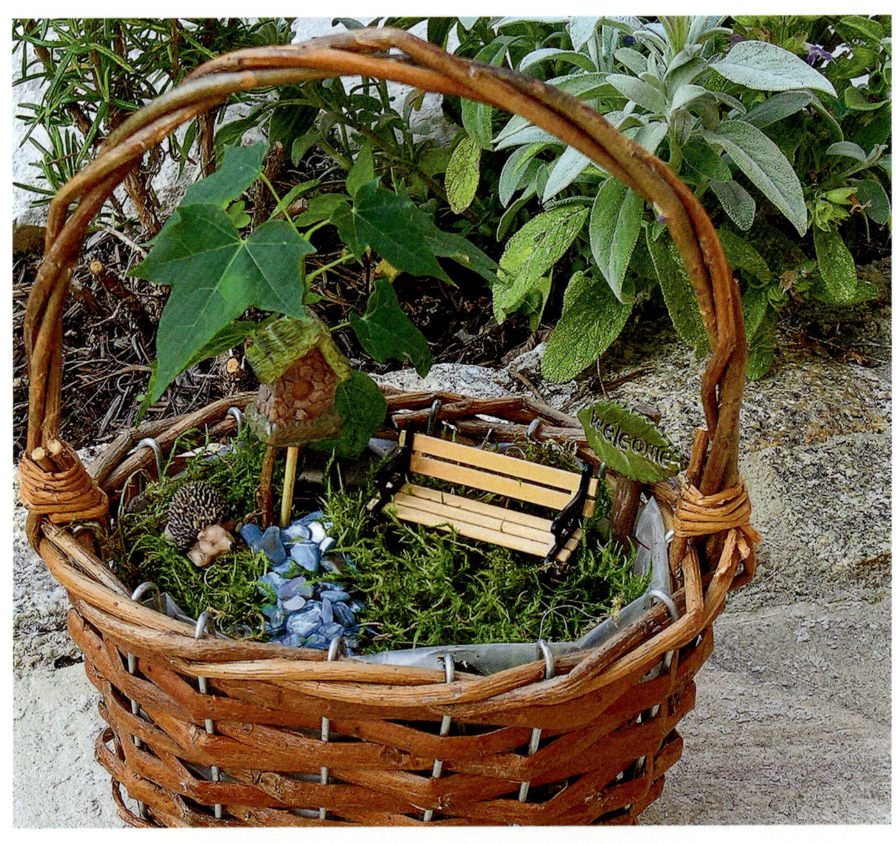

Es bleibt nicht aus, dass man es immer wieder mit KlientInnen zu tun hat, die bei allem, was mit Kunst und Gestalten zusammenhängt, innerlich drei Meter zurückspringen und eine große Blockade verspüren. Hier kommt es darauf an, mit Fingerspitzengefühl und entsprechend niedrigschwelligen Angeboten diesen Bereich Schritt für Schritt zu erschließen. Ich habe zum Beispiel eine umfangreichere Sammlung von Servietten mit Blumen- und Gartenmotiven. Mit Serviettentechnik können auch Menschen, die sich selbst strikt als künstlerisch unbegabt bezeichnen, Pflanzgefäße oder andere Gegenstände ansprechend verzieren. Meist sind sie positiv überrascht von sich selbst und dem Ergebnis und entwickeln von sich aus mehr Interesse daran, Ungesagtes mit gestalterischen Mitteln zum Ausdruck zu bringen.

Ein Bereich mit deutlich weniger Berührungsängsten ist das Thema Ernährung. Die Kultivierung von Obst, Gemüse und Kräutern ist die Basis unzähliger Therapieeinheiten im Freien. Sie finden ihre Fortsetzung im Innenbereich, wenn es um die Verarbeitung der Ernte geht. Je nach Therapieziel werden unterschiedliche Schwerpunkte gesetzt. Es kann um die Auswirkungen der Ernährung auf Gesundheit und Wohlbefinden gehen, um konzentrierte Planung und Durchführung der nötigen Arbeitsschritte, um das Verbessern der motorischen Fähigkeiten durch das Schälen, Schnippeln und Schneiden und so weiter.

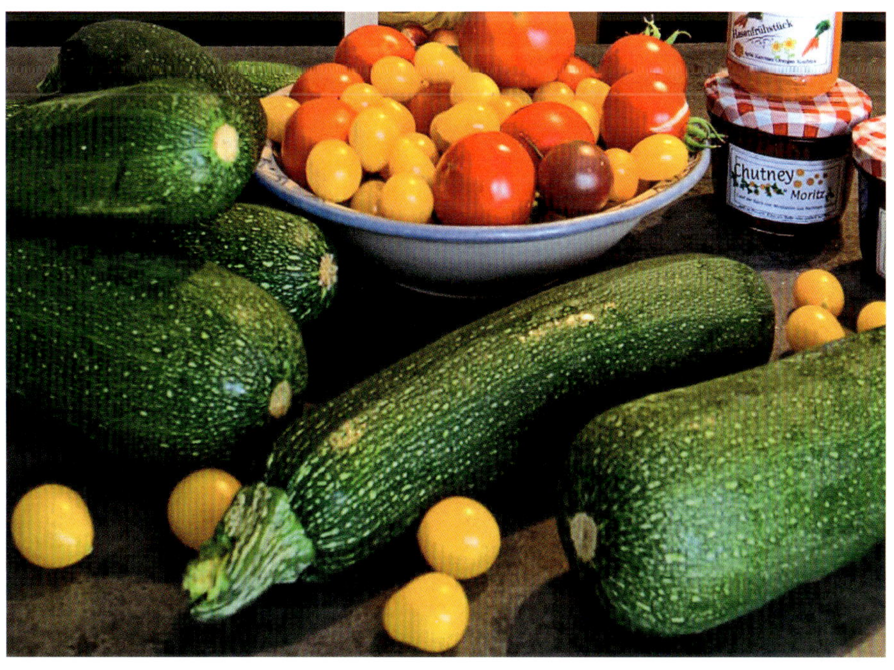

Das Thema Ernährung ist so eng mit unserem Dasein verflochten, dass es immer wieder zu gleichermaßen überraschenden wie hilfreichen diagnostischen Zufallsfunden kommt. An folgendem Beispiel möchte ich zeigen, wie verschlungen Erkenntniswege in der Therapie sein können.

Von seinen Eltern wurde mein siebenjähriger Klient als sprunghaft bezeichnet. Es kam immer wieder zu Auseinandersetzungen, weil er Tätigkeiten plötzlich abbrach und alle Versuche, ihn zum Weitermachen zu bewegen, in Eskalationen mündeten. Bereits in der Vorschule war er durch sein Verhalten negativ aufgefallen, das nun in der Grundschule endgültig den Rahmen zu sprengen drohte. Weder seine Lehrerin noch die MitschülerInnen sowie deren Eltern waren noch länger toleranzbereit. Phasen, in denen er klug und engagiert im Einklang mit dem Klassengeschehen mitarbeitete, wurden ohne erkennbaren äußeren Grund und sehr plötzlich von Phasen abgelöst, in denen sein Verhalten den Unterricht für alle praktisch unmöglich machte. Laute Kommentare, Herumlaufen im Klassenzimmer, Herunterwerfen von Arbeitsmaterial der MitschülerInnen oder aus dem Klassenfundus, MitschülerInnen schubsen und knuffen (oder Schlimmeres wie treten oder beißen), sich auf dem Boden herumwälzen und dabei in alle Richtungen treten waren von der Lehrkraft nur mühsam in den Griff zu bekommen und wurden nicht selten erst durch Pause oder Unterrichtsende vollständig beendet. Bei mir zeigte er zum einen durch die intensive Eins-zu-eins-Situation dieses Verhalten lediglich in einer abgeschwächten Version, zum anderen waren durch seine konstruktive Mitarbeit beim Erlernen von Techniken zur Verhaltensregulation erste Verbesserungen sichtbar. Er bemühte sich sehr, da er selbst stark unter diesen Attacken litt, von denen er sich regelrecht überfallen fühlte. Ein richtiger Durchbruch hin zu einer dauerhaften und echten Lösung bahnte sich aber erst an, als wir ein Erdbeereis herstellten. Beim Pflücken der Erdbeeren und bei der Zubereitung war er gut gelaunt dabei. Während die Eismaschine brummte, war seine Vorfreude auf das erste selbstgemachte Eis aus frisch gepflücktem Obst groß. Wenn es nach 15 bis 20 Minuten fertig ist, wird dieses Eis von meinen KlientInnen normalerweise regelrecht zelebriert. In einer Art Schlaraffenlandfeeling mit Sahne, Waffeln und verschiedenen Toppings schleckern sie höchst genießerisch und zufrieden. Dieser Klient hingegen schlang das Eis in einem von mir vorher noch nie gesehenen aberwitzigen Tempo in sich hinein. Von Genuss keine Spur. Diese roboterhafte Blitznahrungsaufnahme war überdies nicht zu stoppen. Sämtliche Versuche meinerseits hin zu mehr Achtsamkeit und Genuss wurden mit einem, während des Schluckens mühsam herausgepressten, „Nein, nein, das muss schnell gehen!" abgeschmettert. Bis zum letzten Löffelchen schob er die ganze Portion in rasender Hast in sich hinein. Kein Wunder, dass dieses extreme Schlingen nicht zu wohliger und satter Zufriedenheit, sondern zu Bauchdrücken und kurzem Kältekopfschmerz führte. Beim anschließenden Gespräch stellte sich heraus, dass in der Familie Essen eine Art Hochleistungsdisziplin war, die möglichst wenig Zeit beanspruchen durfte. Es gab für alle Familienmitglieder so viele

Termine und Aufgaben, dass die Mahlzeiten teilweise sogar im Auto während der Fahrt „erledigt" wurden. Gemeinsam mit den Eltern wurde ein neues Zwischenziel festgelegt: Mehr Ruhe, Entspannung und Genuss für alle. Das Familienleben sollte nicht länger einem straff aufgepumpten Reifen gleichen, der pausenlos rollt und rollt. Als sich allmählich der Druck im System verringerte, entstand genügend Entspannung, um mit einem anderen Blickwinkel auf die „Ausraster" des Siebenjährigen zu schauen. Bislang hatten die Beteiligten alle Hände und Nerven voll damit zu tun gehabt, das herausfordernde Verhalten irgendwie abzustellen. Nun war genug Muße, um zu beobachten, was genau er eigentlich vor seinen Zusammenbrüchen tat. Es stellte sich heraus, dass es sich fast ausschließlich um Tätigkeiten handelte, die sich relativ nahe vor den Augen abspielen (Schreiben, Malen ...). Eine Untersuchung bei einem auf Kinder spezialisierten Augenarzt förderte eine so ausgeprägte Fehlsichtigkeit zu Tage, dass eine Korrektur nur über mehrere Schritte möglich war. Vereinfacht lässt sich sein Verhalten nach dieser Erkenntnis vielleicht so zusammenfassen: Wenn er seine starke Sehschwäche, die weder ihm noch seinem Umfeld bewusst war, auch mit größtem Kraftaufwand nicht mehr kompensieren konnte, kollabierte er innerlich und tobte äußerlich. Nachdem dieses wichtigste Puzzleteil zur Erklärung seines Verhaltens gefunden war, konnten die nötigen Hilfen ineinandergreifen und die Situation sich entspannen. Und das alles wegen eines selbstgemachten Erdbeereises im Rahmen einer umfassenden therapeutischen Begleitung mit gartentherapeutischen Methoden.

Ich finde, dieses Beispiel zeigt eindrücklich, dass man sich manchmal durch sehr dichtes Dornengestrüpp kämpfen muss, bis der Drache besiegt ist und man auf der blühenden Wiese neben dem plätschernden Bächlein entspannt in der Sonne picknicken kann.

Mit dem Bild der blühenden Wiese vor dem inneren Auge möchte ich noch auf einen weiteren wichtigen gartentherapeutischen Bereich hinweisen: Die Welt der Heil- und Duftpflanzen. Viele Kräuter und Pflanzen werden nicht nur als Gewürz oder Dekoration verwendet, sondern sind darüber hinaus für ihre heilsame Wirkung bekannt. Ringelblumen zum Beispiel machen nicht nur durch ihre fröhlichen, leuchtenden Farben im Bauerngartenbeet Bella Figura und gute Laune. Mit wenig Aufwand kann man aus ihnen eine Salbe gegen kleine Verletzungen beim Gärtnern selbst herstellen.

Eine besondere Rolle kommt in der Gartentherapie den Duftpflanzen zu. Düfte können Emotionen, Verhalten und Wohlbefinden sanft modulieren. Sie können sehr vielseitig eingesetzt werden, insbesondere in Bereichen, in denen Sprache als Kommunikationsmittel nur eingeschränkt genutzt werden kann. Als einer Freundin eine sehr schwere Operation bevorstand, schenkte ich ihr ein kleines Körbchen mit drei Organzasäckchen, in denen getrocknete Kräuter waren. Auch bei optimalem

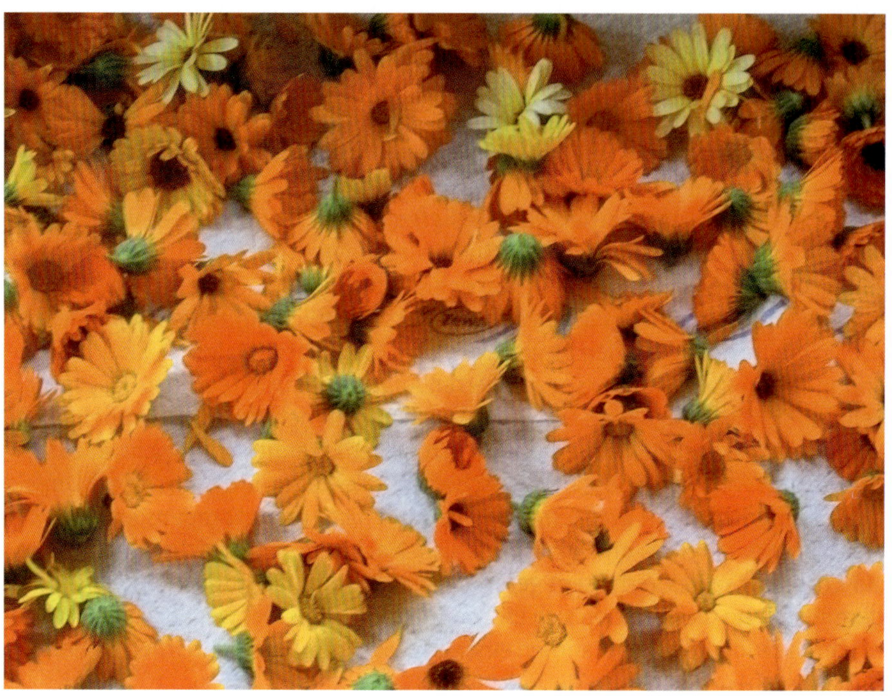

Verlauf würde sie postoperativ einige Tage auf der Intensivstation bleiben müssen und Besuch würde stark limitiert sein. Sie brauchte also ein einfaches Hilfsmittel, mit dem sie im verwirrenden und beängstigenden Geschehen einer solchen Station leichter zu sich selbst und ihren Stärken kommen konnte. Eines der Säckchen war lila und mit Lavendel (beruhigend) gefüllt, im grünen Säckchen raschelte Pfefferminze (erfrischend) und im gelben war Zitronenverbene (anregend). Durch einfaches Reiben konnten die Düfte aktiviert werden. Zu jedem Duft hatte ich auf einer Karte in der Farbe des jeweiligen Säckchens einen kurzen Text geschrieben, der den Duft mit einer entsprechenden Situation in ihrem Leben in Verbindung brachte, die sie gut gemeistert hatte. Später hat sie mir erzählt, dass die kleinen Duftsäckchen ein Rettungsanker für sie waren. Sie fühlte sich dann ganz bei sich und war sich sicher, nach dieser schweren Behandlung wieder gut und wohlbehalten nach Hause und in ihren Garten zu kommen.

Nachdem nun einiges über die Wirkung und Funktion von Pflanzen zur Sprache kam, ist es an der Zeit, den überbordenden Regalen des Gartenschuppens den Rücken zu kehren, wieder ins Freie zu treten und in den Bereich einzutauchen, der die wichtigsten MitarbeiterInnen der GartentherapeutInnen in den Mittelpunkt rückt. Warum eignen sich Pflanzen so gut zur Beteiligung an Heilungsprozessen?

Zunächst einmal ist es leicht, eine Verbindung zwischen Menschen und Pflanzen zu knüpfen, denn es gibt erstaunlich viele Gemeinsamkeiten. Um überhaupt leben zu können, sind Mensch wie Pflanze auf Wasser, Licht und Nährstoffe angewiesen. Gute Startbedingungen helfen in beiden Fällen, starke Wurzeln auszubilden und so den Wechselfällen des Lebens gewachsen zu sein. Beide sind dem ewigen Kreislauf des Werdens und Vergehens unterworfen. Bei den Unterschieden zwischen beiden sticht der Abhängigkeitsgrad voneinander heraus.

Viele Pflanzen kommen ganz hervorragend ohne uns zurecht und würden sich ohne unsere Zivilisationserscheinungen den Boden zügig zurückerobern. Wir Menschen hingegen können ohne Pflanzen nicht überleben, denn unter anderem bilden sie die Grundlage unserer Ernährung. Daher hat selbst der größte Gartenmuffel Berührungspunkte mit Pflanzen. Sie begleiten unser Leben von der Wiege bis

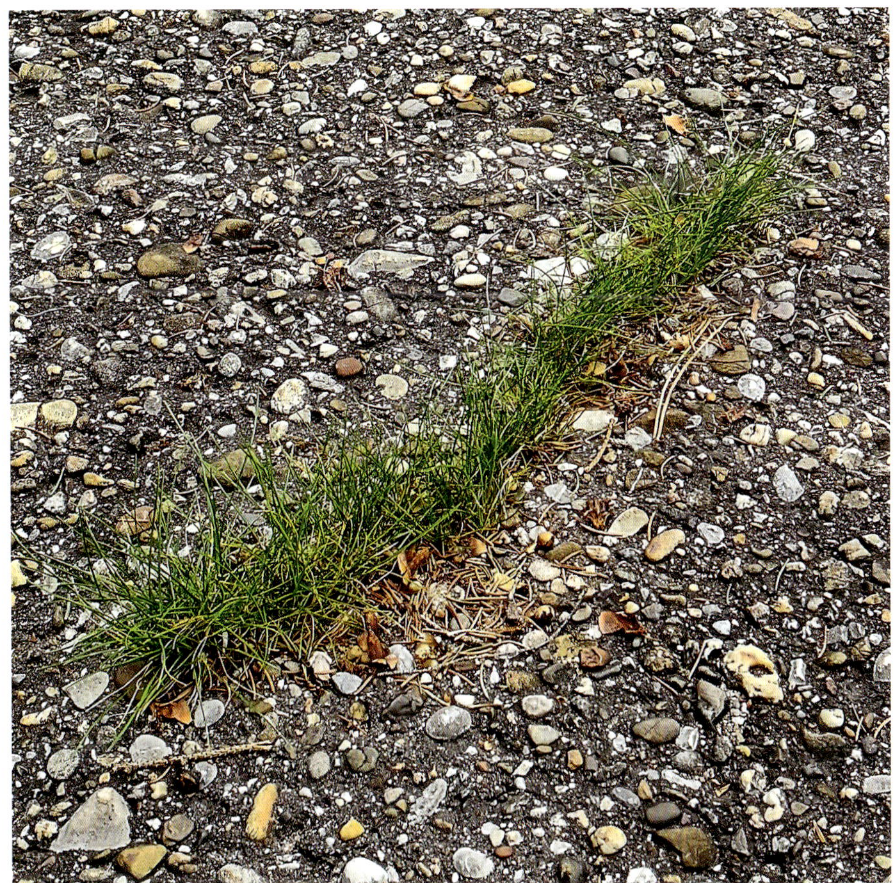

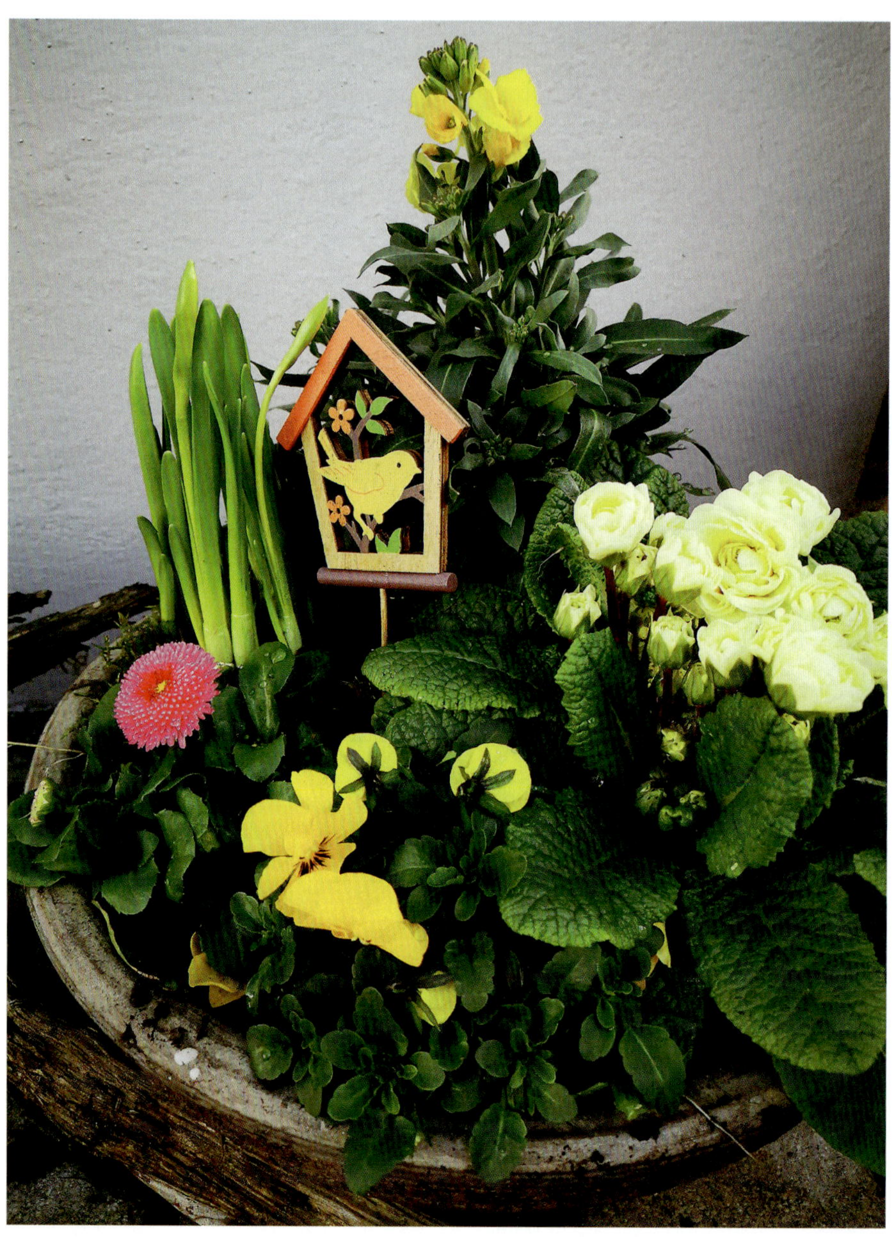

zur Bahre. Die Spuren, die sie dabei auf unserem Lebensweg hinterlassen, werden von der Gartentherapie genutzt. Das florale Reich ist von einer unglaublichen Fülle und Vielseitigkeit. Vom kleinsten Pflänzchen bis zum riesigen Baum ist alles dabei. Entsprechend groß ist das Spektrum dessen, was die KlientInnen einbringen können. Ob rein gärtnerische Aktivitäten, floristische Werke, die Verarbeitung von Produkten, eine spielerische Herangehensweise, künstlerisches Ausleben oder das Hineinhören in Literatur und Musik, es lässt sich eigentlich zu allen Jahreszeiten für jede/n das Passende finden. Verstärkend kommt der hohe Aufforderungscharakter hinzu, der von den Pflanzen ausgeht. An Flieder muss man einfach schnuppern, kuscheliger Wollziest will gestreichelt werden und wer würde nicht sofort mit der Gießkanne herbeieilen, wenn die noch jungen Kohlrabipflänzchen nach einem heißen Tag die Blätter hängen lassen. Selbst Menschen, die rund um die Uhr auf Pflege und Unterstützung angewiesen sind, können beim Umgang mit Pflanzen aktiv sein. Diese Rollenumkehr tut der Seele gut. Es ist zum Beispiel kaum zu beschreiben, welche Freude die Gesichter der beteiligten BewohnerInnen ausstrahlen, wenn sie selbst im Therapiegarten der Demenzstation die Snackgurken ernten und anschließend direkt verzehren.

Es ist keine Übertreibung zu sagen: So individuell die Lebensläufe sind, so individuell sind die Verbindungen zu den Pflanzen. Wenn ich beispielsweise zwei Menschen eine identische Auswahl an Pflanzen und Dekorationsmaterial zur Verfügung stelle und sie ohne Vorgabe damit arbeiten können, entstehen normalerweise nicht zwei identische Gestecke, sondern individuelle Arrangements.

Ein und dieselbe Pflanze kann je nach Zusammenhang in einem anderen Licht gesehen werden. Als Beispiel soll eine Pflanze dienen, die ich als Begleiterin längerer Therapieverläufe schätze: Die Topfbaumwolle. Aus einem kleinen flaumigen Samen, im Januar im Fenstergewächshaus angezogen, entwickelt sich eine 50 bis 70 Zentimeter hohe Pflanze mit zartgelben Blüten, die sich im Herbst in steinharte taubeneigroße Samenkapseln verwandeln. Wenn man es fast nicht mehr zu hoffen wagt, platzen sie nach und nach auf und heraus quellen schneeweiße watteweiche Gebilde. Die abgeschnittenen und getrockneten Zweige mit den kuscheligen Wuscheln sind lange haltbar. Die Wandlungen dieser einjährigen Topfpflanze lassen sich gut in Beziehung setzen mit den Transformationsprozessen während einer Therapie, auch wenn diese selbst unter äußerlich ähnlichen Rahmenbedingungen eine jeweils ganz andere Geschichte erzählen. Für den einen Jugendlichen in einer stationären Einrichtung können die getrockneten Zweige den Stolz darauf repräsentieren, dass er erstmals nicht schon nach kurzer Zeit wegen seines untragbaren Verhaltens gehen musste, sondern sich erfolgreich in die Gruppe integrieren konnte. Für den anderen Jugendlichen können die Zweige für die Trauer darüber stehen, dass er weiter in der Einrichtung bleiben muss, weil sich seine psychisch kranke Mutter nach wie vor nicht selbst um ihn kümmern kann.

All das bisher Angesprochene und noch viel mehr macht Pflanzen so wertvoll für den therapeutischen Prozess. Trotz aller Begeisterung soll aber nicht verschweigen

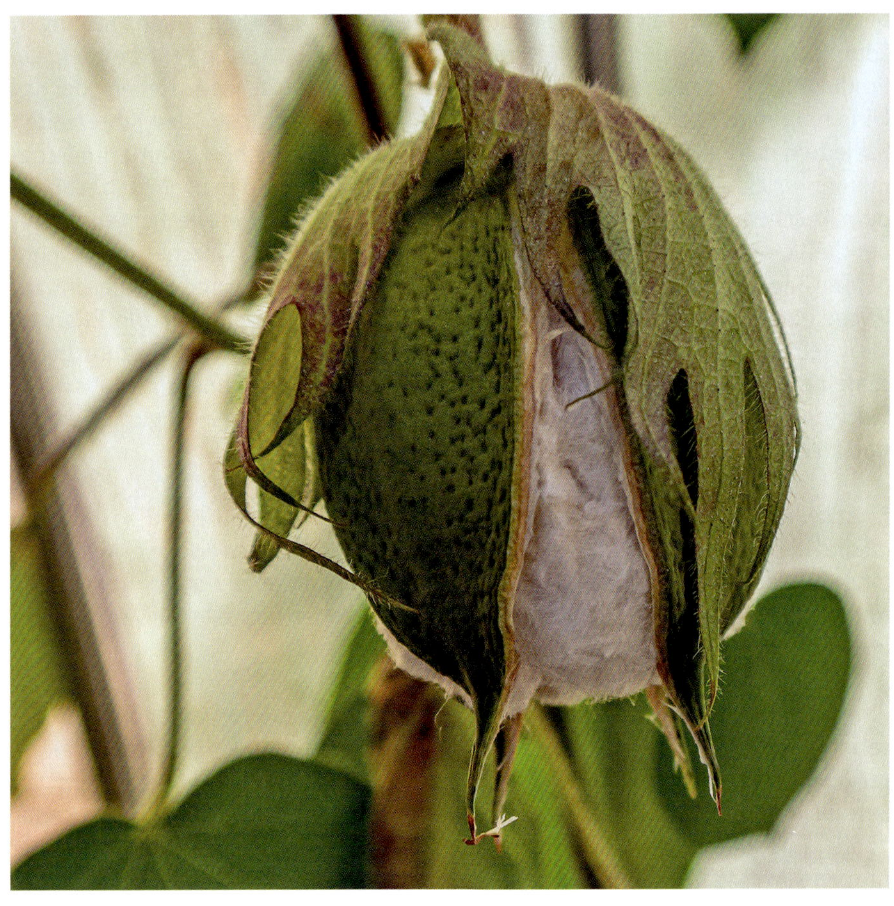

werden, dass es sich um recht anspruchsvolle MitarbeiterInnen handelt, die über die Therapiestunden hinaus viel Aufmerksamkeit verlangen. Dieser Aufwand muss in die Bilanz des Zeitbudgets unbedingt mit aufgenommen werden. Darüber hinaus gilt es, wie bei allen Verschreibungen, die Nebenwirkungen im Blick zu behalten. Zum einen haben Pflanzen nicht nur positive Eigenschaften. Bei manchen liegt der Nachteil klar auf der Hand. Sie sind zum Beispiel furchtbar giftig wie das Eisenkraut, phototoxisch wie das Johanniskraut, stark allergieauslösend wie der Bärenklau, äußerst wehrhaft wie der Kaktus oder stinken ziemlich widerlich wie die Aaspflanze. Zum anderen kommt es auf den Verwendungszweck an, ob und wie sich die heilsamen Eigenschaften entfalten oder ob man besser auf diese Pflanze verzichtet. Das sanfte Rascheln des großen Chinaschilfs im Wind kann, in die Nähe eines Sitzplatzes am Gartenteich gepflanzt, ein entspanntes Urlaubsgefühl erzeugen. Aus den Halmen können gut Nisthilfen für Insekten gebastelt werden. Gehäckselt macht es als Barriere den Schnecken das Leben schwer. Aber es ist auch unheimlich scharfkantig und man muss aufpassen, dass kein Blut fließt, nur weil man im Vorübergehen die Hände durch die Blätter gleiten ließ. Es gibt Primeln, die sich sehr dekorativ auf der Sahnetorte machen und bedenkenlos verspeist werden können, und es gibt Primeln, die giftig sind und jeglicher Einsatz in Zusammenhang mit Lebensmitteln verbietet sich von selbst. Einen größer werdenden Baum, ausgewählt wegen seiner eleganten Wuchsform und der leuchtenden Herbstfärbung seines Laubes, wird man nicht an den Rand eines Weges pflanzen, der dauerhaft barrierefrei bleiben muss. Seine Wurzeln könnten später stellenweise den Weg anheben, das gefallene Laub könnte den Weg bei Regen glitschig und rutschig werden lassen und im gleißenden Sommerlicht könnte der Schattenwurf auf dem Weg einen zu großen Hell-Dunkel-Kontrast bewirken.

Unabhängig von limitierenden Eigenschaften mancher Pflanzen stehen ohnehin die Bedürfnisse der KlientInnen an erster Stelle. So will ich am Ende unseres kurzen Gartenspaziergangs darauf hinweisen, dass durchaus Umstände denkbar sind, die den Einsatz der Gartentherapie wohl überlegt sein lassen. Zu starke Sonneneinstrahlung und kühler Wind müssen generell mitbedacht werden, fallen aber zum Beispiel bei immobilen KlientInnen ungleich stärker ins Gewicht. Der Einsatz von

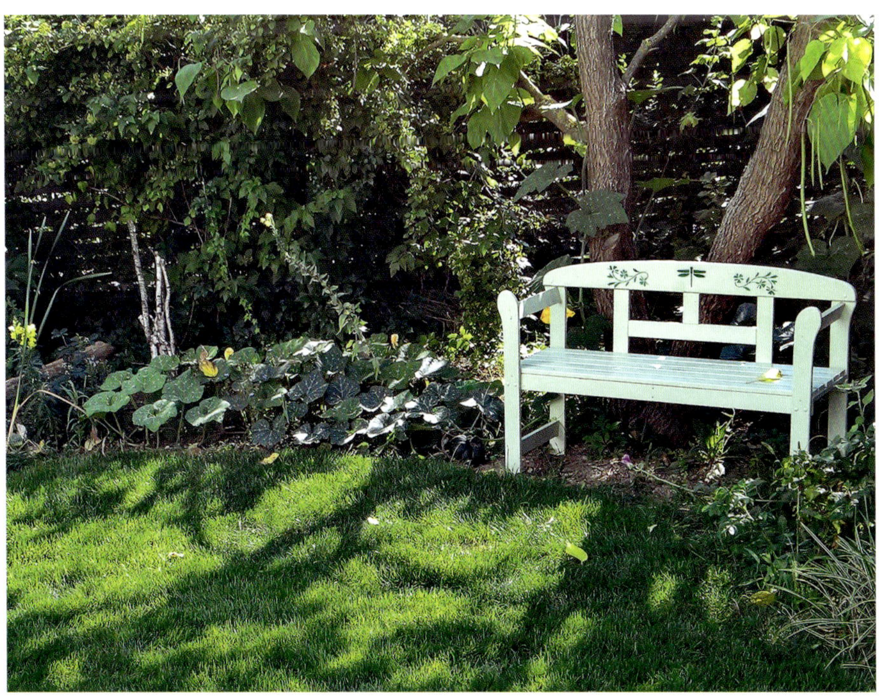

Werkzeug, grundsätzlich immer mit Vorsicht und Aufmerksamkeit zu handhaben, bekommt in einem Umfeld mit hohem Aggressionspotenzial, wie zum Beispiel der Forensik, eine andere Dimension. Es gibt Menschen mit ausgeprägten Nahrungsmittel- oder Pollenallergien. Wieder andere fühlen sich in hohem Maße unbehaglich im Angesicht von Insekten, Regenwürmern und Spinnen oder wenn sie schmutzig werden. Manchmal ist die Einschränkung auch nur temporär, etwa durch Wunden oder Bewegungseinschränkungen nach Operationen.

In jedem Fall sind von GartentherapeutInnen viel Expertise und Fingerspitzengefühl gefragt, um Pflanzen und therapeutisches Setting so auszuwählen, dass zum Wohle der KlientInnen das therapeutische Potenzial voll ausgeschöpft werden kann.

Nach diesem Rundgang durch die gartentherapeutische Anlage können wir im Vorgarten auf einer bequemen Bank Platz nehmen und die Kinder begrüßen, die den Garten besuchen. Weshalb kommen sie? Wo zieht es sie zuerst hin? Warum tut ihnen ein Aufenthalt in diesem Garten so gut?

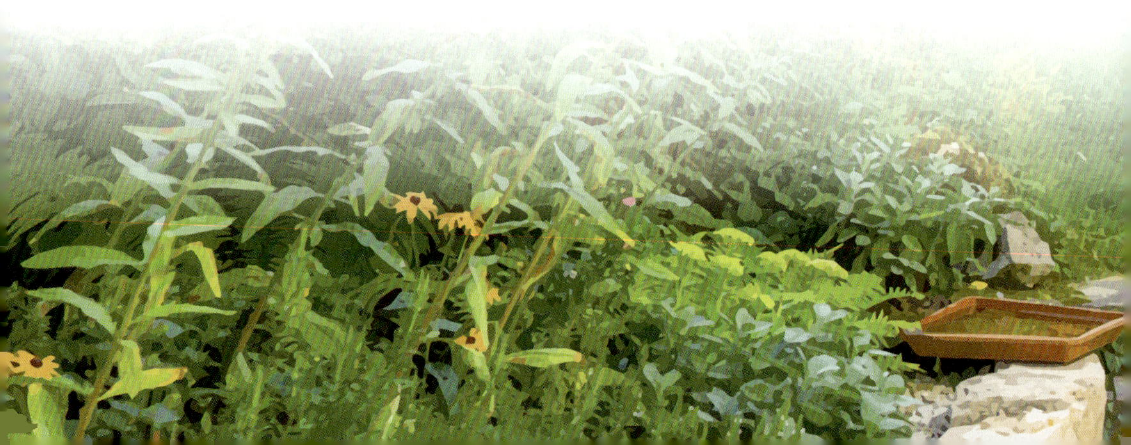

3 Kinder als KlientInnen

Wer sind die noch jungen Menschen, die im Dschungel des Lebens eine Orientierungshilfe benötigen? Die Kinder, die zu mir kommen, haben aus ganz unterschiedlichen Gründen Probleme, die man zusammengefasst den Bereichen Verhalten und Lernen zuordnen kann. Manche von ihnen haben nacheinander oder gleichzeitig mehrere Diagnose-Etiketten aufgeklebt bekommen, ohne dass sich dadurch ihre Situation verbessert hätte. Meist ist die Diagnose allerdings letztendlich unklar und es gibt nur Vermutungen über die Ursachen der auftretenden Problematik. Nicht selten haben meine KlientInnen mindestens einen gescheiterten Therapieversuch hinter sich und die Lage ist noch verzweifelter als vorher, da die Kinder nach dieser negativen und schmerzhaften Erfahrung häufig einer Kooperation mit TherapeutInnen äußerst skeptisch gegenüberstehen oder sie sogar ganz verweigern. Ich verwende für die Zuschreibungen, mit denen sich meine KlientInnen auseinandersetzen müssen, den Begriff „Beschwerdebilder“. Denn wenn sich die Eltern auf der Suche nach Hilfe für ihr Kind an mich wenden, ist in der Familie schon lange niemand mehr leichtfüßig über eine blühende Wiese gesprungen und gerannt. Ganz im Gegenteil, alle sind ganz niedergedrückt von den ständig wie Hagelkörner auf sie einprasselnden Beschwerden über das Verhalten des Kindes. Das hoffnungsvolle, zarte Grün liegt unter dem Gewitterhimmel platt auf die Erde gedrückt. Erschwerend kommt hinzu, dass die Forderungen und Erwartungen, die an das Kind gestellt werden, nicht nur zum Beispiel den kulturellen Prägungen des Zeitgeistes folgen, sondern ebenfalls vom Standpunkt der jeweils Beurteilenden abhängen. So wie während der Epoche streng geometrischer Barockgärten englische Landschaftsgärten undenkbar waren, nimmt die eine Lehrkraft unerträgliche Besserwisserei wahr, die den Unterrichtsablauf stört, während die andere Lehrkraft eine noch nicht entdeckte Hochbegabung zu Tage fördert. All diese Fremdurteile können zudem wiederum empfindlich mit den Beobachtungen der Eltern kollidieren. So kann ziemlich zügig ein verfilztes Knäuel unterschiedlicher Einschätzungen entstehen, das nur schwer zu entwirren ist. Und in der Mitte sitzt ein Kind, das nicht mehr ein und aus weiß. Auch wenn das unerwünschte Verhalten das Nervenkostüm der Eltern noch so sehr schreddert und bei den ErzieherInnen und LehrerInnen das (vor-)letzte Quäntchen Wohlwollen zertrampelt, müssen die Erwachsenen innerlich einen Schritt zurücktreten und sich vor Augen halten, dass dieses Verhalten für das Kind im Moment die einzige Handlungsmöglichkeit ist. Es will uns nicht ärgern oder bloßstellen, es kann gerade schlicht und einfach nicht anders. Die vielen Nackenschläge, die sie in ihrem jungen Leben bereits erlitten haben, sieht man meinen KlientInnen meist auch an. Mit schlaffer Haltung, oder im Gegenteil ständig innerlich auf dem Sprung, schleppen sie sich mit gesenktem, vermeidendem Blick dem nächsten Unvermeidlichen entgegen. Jeglichem Hoffnungsschimmer stehen sie mit größter Skepsis gegenüber.

Es gibt viele Gründe, weshalb Familien mit ihrem Schiffchen in wilde Strudel geraten und vom Wellengang fast umgeworfen werden. Sie brauchen den Zuspruch externer Lotsen, um wieder in ruhige Fahrwasser zu gelangen. Wenn die Eltern zu der Einsicht gelangt sind, dass sie Unterstützung brauchen, um eine aus den Fugen geratene Lebenssituation zu bewältigen, haben meine kleinen KlientInnen leider mitunter bereits resigniert. Sie haben aufgehört zu ergründen, was Eltern, ErzieherInnen oder LehrerInnen eigentlich von ihnen wollen. Sie fühlen sich nur noch als das kleine Rädchen im großen Ablauf, das ständig klemmt und dadurch Beklemmung verursacht. Sie empfinden sich als das überflüssige Unkraut am Wegesrand, auf das immer wieder getreten wird und das unter widrigen Bedingungen irgendwie durchhält.

Gerade Kinder, die eine längere Erfahrungsgeschichte im Bereich Beschwerden haben, sind es zudem gewohnt, dass Erwachsene wortreich an ihre Einsicht appellieren. Sie reagieren darauf, indem sie diese Redeschwalle mittels Lotuseffekt an sich abperlen lassen. Sie können der erwachsenen Sprachgewalt ohnehin nichts auf Augenhöhe entgegensetzen.

Die meisten meiner KlientInnen haben nach schwierigen Zeiten mit vielen Kämpfen, Niederlagen und Verletzungen gelernt, dass die „Mir egal!"-Position wirksamer

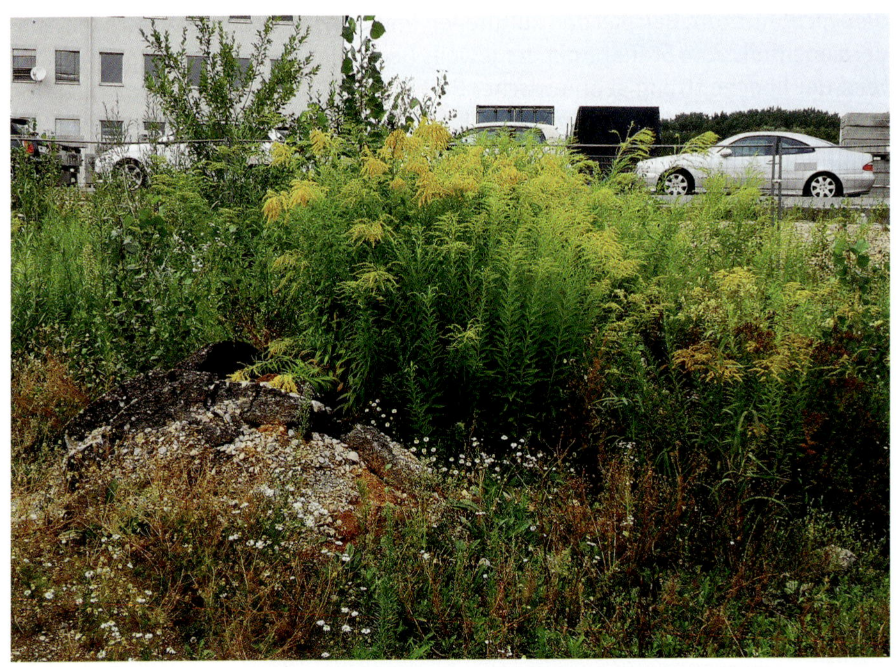

Schutz und Waffe zugleich sein kann. Wie also herausfinden aus diesem überwucherten Graben mit seinem verdichteten, harten Boden der Nöte, Ängste und auch des Zorns? Wer den Horizont nicht sieht, kann keine neuen Perspektiven entwickeln und deshalb ist eine Strategie gefragt, die zu einem freien Blickfeld führt. Wenn die Kinder zu mir kommen, lautet eine der ersten und wichtigsten Regeln: „Mir egal!" gibt es nicht. So wie es für eine Pflanze nicht einerlei ist, ob sie gedüngt wird oder nicht, ist es selbstverständlich für meine KlientInnen erst recht nicht gleichgültig, ob sie bekommen, was sie brauchen. Aber im Unterschied zur Pflanze können sie lernen, für sich selbst zu sorgen. Tatsächlich ist das allerdings für viele meiner KlientInnen eine (zu) selten gemachte Erfahrung. Wir machen uns deshalb gemeinsam ans Werk und suchen aus dem Gestrüpp im Graben die stabilsten Äste und die festesten Ranken heraus und bauen uns daraus eine Leiter, auf der wir besonnen aus dem Graben herausklettern. So, wie wir im vermeintlichen Grünabfall durch akribische Suche alle Materialien für unsere Aufstiegshilfe gefunden haben, suchen wir im allgemeinen emotionalen Chaos nach Verhaltensweisen des Kindes, die sich in einem neuen Kontext als stabilisierende Faktoren erweisen können. Ein sperriger Ast, über den man mehrfach gestolpert ist, kann sich hervorragend als trittsichere Leiterstufe eignen. Eine wirre Ranke, in die man sich bis zum Sturz verheddert hat, kann flexibel und stark genug sein, um die Einzelteile der Leiter miteinander zu verbinden. In diesem Zusammenhang ist die Therapieeinheit „Traumfänger" für die KlientInnen ein Augenöffner. Wir winden aus jungen Haselnusstrieben einen kleinen Kranz und die Kinder nennen den Vorwurf oder die Vorwürfe (maximal drei), mit denen sie am häufigsten konfrontiert werden. Gemeinsam analysieren wir das ihnen zugrunde liegende Verhalten und sortieren wie bei einer Samenmischung die einzelnen Bestandteile auseinander. Welche Anteile davon könnten in einem angemessenen Rahmen durchaus von Vorteil sein? Aus „Du bist der totale Klassenkasper!" wird „Ich kann Menschen gut unterhalten". In „Du bist echt viel zu langsam!" kann „Ich denke sorgfältig nach, bevor ich handle." stecken. Diese positiven Deutungen schreiben die KlientInnen auf kleine Tonkartonwolken, die in den Traumfänger gehängt werden. Zusätzlich wird er nach Belieben mit Perlen, Federn etc. geschmückt und zu Hause an einem Platz aufgehängt, an dem sich die Kinder häufig aufhalten. Es macht die Kinder stolz und selbstbewusst, wenn sie nach und nach entdecken, dass die Fähigkeiten zum Bau einer verlässlichen Kletterhilfe größtenteils bereits in ihnen schlummern. Haben sie schließlich mit viel Einsatz die Misere hinter sich gelassen und sind oben angekommen, sehen sie staunend einen Garten voller Möglichkeiten vor sich. Um diese Potenziale ausschöpfen zu können, müssen in weiteren Schritten neue Handlungs- und Entscheidungsspielräume erobert werden. Stück für Stück arbeiten sich die Kinder bei mir von einfachen Erklärungen („Kürbisse sind Starkzehrer, deshalb brauchen sie besonders viel Dünger.") über persönliche Geschmacksentscheidungen („Ich möchte aus den Erdbeeren lieber Eis als eine Quarkspeise machen, denn heute ist es so heiß.") zu den entscheidenden Fragen hoch („Ich möchte eine feste Besuchsregelung mit meinem Vater,

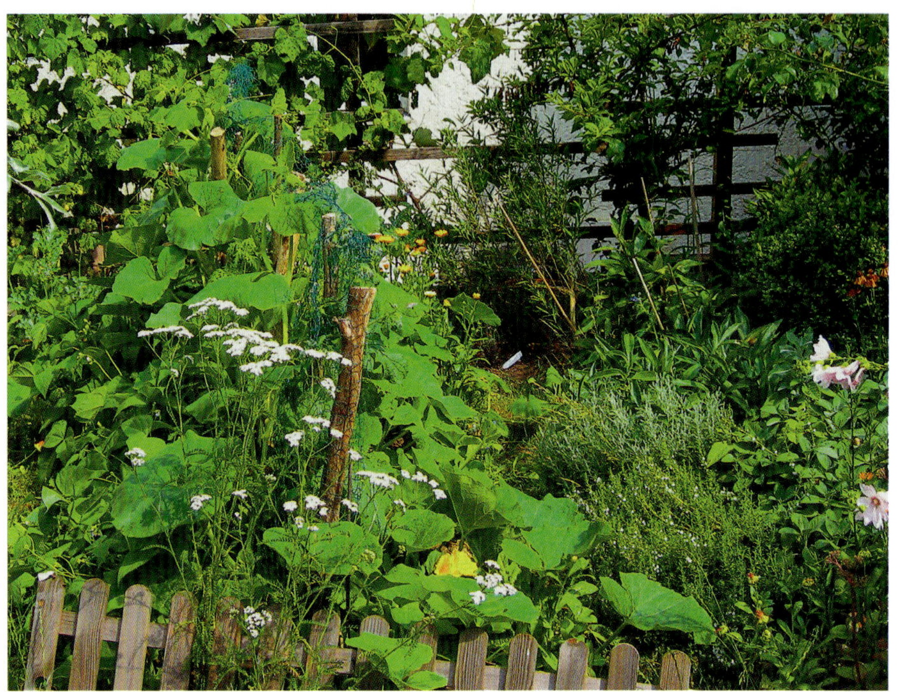

denn manchmal weiß ich gar nicht mehr, wo ich nach der Schule hin muss."). Sich mehr und mehr als selbstwirksam zu erleben, verstärkt das persönliche Wurzelwachstum ganz enorm. Die sich daraus zunehmend entwickelnde Standfestigkeit wiederum gibt immer stabileren Halt.

Meine therapeutische Aufgabe sehe ich darin, meine KlientInnen und ihre Familien so weit vom Wildwuchs der Enttäuschungen zu befreien, dass vorhandene Ressourcen sichtbar werden und in ihnen der Mut und die Zuversicht gedeihen, neue Wege gehen zu können. Es tut von Herzen gut zu sehen, wie den Kindern stetig Kräfte zuwachsen und sie sich Schritt für Schritt weiter aufrichten. Die Gartentherapie hat dabei die Funktion des zuverlässigen und stabilen Stützstabs, der Halt und Schutz gibt, bis sie selbst stark genug sind, um je nach Bedarf Wind und Wetter zu trotzen oder mit geschmeidigem Wiegen auch mal auszuweichen.

Da viele meiner KlientInnen einen längeren Leidensweg hinter sich haben, wenn sie zum ersten Mal zu mir kommen, braucht ihre verletzte Seele Zeit, um in der neuen Situation anzukommen und das zunächst ungewohnte therapeutische Setting kennenzulernen. Wie reiche ich ihnen die Hand und heiße sie so willkommen, dass sie sich meiner Einladung zur Gartentherapie öffnen können? Schließich geht es in der

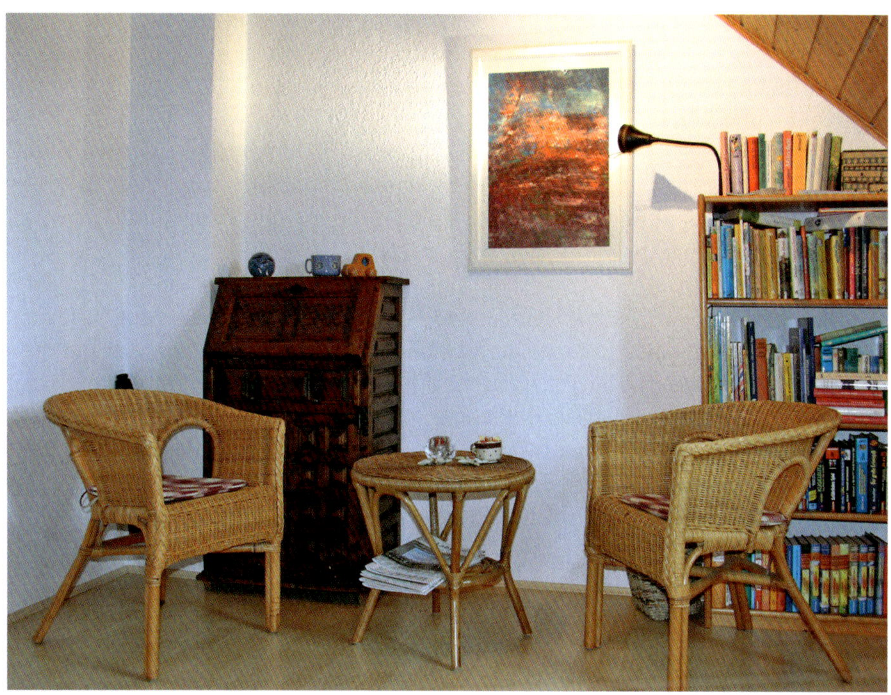

Therapie darum, ein so tragfähiges Beziehungsnetz zu knüpfen, dass sich die KlientInnen bei der mitunter sehr aufreibenden Suche nach ihren ganz eigenen Ressourcen stets sicher aufgefangen wissen. In der geschützten Atmosphäre des eingefriedeten Gartens entsteht ein Raum, um neues Verhalten zu erkunden, auszuprobieren und einzuüben, so dass die KlientInnen am Ende der Therapie mit festen Schritten diese Schutzzone verlassen können und unbeschwert selbständig ihre ganz eigenen Wege beschreiten.

Vor dem ersten Treffen mit den KlientInnen gibt es ein orientierendes Elterngespräch, um das komplexe Familiengeschehen zumindest im Ansatz zu erfassen. Neben dem standardisierten Faktencheck (Familienkonstellation, vorhandene Befunde etc.) geht es vor allem um die Gründe für den Behandlungswunsch und darum, welche Hoffnungen und Erwartungen die Eltern damit verbinden. Soll die zerrüttete Kommunikation in der Familie harmonisiert werden? Übt die Schule massiven Druck aus wegen einer Umschulung in die Förderschule? Machen Aggressionen und Wutausbrüche das Leben außerhalb der Kernfamilie äußerst schwierig? Ist die Konzentration für gute Ergebnisse in der Schule zu sprunghaft? Spricht das Kind nur mit sehr wenigen ausgewählten Personen? Das ist nur eine kleine Auswahl der Gründe, die Eltern zu mir führen. Auf der Basis dieser Einblicke und Informationen können zum einen vorsichtig erste Arbeitshypothesen für den Start der Gartentherapie entwickelt werden und werden zum anderen praktische Konsequenzen gezogen. Liegen beispielsweise verschiedene Nahrungsmittelallergien vor, wird das Zubereiten und Verzehren von Obst und Gemüse im Therapieverlauf eine sehr untergeordnete Rolle spielen. Liegt eine Bewegungsstörung vor, die zu häufigem Stolpern und Stürzen führt, muss das Verletzungsrisiko minimiert werden. Zum Beispiel werden die benötigten Gartenutensilien dann nicht in der Schubkarre voran geschoben, sondern viel gefahrloser mit dem Nachziehwagen transportiert.

Kommen die KlientInnen dann zum ersten Mal selbst, brauchen sie genügend Zeit, um eine ungefähre Vorstellung davon zu erhalten, was zukünftig auf sie zukommen wird. Zunächst dürfen sie die Praxisräume erkunden und sehen, welche Materialien und Spiele es gibt. Sie bemerken die Werke anderer Kinder, die in unterschiedlichen Stadien auf die weitere Bearbeitung warten. Da die neuen KlientInnen fast immer wissen wollen, wer diese anderen Kinder sind, ist das ein guter Zeitpunkt zu erklären, was meine Schweigepflicht bedeutet und wie in diesem Zusammenhang die Kommunikation mit den Eltern funktioniert.

Während die Praxis im Innenbereich für die KlientInnen keine allzu ungewöhnliche Erfahrung darstellt, ist der Außenbereich als Therapieraum in der Regel Neuland. Für gewöhnlich ist ein Garten für Kinder ein Ort zum Spielen oder Toben. Der Gar-

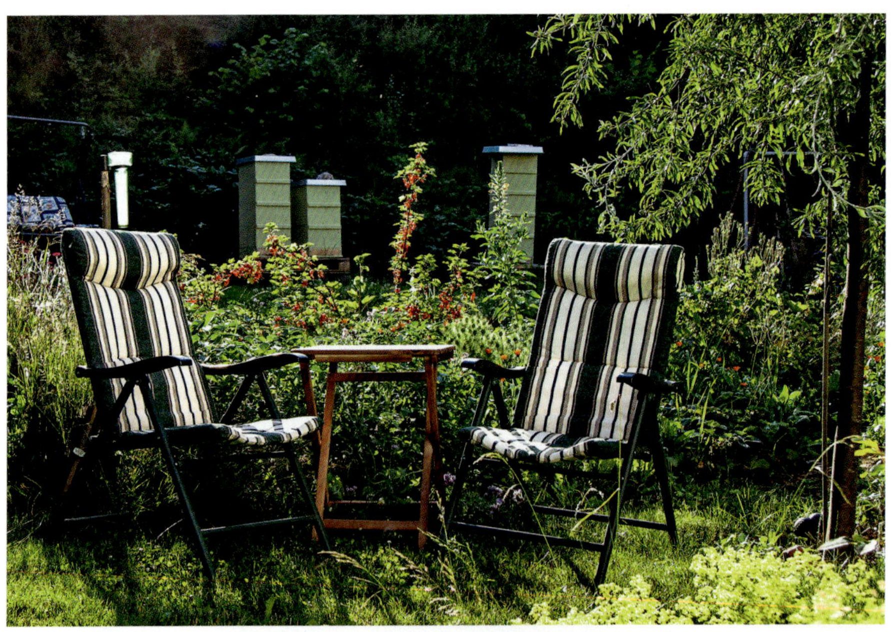

ten als therapeutischer Handlungsort ist am Anfang unbekanntes Terrain, das einige Besonderheiten aufweist. Ein Garten, der von den meisten Menschen als schön und angenehm empfunden wird, sowie einige vielseitige und robuste Pflanzen reichen nicht aus, um Gartentherapie zu betreiben. Durch die Art der Gestaltung soll die Lebendigkeit eines Therapiegartens die Sinne wecken, während er gleichzeitig die erforderlichen Plätze zum Arbeiten berücksichtigt und Orte für Rückzug und Entspannung anbietet. Eine breite Auswahl relativ unempfindlicher Pflanzen über eine möglichst ausgedehnte jahreszeitliche Spanne hinweg erlaubt ein facettenreiches therapeutisches Arbeiten im Jahreslauf.

Wo GesprächspsychotherapeutInnen zwei bequeme Stühle und ein Beistelltischchen für ein Glas Wasser und Taschentücher brauchen, ist für den Therapieraum Garten erheblich mehr Aufwand zu treiben. Eine dauerhafte Grundpflege muss den Garten in Form halten. In den heißen Sommermonaten kommt entweder ein erheblicher Gießaufwand in den Morgen- oder Abendstunden hinzu oder es muss in ein teures Bewässerungssystem investiert werden. Nicht nur muss das zugrunde liegende Gestaltungskonzept wohl durchdacht sein und sich vor allem anderen an den Bedürfnissen der Zielgruppe orientieren. Bei meinen jungen KlientInnen spielen Ängste eine große Rolle. Dementsprechend muss der Garten durch sein Gesamtkonzept eine friedliche und angstfreie Atmosphäre ausstrahlen und frei sein von dunklen, unübersichtlichen Muffelecken und gruseligen Geräteschuppen. Eine ausgewogene Balance zwischen Beruhigung und Anregung soll der Kreativität nicht nur beim Gestalten, sondern auch beim Problemlösen dienen. Das therapeutische Tun im Garten erfolgt in einem Draußen, das gleichzeitig ein geschützter Bereich ist, der die rauen Winde des Familien- oder Schulalltags abschwächt. Ein weiterer Vorteil des Therapieraums Garten ist seine Flexibilität. Er ist nicht statisch und verändert sich nicht nur im Laufe der Jahreszeiten, sondern auch durch die wechselnden Aktivitäten und Ansprüche der KlientInnen. Durch Letztere entsteht eine Art unsichtbare Verbindung zwischen den verschiedenen GartennutzerInnen. Hängt zum Beispiel ein Klient bunte Wunschbänder in den Trompetenbaum, wissen sich durch dieses sichtbare Zeichen alle KlientInnen eingebunden in einen Kreis von Kindern, die sie zwar nicht kennen, von denen sie aber ahnen, dass sie sich ebenfalls durch das Unterholz des Lebens kämpfen. Manche Veränderungen haben wiederum ganz pragmatische Gründe. Nachdem beispielsweise eine ganze Weile hauptsächlich Grundschulkinder und Jungen in der beginnenden Pubertät in meine Praxis kamen, wurde sie zusätzlich vermehrt von Vorschulkindern frequentiert und die Ausstattung wurde um einen Sandkasten erweitert. Sand ist als therapeutisches Medium in seiner Vielseitigkeit ohnehin nicht zu unterschätzen und in Kombination mit Naturmaterial und einigen Spielfiguren ein ideales Arbeitsmaterial. Insgesamt kommt es also darauf an, sich auf ein den KlientInnen entsprechendes Konzept festzulegen und gleichzeitig offen genug zu planen, um sich wechselnden Bedingungen anpassen zu können. Im Laufe der Zeit empfinden die Kinder den

Garten zunehmend auch als „ihren" Garten und müssen dementsprechend auf größere Veränderungen vorbereitet werden. Als es zum Beispiel unumgänglich wurde, den Pfirsichbaum zu fällen, war bei einigen KlientInnen mindestens eine Therapieeinheit zum Thema „Trauer und Verlust" nötig.

Damit meine KlientInnen gute Chancen haben, den größtmöglichen Nutzen aus der Gartentherapie zu ziehen, habe ich mich für eine Art der Gartengestaltung entschieden, die vielleicht am besten mit „zivilisierter Naturgarten" beschrieben werden kann. Das bedeutet konkret, dass sich geordnete Beete mit freieren Strukturen mischen und der Garten im Einklang mit der Natur nach ökologischen Grundsätzen bewirtschaftet wird. Eine artenreiche Auswahl insektenfreundlicher Pflanzen führt zu einem lebendigen Artenreichtum insgesamt. Immerhin kann eine geschickt ausgewählte Pflanzenart im Durchschnitt bis zu zwölf tierische Lebensarten glücklich machen. Ziel ist es, eine Oase der blühenden und lebendigen Vielfalt zu schaffen, die therapeutisch viele Sinn-volle Anknüpfungspunkte bietet. Als Nebeneffekt bildet der Therapiegarten darüber hinaus einen ökologischen Trittstein, der einen willkommenen Beitrag leistet, um das ökologische Netz wieder ein wenig fester zu weben. Der Verzicht auf Chemie und Gift ist nicht nur für die Natur wichtig, er ist auch im übertragenen Sinn bedeutsam. Es gibt immer wieder Probleme im Leben, die sich nicht ursächlich lösen lassen. Wird man mit ihnen konfrontiert, muss man für sich selbst eine klare Haltung dazu finden. So wie es zum Beispiel kaum einen

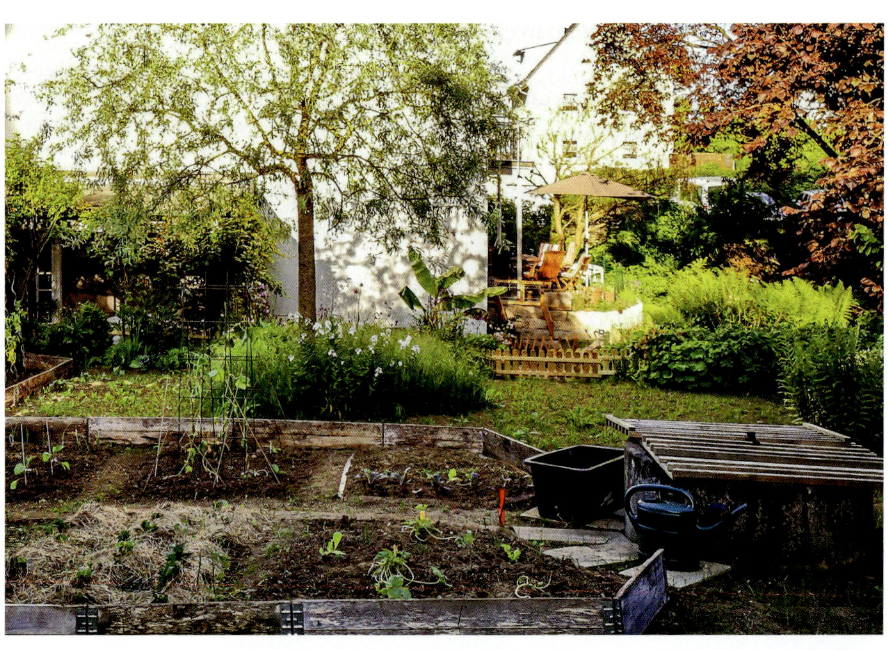

komplett schneckenfreien Garten geben wird, existiert wohl auch kein Pausenhof ohne mobbende MitschülerInnen. Es wird immer Kinder geben, die aus einer eigenen Bedürftigkeit heraus versuchen, vermeintlich Schwächere zu drangsalieren. Ein um das Hochbeet herum befestigtes Kupferband ist eine giftfreie, aber dennoch deutliche Ansage an die Schnecken: „Hier wird nicht rumgeschleimt!" Eine starke und selbstbewusste Körpersprache ist ein sichtbares Zeichen für MitschülerInnen auf Opfersuche: „Mit mir brauchst du es gar nicht erst zu versuchen!"

Eine klare Haltung ist auch in anderer Hinsicht gefragt. Die therapeutische Arbeit im Garten verlangt aufgrund der Vielseitigkeit von Tätigkeiten und Materialien (Lebensmittelverarbeitung, sensible Pflanzen, Gartengeräte mit Gefahrenpotenzial etc.) nach definierten und transparenten Regeln. Die KlientInnen müssen darauf vertrauen können, dass sie keinen willkürlichen Entscheidungen unterworfen werden, sondern dass es für jede Regel eine nachvollziehbare Begründung gibt. Es ist entspannend, in einem Setting zu wissen, woran man ist und wie man sich verhalten darf. Es ist ein sehr gewinnbringender Lernprozess, die Erfahrung zu machen, dass feste Regeln nicht gleichbedeutend mit starren Regeln sein müssen. Mit guten Argumenten kann man in aussichtsreiche Verhandlungen eintreten. „Ich habe in den letzten Monaten gelernt, konzentriert bei einer Sache zu bleiben. Wenn etwas nicht sofort klappt, habe ich keine Wutausbrüche mehr, bei denen ich Sachen durch die Gegend werfe. Ich könnte also sicher mit der Gartenschere selbständig die ver-

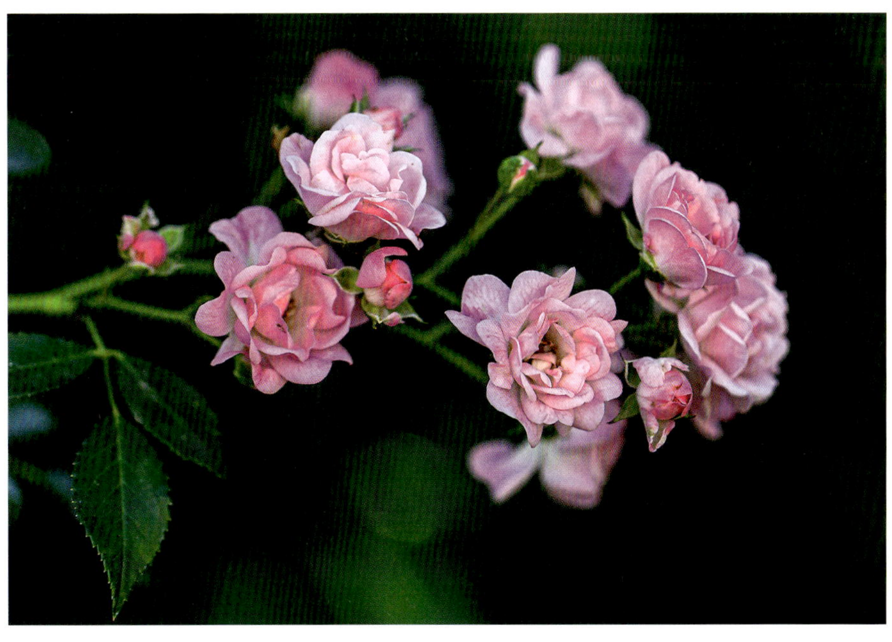

blühten Rosen abschneiden." In diesem Erkenntnisgewinn steckt so viel Selbstreflexionsvermögen, dass die Gewährung eines größeren Handlungsspielraums eine angemessene Würdigung darstellt.

Ganz im Dienst des inneren Wachstums steht auch das ForscherInnenjournal, das meine KlientInnen führen. Während der Sitzungen erforschen sie die Natur, das Leben und sich selbst. ForscherInnen beobachten sehr geduldig und entdecken auf diese Weise nach und nach Zusammenhänge. Damit sie nichts vergessen, schreiben und zeichnen sie auf, was sie erlebt haben. Während jeder Stunde fotografiere ich die KlientInnen in einer gelingenden Situation. Sie selbst schreiben am Ende jeder Stunde in kurzen Stichwortsätzen auf, was sie alles geleistet haben in diesen 60 Minuten. Beim nächsten Treffen bekommen sie das Foto und kleben es ins Journal. So können wir leicht an die Erfolge der letzten Stunde anknüpfen und haben einen guten Einstieg in das Gespräch über den Verlauf der vergangenen Woche. Das ForscherInnenjournal ist für die Kinder ein starkes Stück Selbstermächtigung. Sie wissen, dass ich jede Stunde dokumentiere und auswerte, damit das Ziel stets im Auge behalten wird. Indem sie selbst ebenfalls dokumentieren, arbeiten sie aktiv am Erreichen ihres persönlichen Ziels mit. Für die Dauer der Behandlung bleibt das Journal in der Praxis. Zum Abschluss blättern wir es noch einmal durch und sprechen über Tiefen und Höhen während der gemeinsamen Zeit. Zusammen mit einem kleinen Abschiedsgeschenk verlassen die Kinder meine Praxis mit diesem handfesten Beweis für ihre Entwicklung.

Exkurs: Journal für ForscherInnen

Ein Journal für ForscherInnen zu führen kann ein schönes Familienprojekt sein – zum Beispiel für Ferien, in denen die Familie zu Hause bleibt. Vielleicht macht es sogar so viel Spaß, dass ein Langzeitprojekt daraus wird.

ForscherInnen sind geduldige BeobachterInnen. Unter anderem auf diese Weise entdecken sie nach und nach Zusammenhänge. Damit sie nichts vergessen und auch, damit sie mit anderen Menschen ihr Wissen teilen können, schreiben und zeichnen sie alles auf. Dabei ist es nicht nur wichtig, genau zu beobachten. Es ist auch wichtig, genau zu beschreiben. Wie ist zum Beispiel der Wind? Streichelt er sanft über das Gras oder schüttelt er selbst große Bäume heftig hin und her? Was macht der Regen? Senkt er sich wie ein feiner Sprühnebel auf die Haut oder prasselt er so stark auf die Wege, dass sich große Blasen bilden? Wie sieht der Schnabel des Vogels aus? Was für Besonderheiten hat die Rinde des Baumes? Wer nicht ganz so gerne schreibt, kann auch malen oder eine Skizze machen. So oder so gibt es Fragen über Fragen, mit denen man von der häuslichen Forschungsstation aus reichlich zu tun hat.

Wird eine Forschungsstation auf Fensterbank oder Balkon eingerichtet, ist es praktisch, wenn die wichtigsten Utensilien immer parat liegen. Als Journal, in dem alles eingetragen und aufgezeichnet wird, kann man lose Blätter wählen, die mit einem Heftstreifen zusammengehalten werden und bei Bedarf ausgetauscht werden können. Andere schwören auf feste „Kladden". Das ist Geschmackssache und man kann einfach ausprobieren, welche Variante einem persönlich mehr liegt. Je mehr Forschungspraxis man bekommt, desto mehr wird man das Arbeitsjournal nach den eigenen Wünschen und Erfordernissen gestalten. Nicht fehlen dürfen an der Station Stifte, Radiergummi und Spitzer. Bestimmungshilfen in Reichweite sind angenehm, ein Fernglas holt das Ferne direkt vor die Linse und ein Thermometer für die Außentemperatur ist auch nicht verkehrt. Interessant können auch die Informationen sein, die ein außen angebrachter Regenmesser beisteuert. Zum Beispiel prasselt manchmal ein dicker, schwerer Regen herab und es macht den Eindruck, als ob eine große Wassermenge niedergegangen sei. Ein Kontrollblick zeigt dann, dass der Schein trügt und die tatsächliche Menge für eine tiefe Durchdringung des Bodens nicht ausreicht.

Zur besseren Vergleichbarkeit der gewonnenen Daten und beispielsweise zur Strukturierung des Tagesablaufs sollte die Forschungsstation wenn möglich immer zur annähernd gleichen Zeit aufgesucht werden. Ein festgelegter Ablauf sorgt

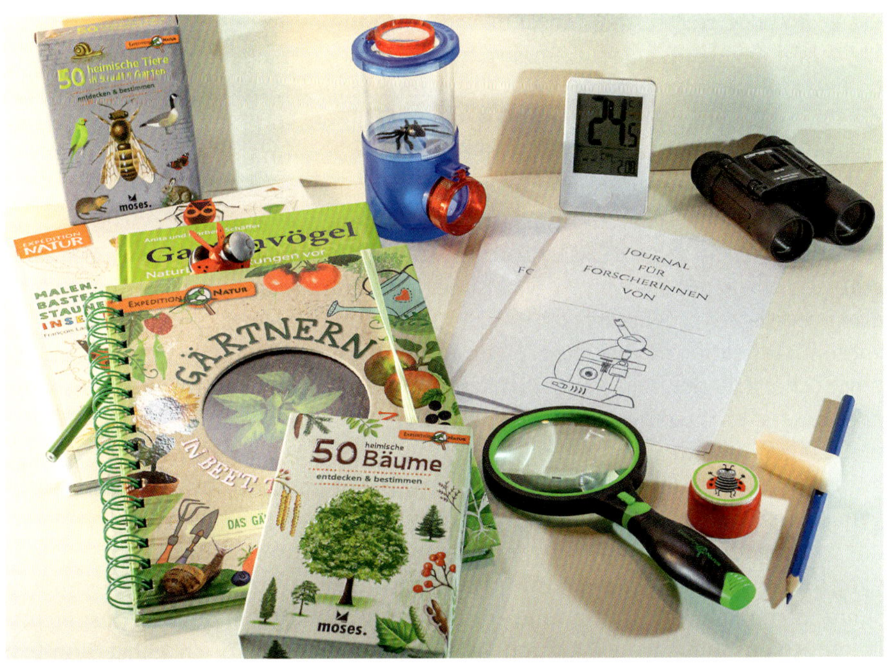

dafür, dass nichts vergessen wird. Zunächst werden beispielsweise Datum, Uhrzeit und Außentemperatur notiert, dann sind die Wetterbeobachtungen an der Reihe. Nach diesen Basisinformationen widmet man sich der Tier- und Pflanzenwelt. Liefern sich die Amseln auch heute wieder wilde Revierkämpfe? Sind die Knospen des Lieblingsbaumes schon etwas praller geworden?

Durch regelmäßige Beobachtung kann man zu erstaunlichen Erkenntnissen gelangen. Im Sommer vor einigen Jahren habe ich zum Beispiel gelernt, dass Hornissen überaus pünktliche Zeitgenossen sind. Täglich um nahezu genau 14:30 Uhr hat sich eine Hornissenkönigin mit eindrucksvollem Gebrumm vom Westen unserer Terrasse genähert und ist, unter gänzlicher Missachtung meiner Person, elegant in südöstlicher Richtung sehr geschäftig weitergeflogen. Ich habe nachgelesen und in der Tat ist Pünktlichkeit eine besondere Eigenschaft von Hornissen.

Natürlich dürfen in ein ForscherInnenjournal nicht nur „harte" Fakten in Wort und Bild Eingang finden. Interessen können vertieft, Pläne geschmiedet und Geschichten geschrieben werden. Schließlich haben ForscherInnen ganz individuelle Schwerpunkte.

Wenn die Zeit reif ist zum Abschied nehmen, waren die KlientInnen im Durchschnitt ein Jahr lang einmal wöchentlich, mit Ausnahme der Schulferien, bei mir. Nach meiner Beobachtung gibt es einen Zusammenhang zwischen der Verweildauer und der engen Anbindung der gartentherapeutischen Tätigkeiten an den Rhythmus der Jahreszeiten. Gemeinsam haben wir sämtliche familiären und schulischen Stolpersteine eines Jahreskreises durchdekliniert und die Kinder wie auch die Eltern konnten ihre Haltung dazu finden. Dieser komplexe Auseinandersetzungsprozess wird befördert zum einen durch die zunehmende Problemlösekompetenz der Kinder und zum anderen durch das Erleben mit allen Sinnen. Die Therapieeinheiten sind so gestaltet, dass meine KlientInnen viele kleine Entscheidungen treffen können, ja sogar müssen. An dieser Stelle sei noch einmal auf die „Mir-egal-gibt-es-nicht-Regel" verwiesen. Da also jegliche Entscheidung nach einer Begründung verlangt, werden auch scheinbar nebensächliche Handlungen zur Übungswiese für reflektiertes Vorgehen. Wenn sie auf die Frage „Welchen der beiden Spaten möchtest du nehmen?" antworten mit „Ich versuche es mit dem kleinen Spaten, der große ist mir zu schwer.", dann haben sie vorher die unterschiedlichen Gewichte und Längen gefühlt und ihre Entscheidung gut abwägen können. Stück für Stück graben wir uns in die Tiefe und zunehmend können schwierigere Themen angegangen werden. Die KlientInnen lernen, Dingen auf den Grund zu gehen und Verantwortung für das eigene Verhalten zu übernehmen. Unterstützt wird dieser Vorgang durch den Umgang mit natürlichen Materialien in der Natur. Die KlientInnen spüren sich mit allen Sinnen. Eine Entscheidung, die sich bei der Ausführung unbehaglich anfühlt, kann durch den achtsamen Umgang mit sich selbst Sinn-voll begründet revidiert werden. Ich vermute in diesem Erleben einen der Gründe dafür, warum die Kinder gerne zu mir kommen. In ihrem oftmals sehr anspruchsvoll durchgetakteten Alltag ist die Gartentherapie die Stunde in der Woche, in der sie in

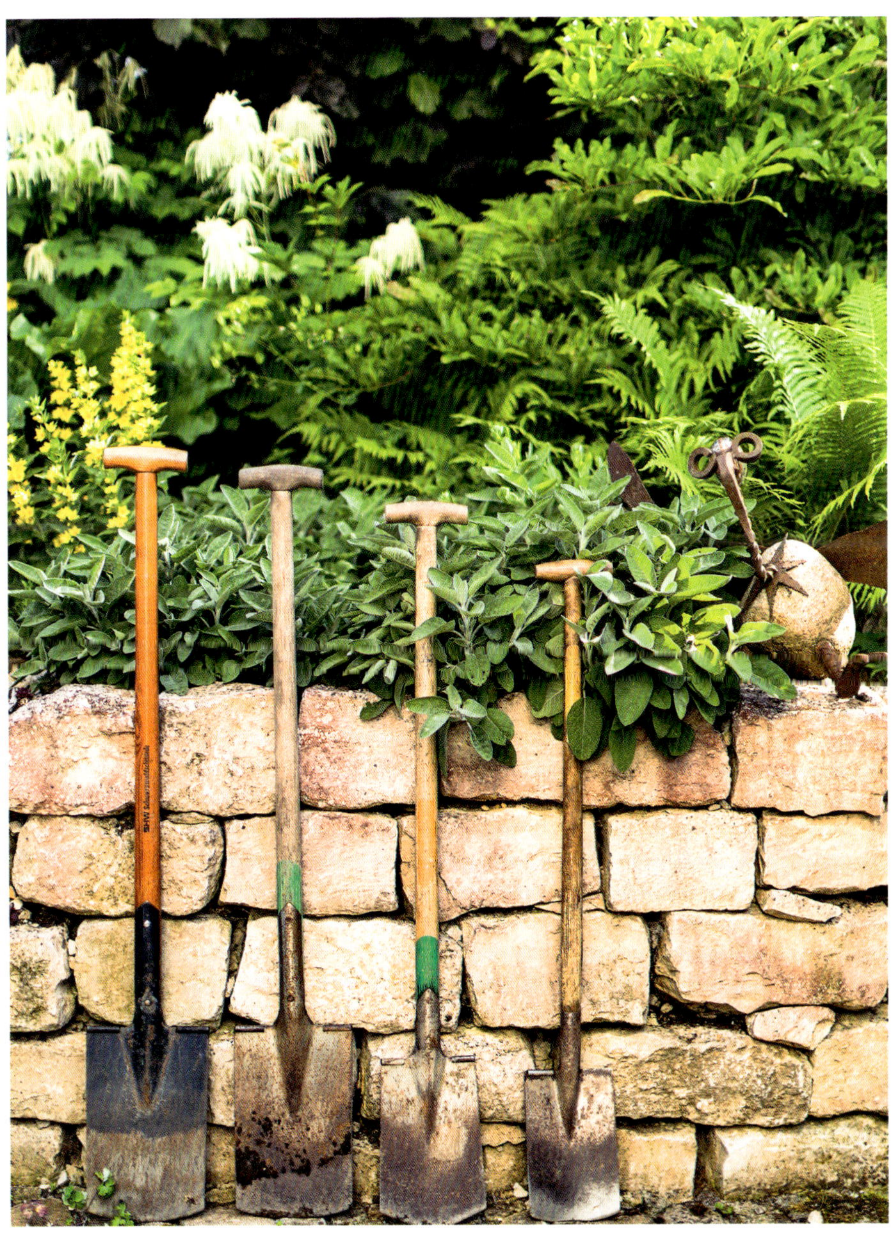

Kontakt mit der Natur und mit sich selbst kommen. Die Stunde, in der sie als ganze Person ernstgenommen und gefordert werden. Die Fähigkeiten, die sie dabei an sich selbst entdecken, machen ihnen Freude und Lust auf mehr.

Ich erlebe meine KlientInnen meist als sehr motiviert und engagiert. Sie schuften und ackern und bearbeiten intensiv ihre Problemfelder. Das ist umso erstaunlicher, als viele der Kinder zu mir kommen, weil sie Leistung in nahezu jeder Form verweigern. Das aktive und ganzheitliche Herangehen der gartentherapeutischen Methoden an Schwierigkeiten ermöglicht eine so umfassende Form der Auseinandersetzung mit diesen, dass in der Reflexionsphase dann oft eine reiche Ernte eingefahren werden kann, die ihrerseits zu weiteren Anstrengungen ermutigt. Die Abwärtsspirale ändert nach und nach ihre Drehrichtung und wandelt sich in eine Aufwärtsspirale. Das Körpergedächtnis unterstützt die Erkenntnisse und Entscheidungen der Seele und die KlientInnen legen zunehmend einen enormen Lerneifer und Fleiß an den Tag. Die Freude über wieder entdeckte oder neu entwickelte Fähigkeiten verleiht ihnen den nötigen Schwung, um bisher problematische Bereiche zu bearbeiten. Das Wissen, die verlangten Kompetenzen in einem anderen Zusammenhang bereits erfolgreich angewandt zu haben, stimmt sie zuversichtlich. Kinder mit starkem Bewegungsdrang und Aufmerksamkeitsstörungen lernen zum Beispiel, ihre Energie gezielt zu dosieren, wenn sie zunächst überschießende Kräfte mit Schubkarre und Schaufel in Form von Grobkompost auf den Beeten verteilen, um anschließend mit konzentriertem Elan im Stehen oder Sitzen mit ruhigen Bewegungen feinste Anzuchterde zu sieben. Bei der körperlich schweren Arbeit leben sie ihre Bewegungsfreude aus und lösen Anspannungen, lernen aber auch ihre Kräfte einzuteilen. Sie spüren am eigenen Leib, dass es ihnen anschließend viel leichter fällt, mit feinmotorischer Achtsamkeit die unterschiedlichen Bestandteile des feinen Komposts wahrzunehmen und durch sorgsames Rütteln voneinander zu trennen, um ein optimales Substrat für feinen Samen zu gewinnen.

Da die Natur während des Tuns viele Reize setzt – eine schimpfende Amsel saust im Tiefflug vorbei, eine dicke Hummel brummelt pollenübersät durch die Stockrosen, eine Horde Feuerwanzen frönt der Geselligkeit, Marienkäferlarven befreien den Holunder von Läusen – kann gleichzeitig an der Ablenkbarkeit gearbeitet werden.

Die Realisierung von Projekten mit Kopf, Herz und Hand bildet den fruchtbaren Humus für das Wachstum neu zu erlernenden Verhaltens und bietet anschauliche Möglichkeiten für den Transfer zur eigenen Fragestellung. Im Fall von großem Bewegungsdrang und kleiner Aufmerksamkeitsspanne werden beispielsweise Hausaufgaben häufig zu einem täglichen Drama mit mehreren Akten, das die ganze Familie quält. In der Gartentherapie konnten die entsprechenden KlientInnen die Erfahrung machen, dass ihnen das konzentrierte Sieben leichter fällt, wenn sie vorher mit Schubkarre und Schaufel im Garten unterwegs waren. Sie haben auch gelernt,

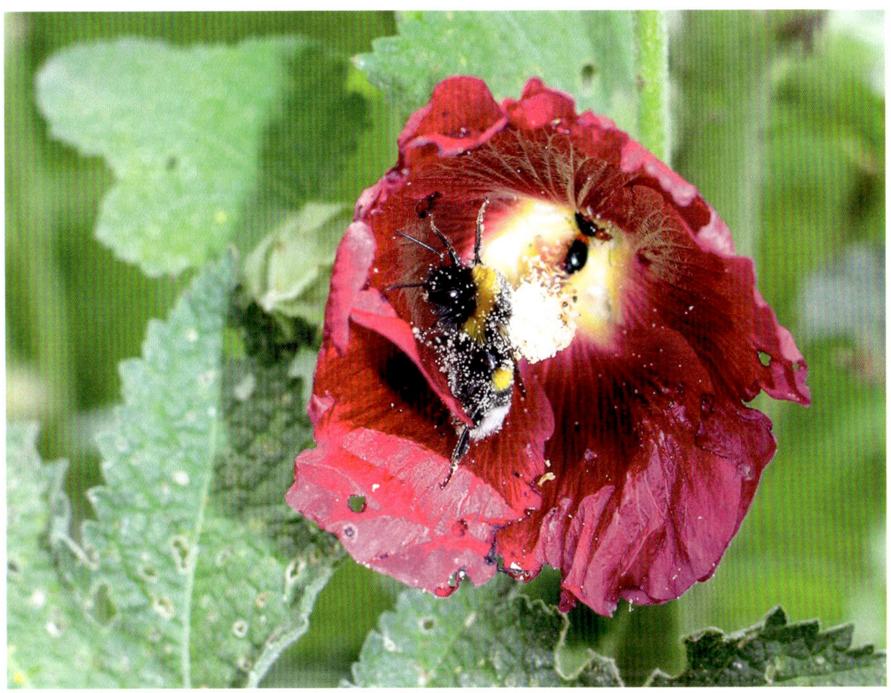

dass es ihnen nur für bestimmte Zeit gelingt, Außenreize auszublenden. Wenn sie ihre Konzentration über das persönliche Maß hinaus strapazieren, werden sie zu zappelig, um überhaupt weiterarbeiten zu können. Gemeinsam haben wir herausgefunden, wie lange ihre persönliche Konzentrationsspanne dauert und welche Betätigungen einen definierten Ausstoß überschüssiger Energie möglich machen (z. B. 30-mal Seilspringen). Daraus wurde in Absprache mit den Eltern ein Hausaufgabenprogramm entwickelt, in dem sich kurze Bewegungseinheiten, Arbeitszeiten und kleine Trink- oder Essenspausen abwechseln. Wichtiges Hilfsmittel dabei ist ein Timer, der die jeweils vorgesehene Zeitspanne als neutraler Schiedsrichter überwacht und bei den Arbeitseinheiten kurz vor der ermittelten Konzentrationsdauer klingelt. So wird ein positives Arbeitsgefühl aufrechterhalten, weil der Ausdauerspeicher nie vollständig geleert wird. In Absprache mit der Lehrkraft kann die Hausaufgabenzeit anfangs nach einer festgelegten Zeit enden, selbst wenn noch nicht alles erledigt sein sollte. Entscheidend ist, dass ein echtes Bemühen sichtbar wird, persönliche Befindlichkeiten mit allgemeinen Anforderungen in Einklang zu bringen. Parallel erforschen wir in der Gartentherapie weiter, wie der jeweils optimale Betätigungs-Konzentrations-Mix der KlientInnen aussehen könnte. Durch die Verknüpfung kognitiver, emotionaler und körperlicher Anforderungen wird die Diagnostik erleichtert und es wird klarer, an welchen Punkten weitere Förderung ansetzen kann. Zum Beispiel hat ein Klient beim Herausfischen vergammelter Blätter aus dem Gartenteich herausgefunden, dass er länger konzentriert arbeiten kann, wenn er einen stabilen Stand hat. Diese Erkenntnis führte dazu, dass er für einen Teil seiner Hausaufgaben an ein Stehpult wechselte.

Der Transfer vom Geschehen in der Gartentherapie in die Arbeitswelt der Kinder kann gelingen, weil die KlientInnen nach einer frustrierend langen Phase fataler (schulischer) Niederlagen zunehmend erleben, dass sie mit Anstrengung und Ausdauer doch erfolgreich sein können. Die vielen sinnlichen Tätigkeiten in der Gartentherapie setzen Emotionen frei und erleichtern die Entstehung von Flow-Erlebnissen ganz ungemein. Dieses beglückende Einssein mit dem Schaffensprozess lässt das Zutrauen in sich selbst gedeihen. Kinder, die in der Schule nur noch „rot" sehen, machen die stärkende Erfahrung, dass ihre Leistungen „grün" hervorgehoben werden und schöpfen neue Hoffnung, da sie sich als selbstwirksam erleben. Da meine KlientInnen Würdigung und Anerkennung meist bereits längere Zeit nicht mehr gehört haben, braucht es in der Regel einige Wochen des begründeten Lobens, um die zurückhaltende Skepsis über dieses ungewohnte Wohlfühlklima abzulegen. „Du hast die Saatschalen schön sorgsam angegossen. Schau nur, fast kein Samenkorn wurde aus der Reihe geschwappt. Danke, jetzt kann es mit dem Keimen losgehen." Wer solche Worte als belanglos abtut, unterschätzt die Macht des kleinen Senfkorns Hoffnung.

Dass meine KlientInnen von mir ziemlich gefordert werden können und wirklich schwer arbeiten, ist möglich, weil sie in der Gartentherapie gleichzeitig ganz konkret erfahren, wie viel sie können. Ihr Vermögen wird ihnen bewusst und im Bewusstsein dieses Reichtums riskieren sie das Verlassen ihrer Komfortzone und wagen es, neue Schatzinseln zu erkunden. Rückschläge sind unvermeidlich, doch wenn etwas zunächst misslungen sein sollte, darf es zurück ins schützende Frühbeet. Dort wird es mit dem stärkenden Kompost anderer positiver Erfahrungen solange aufgepäppelt, bis sich genug Wurzelkraft für einen neuen Versuch gebildet hat. Dieser Entwicklungsprozess gelingt umso leichter, wenn Gefühle differenziert wahrgenommen und benannt werden können. Nach meiner Erfahrung kann man im Garten und bei der Arbeit darin leichter vielfältige Gefühle ansprechen, weil es nicht gleich ans „Eingemachte" gehen muss. „Die orangefarbigen Blüten der Kapuzinerkresse lachen mich mit ihrer gelben Mitte richtig an. Der Anblick macht mich fröhlich." ▪ „Wenn ich unter dem Apfelbaum liege und die noch kleinen grünen Äpfelchen mit den Augen suche, werde ich ganz ruhig." ▪ „Die blöden Schnecken, die die kleinen Salatpflanzen gefressen haben, machen mir Zornwolken aus den Ohren." Wenn ein Kind gelernt hat, mit der Gefühlspalette nuanciert zu malen, fällt der Transfer zu den eigentlichen Konflikten nicht mehr so schwer. Sensibilität und Sprache dafür sind eingeübt.

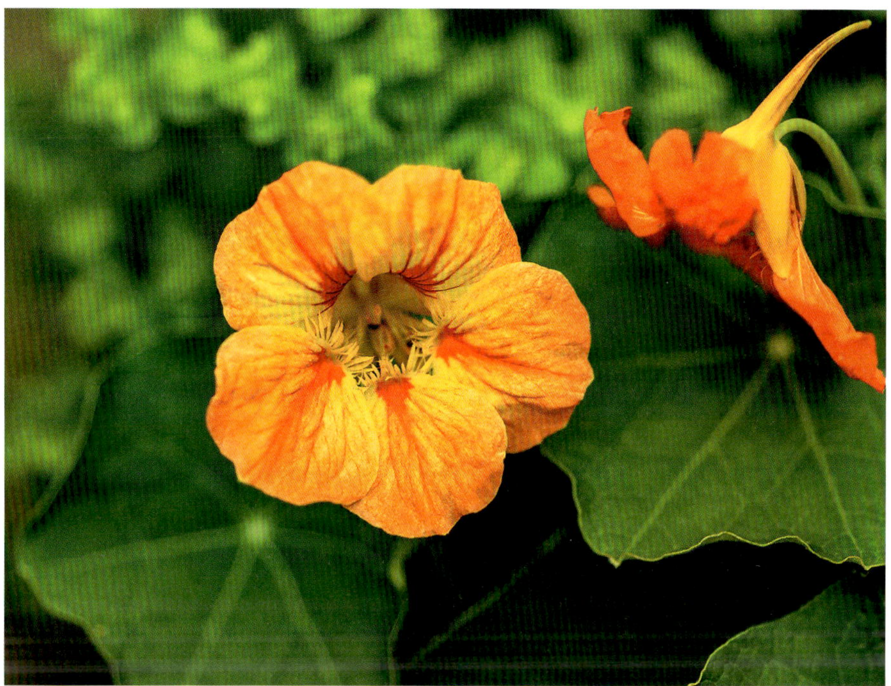

Um zu einem guten Austausch mit anderen zu kommen, ist es aber nicht nur wichtig, die eigenen Emotionen zu verstehen. Es ist ebenfalls wesentlich, sich in die Perspektive des Gegenübers eindenken zu können, denn Empathie ist die Grundlage für ein friedliches Miteinander. Sie über die Sorgfalt im Umgang mit den Pflanzen und die Liebe zur Natur erst wahrzunehmen und dann zu kultvieren, ist ein möglicher Weg, um diese wertvolle Eigenschaft zu pflegen. In unserer manchmal unübersichtlich gewordenen Welt ist diese Eigenschaft wichtiger denn je. Beispielsweise müssen Kinder deutlich mehr Übergangsprozesse bewältigen als früher. Vom Elternhaus geht es in die Krabbelstube, auf die der Kindergarten folgt. Zur Grundschule gehört heute für viele Kinder der nachmittägliche Hortbesuch, der ihnen ein hohes Maß an Flexibilität abverlangt, da sich die Gruppenzusammensetzung normalerweise nicht nur im Laufe des Nachmittags, sondern auch je nach Wochentag mehrmals ändert. Von den Kindern wird erwartet, dass sie sich taktvoll in den steten Reigen wechselnder SpielpartnerInnen und ErzieherInnen einreihen und dabei nicht aus der Reihe tanzen. Kindern, die sich in den jeweiligen Rhythmus gut einschwingen können, gelingt der Übergangsprozess leichter und sie schöpfen daraus Selbstvertrauen und Zuversicht. Ein nicht bewältigter Übergangsprozess dagegen erzeugt viel Stress und Kummer und große Emotionen schwingen bei allen Betei-

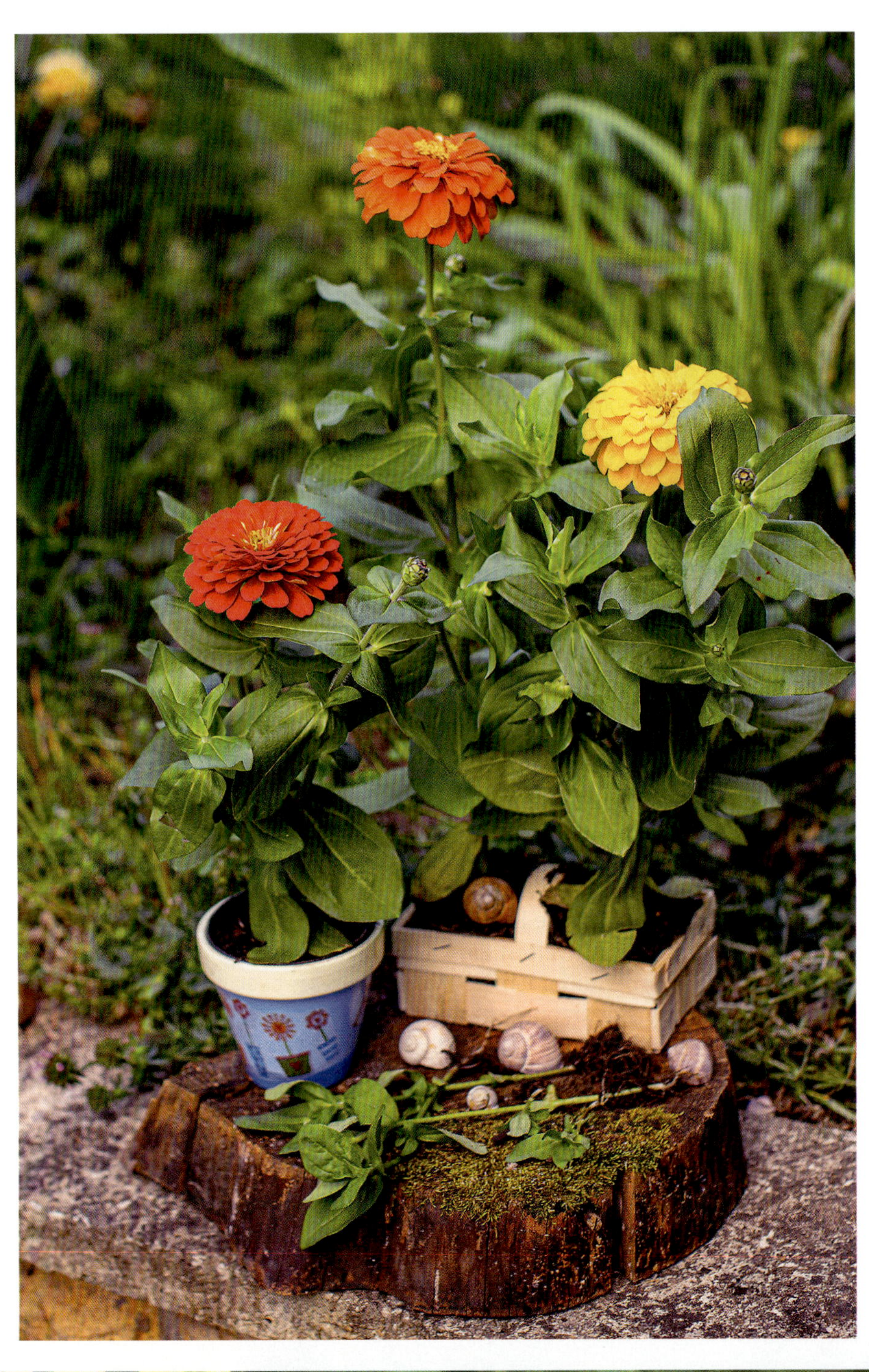

ligten mit. Manche Kinder reagieren auf die für sie beklemmenden Umstände mit Aggressionen und es gilt, sehr nuanciert die Beweggründe für dieses schädigende Verhalten freizulegen. Warum bin ich so wütend, dass ich immer wieder meine Mitmenschen attackiere, obwohl ich selbst mit zum Teil erheblichen Sanktionen rechnen muss? Wurden Grenzen überschritten, wurde Angst ausgelöst? Fehlt mir das nötige Verhaltensrepertoire, um Konflikte gewaltfrei aufzulösen? Einer meiner KlientInnen, im Kindergarten noch als aufgeweckt, fröhlich und zufrieden beschrieben, kam nach der Einschulung weder in der Klasse noch in der Situation an und reagierte zunehmend gereizt und aggressiv. Mit seinen MitschülerInnen ging er so ruppig und schädigend um, dass ein Ausschluss vom Unterricht im Raum stand. Bei den Erwachsenen herrschte Ratlosigkeit, weil er auch bei schwerwiegenderen Folgen für die Opfer (Krankenwageneinsatz, Schmerzen, Schulausfallzeiten durch erlittene Verletzungen etc.) kein Mitleid zeigte. Ganz im Gegenteil sah er sich selbst in der Opferrolle. In seinen Augen war er provoziert worden und musste sich verteidigen. Es war ihm nicht einsichtig, dass seine Reaktionen im Vergleich zum jeweiligen Auslöser viel zu heftig waren. In der Gartentherapie näherten wir uns diesem Thema unter anderen mit dem Pikieren von Zinniensetzlingen an.

Zunächst erklärte ich ihm die Gründe für die Hege der Zinnien. Solange sie noch klein und empfindlich sind, muss man sehr sorgsam mit ihnen umgehen und sie außerdem gut gegen Schnecken abschirmen, die sie allzu gerne fressen würden. Aber der Pflegeaufwand lohnt sich, denn ausgewachsen sind sie eine ausgezeichnete Futterquelle für Insekten, die in ihrem Überlebenskampf jede Hilfe brauchen können. Außerdem sehen sie mit ihren leuchtenden Staubblätterkrönchen ganz bezaubernd aus, wie kleine Prinzen und Prinzessinnen. Ich zeigte ihm das vorsichtige Arbeiten mit dem Pikierstab sowie das behutsame Andrücken und Angießen der Minipflänzchen im Blumentöpfchen. Wie sich allerdings herausstellte, ging er mit den zarten Zinniensetzlingen ähnlich mitleidlos um wie mit seinen MitschülerInnen. Pflanzen, Werkzeug, Erde, Blumentöpfe – alles flog durch die Gegend.

Es hieß also, einen Schritt zurück zu machen. Mit einer Lupe betrachteten wir die feinen Wurzelverästelungen und staunten, welch enorme Aufgabe sie schon erfüllen. Beim behutsamen Betasten der oberirdischen Pflanzenteile konnten wir spüren, wie saftig und stabil sie trotz ihrer geringen Größe waren. Wir achteten darauf, wie sich unsere Schultern und unser Atem anfühlten. Wie können wir gleichzeitig sanft und doch zielsicher zufassen? Unsere Aufgabe war es, die Pflänzchen nach dem freien Aufwachsen in der Sicherheit der Pflanzkiste so in die Minitöpfchen zu betten, dass sie darin eine gute Kindergartenzeit haben und so stark werden, dass sie anschließend in die Beetschule wechseln können, wo sie sich relativ selbständig nach Wasser und Nährstoffen strecken müssen. Nach und nach erarbeiteten wir im Transfer, wo für ihn der Übergang vom geschützten Topf ins freie Beet nicht sanft genug war. Aus diesen Einsichten konnten wir Verhaltensweisen entwickeln,

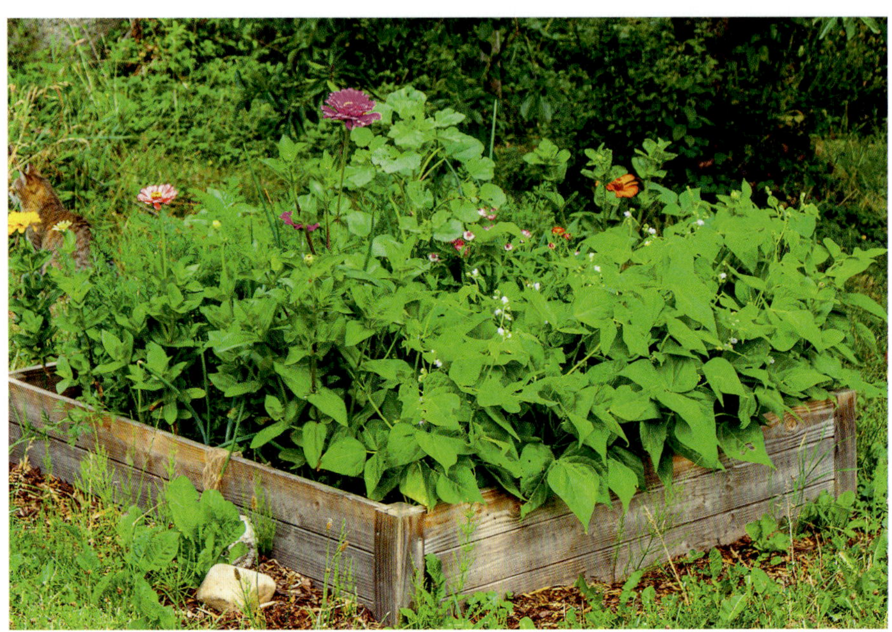

mit deren Hilfe er angstfrei seinen Platz in der Mischkultur des Klassengefüges finden konnte.

Um in der Therapie nach vorne gehen zu können, muss man sich häufig zunächst langsam zurücktasten auf der Suche nach der Phase, in der ein Entwicklungsschritt nicht vollständig vollzogen wurde. Lernprozesse bauen aufeinander auf und nur, wenn der Unterbau nicht wackelt, steht auch der Aufbau sicher. So können zum Beispiel auch schlechte Englischnoten in den Klassen sechs und sieben erst richtig „behandelt" werden, wenn die Lücken des Grammatikwissens aus dem Deutschunterricht der Jahrgangsstufen drei und vier geschlossen wurden. Bei diesem Rückwärtsgang, für die KlientInnen fast immer emotional mühsam und aufreibend, hilft die Vielfältigkeit der Gartentherapie einen Ansatz zu finden, der ihre Motivation weckt. Wer Gemüse nicht mag, baut vielleicht mit Begeisterung einen Rückzugsort für Eidechsen und Blindschleichen. An Gartenstellen mit praller Sonneneinstrahlung entstehen für diese wechselwarmen Gartenbewohner aus Sand, Kies und Steinen prächtige Miniaturwüstenlandschaften, in denen verschiedene Sukkulenten wie Portulakröschen, Mittagsblumen und Opuntien die BetrachterInnen mit ihrem spröden Charme und ihren faszinierenden Blüten in den Bann ziehen. Beim Philosophieren über Pflanzen, die in äußerster Kargheit zurechtkommen, indem sie alles, was sie brauchen, in sich speichern und nur sehr kontrolliert verbrauchen, ergeben sich phantastische therapeutische Möglichkeiten. Zum Beispiel bei Jugendlichen in der Pubertät, die nicht selten ihr Umfeld und sich selbst mit überaus stacheligem Verhalten malträtieren.

Gartentherapie kann also sehr individuell an die KlientInnenbedürfnisse angepasst werden und den Schwierigkeitsgrad differenziert variieren. Auf diese Weise haben die Kinder, obwohl sie sich mit sehr schwierigen Problemen auseinandersetzen, viele Erfolgserlebnisse und arbeiten gerne mit. Feinste Löwenmäulchensetzlinge fordern die Feinmotorik anders als robuste Kürbissprösslinge. Wer seinem Hang zu zwanghaftem Perfektionismus entgegenwirken soll, verstreut den Samen für einen bunten Sommerblütenflor für Insekten frei Hand. Wer zu schlampigem Arbeiten neigt, achtet als „Erbsenzähler" auf genaue Abstände in der Pflanzrinne. Trotz unterschiedlicher Anforderungen können sich die daraus erwachsenden Ergebnisse in jedem Fall sehen lassen. Sie machen ihre SchöpferInnen zufrieden und wecken bei ihnen Lust auf mehr.

Um optimal von der Gartentherapie profitieren zu können, ist es natürlich von Vorteil, wenn der Umgang mit Naturmaterialien, Pflanzen und Erde als angenehm empfunden wird. Wer mit einem solchen Setting in erster Linie die Assoziation „Schmutz" verbindet, wird bei gärtnerischen Tätigkeiten vermutlich zu stark blockiert sein, um einen echten Gewinn daraus ziehen zu können. In solchen Fällen gehe ich mit meinen KlientInnen schrittweise in die Matschphase zurück. Als erste

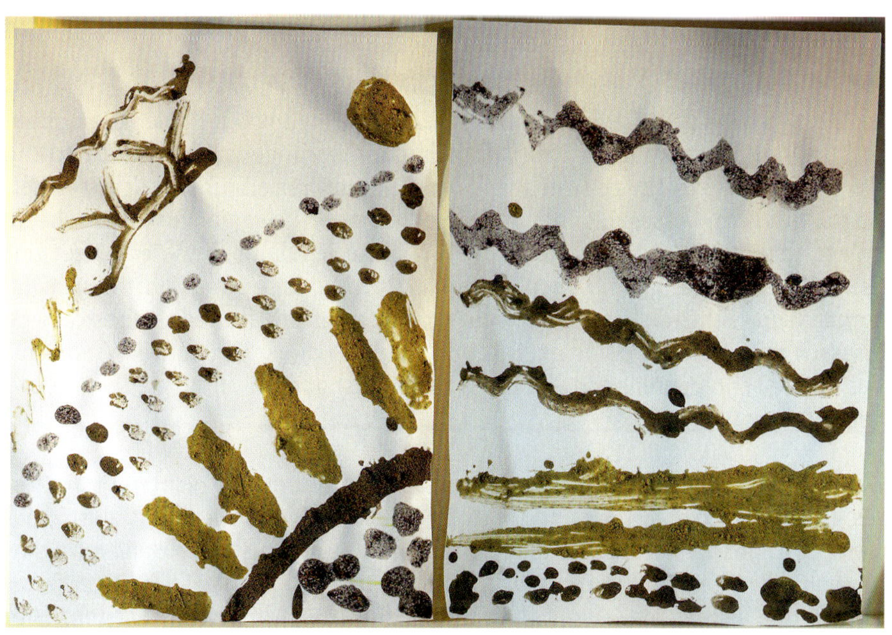

Annäherung gestalten wir im Innenraum am sauberen Tisch mit weißer, lufttrocknender Modelliermasse beispielsweise eine Blumenwiese als Reliefbild, das später mit Wasserfarben bemalt wird. Als nächster Schritt kann das Formen von Saatbomben ins Auge gefasst werden, entweder auch noch im Innenraum oder schon an einem Tisch auf der geschützten Veranda. Das Material (Lehm, Ton, Samen ...) wird in sauberen kleinen Eimern präsentiert. Die Hände können jederzeit am Wasserhahn gewaschen oder mit Arbeitshandschuhen geschützt werden. Da das Formen der Kugeln sehr dem Modellieren ähnelt, wird meistens problemlos die erste Variante angenommen. In einem weiteren Schritt sammeln wir mit Handschaufeln und kleinen Eimern Erde in verschiedenen Farbtönen und mischen daraus mit Tapetenkleister Erdfarben, um damit nach Art der Aborigines zu malen. Das geht mit Stöckchen nicht schlecht, mit den Fingern aber viel besser und von da ist es nicht mehr weit, bis die Farbe mit ganzem Körpereinsatz auf großen Papierbögen flächig verteilt wird. Ganz allmählich wird Erde nicht länger als eklig empfunden, sondern ist unter anderem zu einem Medium künstlerischen Ausdrucks geworden.

Gartentherapie versucht die Kinder im wahrsten Sinn des Wortes zu erden und bei der Ausbildung starker Wurzeln zu unterstützen. Die reiche Ernte kommt dann fast von selbst. So konnte ich zum Beispiel den verblüffenden Effekt beobachten, dass sich mit fortschreitender Gartentherapie Schulnoten ohne zusätzliche Nachhilfe verbesserten. Beim Gärtnern sind vorausschauendes Planen und reflektierendes Denken gefragt. Die dazu gehörigen Lern- und Arbeitstechniken sind nicht in ein klassisches Schul- und Hausaufgabensetting eingebunden, weshalb sie unvoreingenommen und motiviert erlernt und angewendet werden. Das Trainieren schulischer Fertigkeiten wird einsichtig, da sich ein unmittelbarer Nutzen damit verbindet. Ich muss lesen können, was auf dem Samentütchen steht, um den Bedürfnissen der Pflanzen gerecht werden zu können. Der Umgang mit Zahlen, Gewichten und Größen ist nicht nur eine dem Mathebuch entsprungene Plage, sondern hilft, die passende Beetgröße zu errechnen oder die Brennnesselbrühe im richtigen Verhältnis mit dem Wasser zu mischen. So wie man einen Belegplan für Gemüsebeete anlegt, erstellt man einen Lernplan für die nächste Schulaufgabe. Wie im Beet gibt es auch beim Lernen gute und schlechte Nachbarn. Tomaten und Kohl tun sich gut, Tomaten und Fenchel sind sich gar nicht grün. Lerntechnisch ist es besser, sich nach Englisch mit Mathe zu befassen. Folgt auf Englisch direkt Französisch, ist das für das Gehirn sehr anstrengend und der Lerneffekt ist geringer, trotz größerer geistiger Anstrengung.

Der gartentherapeutische Schaffensprozess produziert jedoch nicht nur Handfestes, er bringt auch Phantasie und Kreativität der Kinder in Schwung und zum Sprießen. Anfangs Unvorstellbares erobert sich den Raum. Aus einer Handvoll Stangenbohnenkernen entwickeln sich so große Pflanzen, dass mit Hilfe einiger fester Stangen ein heimeliges Zelt mit einer ganz besonderen Atmosphäre entsteht. Hier kann man der Geschichte vom Bohnen-Jim lauschen, der gleichfalls sehr unter seiner Eifersucht auf das kleine Geschwisterchen leidet. Vielleicht zieht in das kleine Häuschen aus Zweigen, Zapfen und Blättern eine Elfenkönigin ein, der ich leise von meinen Kümmernissen erzählen kann. Nur schemenhaft Denkbares nimmt langsam Kontur an und wird schließlich sagbar. Was ich erst nur der Elfenkönigin erzählt habe, kann ich nach einiger Zeit dann vielleicht auch einer erwachsenen Person anvertrauen.

In der Gartentherapie werden schwierige Themen gewissermaßen nach außen verlagert, wodurch sich die Handlungsspielräume der KlientInnen deutlich erweitern. Mit den pflanzengestützten Tätigkeiten als Platzhalter des Problems können verschiedene Lösungen gefahrlos durchprobiert werden. Der Fokus wendet sich immer mehr von den Schwierigkeiten ab und richtet sich im Gegenzug zunehmend auf das Wahrnehmen von Stärken. Die gelöste Arbeitsatmosphäre öffnet den Blick für ein Zukunftsszenario, in dem das unerwünschte Verhalten bedeutungslos geworden ist. Aus Kindern mit Beschwernissen sind handelnde Subjekte geworden. Sie lassen ihre Fürsorge nicht nur den Pflanzen im Garten und auf der Fensterbank angedeihen, sondern haben gelernt, ebenso die besonderen Pflänzchen ihres inneren Gärtleins zu hegen und zu pflegen. Um zu erkennen, ob KlientInnen bereit sind für den Transfer, braucht es stets ein feines Gespür. In der Gartentherapie hat man zum einen den Vorteil, dass man beim gemeinsamen Tun leicht ins Gespräch kommt. Dabei ist es wichtig, innere Vorgänge zu verbalisieren („Es ist richtig knifflig, die Schnur am Rankgerüst zu befestigen, ohne die Duftwicken zu beschädigen. Anstrengend!") und dem Kind Bilder anzubieten, mit denen es arbeiten kann. Steht man zum Beispiel beim Umgraben sicher und stabil, ist man im Stande das Beet/die Situation zu bearbeiten. Nach und nach baut sich ein verbales und emotionales Lexikon auf und gemeinsam wird reflektiert, werden Lösungsmöglichkeiten besprochen und Zielsetzungen überprüft. Zum anderen fungieren das Gärtnern und die Naturerfahrung als schützende Mulchschicht, wann immer sich der Erkenntnisprozess als noch zu schmerzhaft erweist. Hierhin kann man sich solange zurückziehen, bis der Boden für weitere Schritte bereitet ist.

Die Gespräche ergeben sich für die KlientInnen wie nebenbei und so gibt es selten Blockaden („Gleich muss ich wieder über mein Problem reden!"). Die optimalen Ausgangsbedingungen für den angestrebten Austausch sind allerdings kein Zufallsprodukt, sondern werden durch die therapeutisch begründete Auswahl des jeweiligen Themas der Therapieeinheit kreiert. Wohlüberlegte Vorhaben, die scheinbar leichtfüßig des Weges kommen, können gewichtige Prozesse in Gang setzen. So hat beispielsweise das Gestalten einiger Pflanzschalen bei einer 13-jährigen Klientin entscheidende Veränderungen in Gang gesetzt. Sie verweigerte seit geraumer Zeit zu Hause und in der Schule Kooperation und Kommunikation. Permanent fühlte sie sich gegängelt und wurde von den Eltern, in großer Sorge um ihr

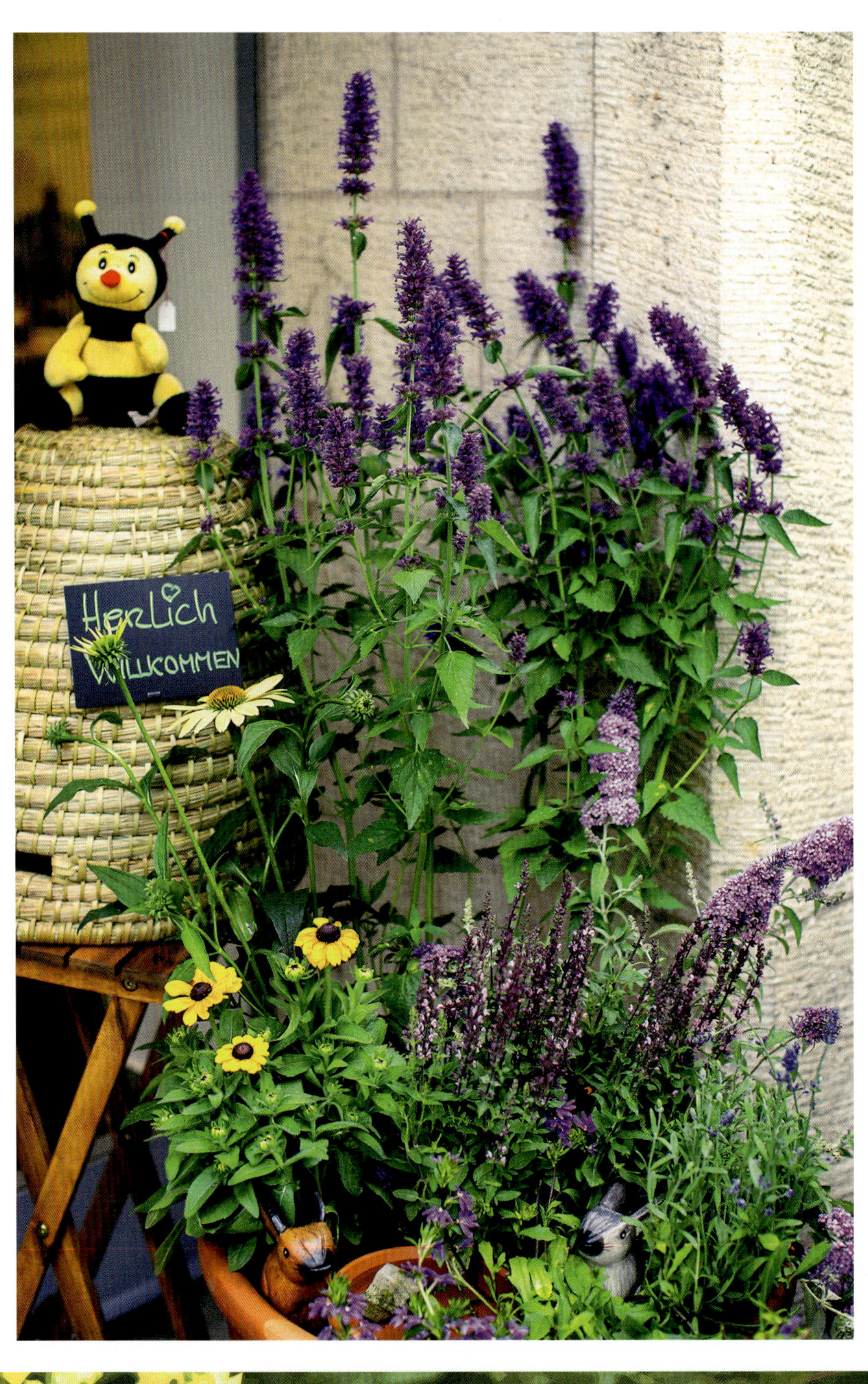
Herzlich
WILLKOMMEN

gefährdetes schulisches Fortkommen, in der Tat sehr eng beobachtet. Von mir bekam sie die Aufgabe, die verblühten Pflanzen in den Schalen im Eingangsbereich der Praxis auszutauschen und ein dekoratives neues Arrangement zu schaffen. Sie durfte frei aus einem gemischten Pflanzensortiment und Dekoelementen wählen und hatte bei der Zusammenstellung freie Hand. Die einzig feste Vorgabe bestand darin, die repräsentative Funktion der Bepflanzung zu berücksichtigen. Zunächst war die Klientin misstrauisch, wie weit die Freiheit wirklich reichen würde. Bislang hatte sie die Erfahrung gemacht, dass ihr Entscheidungsfreiheit suggeriert wurde, aber nur so lange das Ergebnis mit den Vorstellungen von Eltern und Schule übereinstimmte. Anderenfalls setzte stets das große Argumentieren ein. Als sie merkte, dass meine Zusicherung galt, öffnete sich regelrecht ihre ganze Körpersprache. Aus engen, sparsamen Bewegungen wurde freies, fließendes Handeln. Sie konnte ausprobieren, revidieren, nochmal anders zusammenstellen, bis sie zufrieden war und das Resultat für sie stimmig. Es ist ein Geschenk, begleiten zu dürfen, wie sich angespannte, besorgte Gesichtszüge allmählich glätten und zu leuchten beginnen. Während der Arbeit ergab sich ein gutes Gespräch über Ansprüche, die andere an einen stellen, eigene Bedürfnisse, Freiheit und Kreativität. Die Therapieeinheit hat für sich alleine schon gut funktioniert. Eine starke Tiefenwirkung hat sie dadurch erhalten, dass die Schalen über viele Wochen tatsächlich in ihrer einladenden Funktion verblieben. Die Klientin konnte sich über die Sinnhaftigkeit ihres Tuns freuen und wurde jede Woche bei ihrer Ankunft daran erinnert, dass sie zu jemandem kommt, der ihre Bedürfnisse, Gedanken und Ideen absolut ernst nimmt. Auf die bringenden und abholenden Eltern hatte das blühende Empfangskomitee ebenfalls einen positiven Effekt. Sie waren von der verantwortungsvollen Kreativität ihrer Tochter angenehm berührt und gemeinsam erarbeiteten wir für zu Hause einen Spielraum, der ihr mehr Eigenverantwortung übertrug.

Das Stichwort „zu Hause“ ist in meinen Augen das Entscheidende. Fortschritte in der Therapie sind ohne Zweifel wunderbar, aber das Wichtigste für die KlientInnen ist doch, dass sich die neuen Verhaltensweisen als lebensnah erweisen. Bei diesem Transfer in den Alltag ist die Mitarbeit der Eltern unerlässlich, denn wenn ein Familienmitglied sein Verhalten dauerhaft ändern soll, müssen alle anderen Familienmitglieder ihr Verhalten ebenfalls einem Wandel unterziehen. Schließlich ist das gemeinsame Ziel nicht schnelle Saisonware aus dem Gewächshaus, sondern eine robuste Freilandkultur, die den Wetterwechseln des Lebens standhält.

In der Therapie erleben sich die Kinder in ungewohnten Zusammenhängen und bislang unentdeckte Begabungen werden freigelegt. Die Eltern berichten immer wieder, wie entspannt, zufrieden und ausgeglichen ihre Kinder nach einer Therapieeinheit sind. Oft bin ich nach langer Zeit die erste Person, die fundiert Positives von ihrem Kind zu berichten weiß. All diese kleinen Teilchen verbessern das Familienklima und puzzeln sich nach und nach zu einem harmonischeren Miteinander zusammen. Das Gefühl zu haben, dass sich die Dinge zum Besseren wenden können, ist ein großer Motivationsschub. Wenn der Blick in die Zukunft nicht länger von der dunklen Thujenhecke der Angst zugewuchert ist, sondern frei im blühenden Garten der Möglichkeiten umherschweifen kann, wird kreative Energie zum Lösen des Problems freigesetzt.

Dabei hat der Transfer meistens mit dem Garten nichts mehr zu tun. Vielleicht ist zum Beispiel der Mut gewachsen, auf dem neuen Weg doch die Hilfe anderer Institutionen in Anspruch zu nehmen. Zum Beispiel die Kinderurologie bei hartnäckigem Einnässen, die kinderpsychiatrische Praxis für einen Intelligenztest, das heilpädagogische Zentrum bei diffusen Wahrnehmungsstörungen. Manchmal ist das geeignete Mittel für eine Änderung ziemlich unscheinbar. Wenn ein Kind beispielsweise Schwierigkeiten beim Verwenden der Zeitformen hat, wähle ich in der Gartentherapie planerische Aufgaben aus („Gestern habe ich die Bohnen in Wasser eingeweicht, heute säen wir sie gemeinsam aus und in zwei Wochen werden wir die ersten Blättchen sehen.“). Das familiäre Pendant kann ein sogenannter Familienkalender sein mit Spalten für jedes Familienmitglied, der entsprechende Redeanlässe schafft („Gestern warst du beim Flötenunterricht, dein Bruder hat heute Geige und alle zusammen werden wir am Sonntag ins Schwimmbad gehen.“).

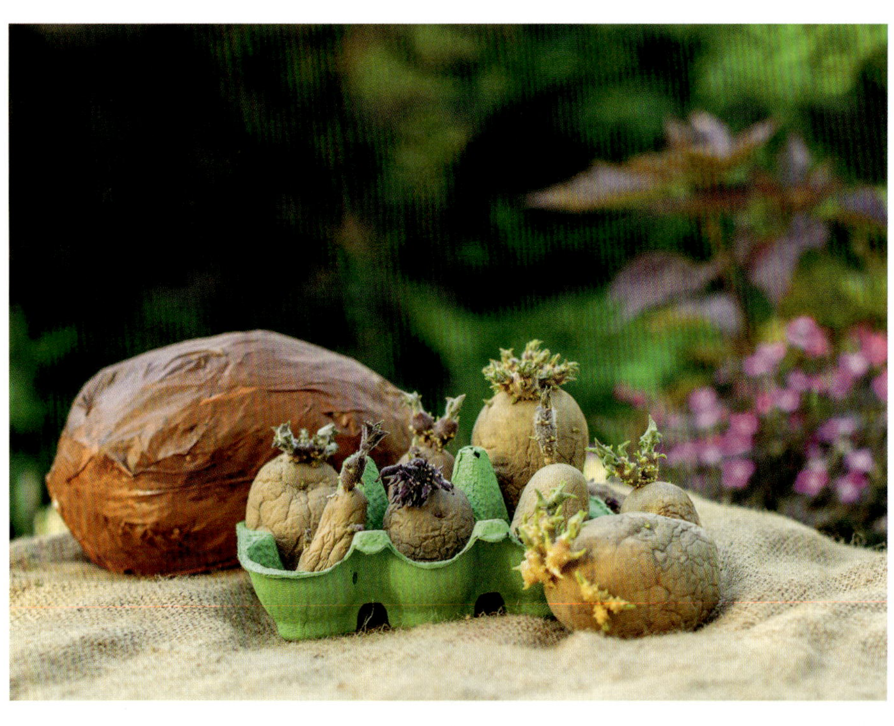

Damit der Funke überspringt, gibt es bei Bedarf auch gemeinsame Eltern-Kind-Einheiten. Sie sind meist ein wichtiger Wendepunkt im Therapiegeschehen, denn es sind die als positiv erlebten Gemeinsamkeiten, die Familien stark machen. Im Familienleben müssen das keine spektakulären Unternehmungen sein, auch kleinere Erlebnisse wie sonntags in den Wald oder zum Schwimmen zu gehen, können den Zusammenhalt stärken. In der Therapie wähle ich Aktivitäten aus, die zur Zusammenarbeit und zum gemeinsamen Erleben einladen.

Bei einer Therapieeinheit mit einem Vater-Tochter-Duo rund um das Thema „Kartoffelernte“ sagten dem Vater die Erntetätigkeiten ganz offensichtlich nicht besonders zu. Als es allerdings gemeinsam daran ging, mit dem trockenen Kartoffelkraut ein kleines Feuerchen anzuzünden, war er plötzlich selbst „entfacht“. Erinnerungen an eine schöne Jugendgruppenzeit wurden wach und wie sehr er damals die Lagerfeueratmosphäre genossen hat. Noch in der Therapiestunde begannen Vater und Tochter ein Kartoffelfest zu planen, bei dem sich Verwandte und Freunde bei anbrechender Dunkelheit um ein großes Lagerfeuer scharen sollten. Sie konnten ihre Begeisterung auf die restliche Familie übertragen und das Fest wurde ein großer Erfolg in mehr als einer Hinsicht: Nicht nur war es ein gelungener Abend, durch dieses positive Erlebnis zog die ganze Familie viel bewusster gemeinsam am Therapiestrang, was wiederum zu einer zügigen Verbesserung insgesamt führte. Der Abschied von mir konnte eingeleitet werden.

So wie sich die KlientInnen zu Beginn der Gartentherapie nach und nach in das Geschehen einfinden, so ist idealerweise auch die Schlussphase ein sanftes Ausklingen. Gemeinsam durchstreifen wir die einstigen Problemfelder und kontrollieren, ob sich nicht doch hier und da ein unerwünschtes Beikraut in die Neueinsaat geschlichen hat. Diese Stellen bearbeiten wir entsprechend nach, bis alle Beteiligten das Gefühl haben: „Jetzt ist es gut, wie es ist.“ Dann ist es an der Zeit, Lebewohl zu sagen, und der Kreis schließt sich, denn das Ziel einer Therapie ist der erfolgreiche Abschluss. Ich sitze auf meiner Bank im Vorgarten und winke Kindern zum Abschied, die den bunten Strauß, den das Leben ihnen in die Hand gedrückt hat, in seiner Fülle genießen können.

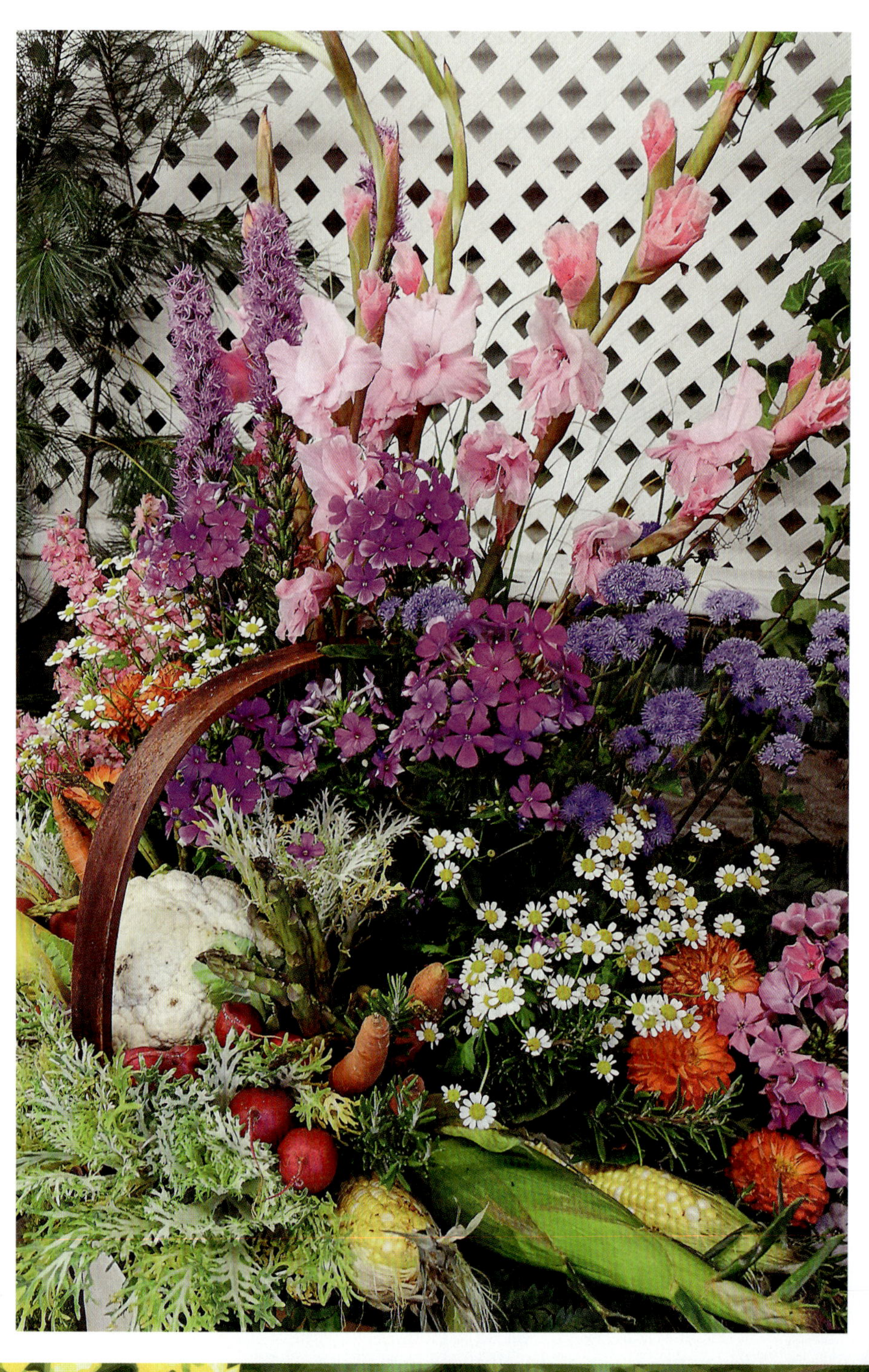

4 Anregungen aus der Praxis für die Praxis

Einige Tipps zum guten Gelingen vorweg

Der Bedarf an verschiedenen Materialien ist in der Gartentherapie relativ hoch, deshalb ist ein eigener Raum dafür sehr angenehm. Gibt es diese Möglichkeit nicht, ist es noch viel wichtiger, die Fülle durch eine ruhige, klare Ordnung zu bändigen. Im Therapieraum habe ich lediglich eine Grundausstattung an Bastel- und Schreibmaterial, Büchern, kindgerechten Nachschlagwerken und eine Auswahl an Spielen. Was ich darüber hinaus benötige, hole ich vor jeder Sitzung aus dem Materialraum, den die KlientInnen nur in meiner Begleitung aufsuchen dürfen. (Übrigens: Bei der Preisgestaltung die Materialkosten nicht vergessen!)

Zur Materialbasis gehört bei mir eine umfangreiche Sammlung von Naturmaterialien (gepresste Blumen, leere Schneckenhäuser, Ästchen mit Flechten, Sämereien ...).

Verschließbare durchsichtige Plastikboxen, die stapelbar sind und vorne beschriftet werden, erleichtern das Suchen und v. a. das Finden des benötigten Materials ganz ungemein. Weiterer Vorteil dieses Systems: Es bietet eine Orientierungshilfe für KlientInnen, die noch nicht lesen können oder große Schwierigkeiten damit haben.

Unverzichtbar ist für mich eine einfach zu bedienende, stabile Blumenpresse mit mehreren Etagen.

Damit der Arbeitstisch während des gemeinsamen Tuns nicht im Chaos versinkt, präsentiere ich das benötigte Material auf einem Servierwagen, der flexibel platziert werden kann.

Jeder Monat steht unter einem bestimmten Motto, das zur Jahreszeit passt und auf der therapeutischen Ebene viele Anknüpfungspunkte und Transfermöglichkeiten eröffnet. Wenn möglich, habe ich zu jedem Monatsthema ein Spiel und passende Bücher.

Starte ich mit einer gestalteten Mitte, drapiere ich diese in der Regel auf dem Fußboden und lege Sitzkissen dazu. Die Kinder kommen leichter an, weil das Setting

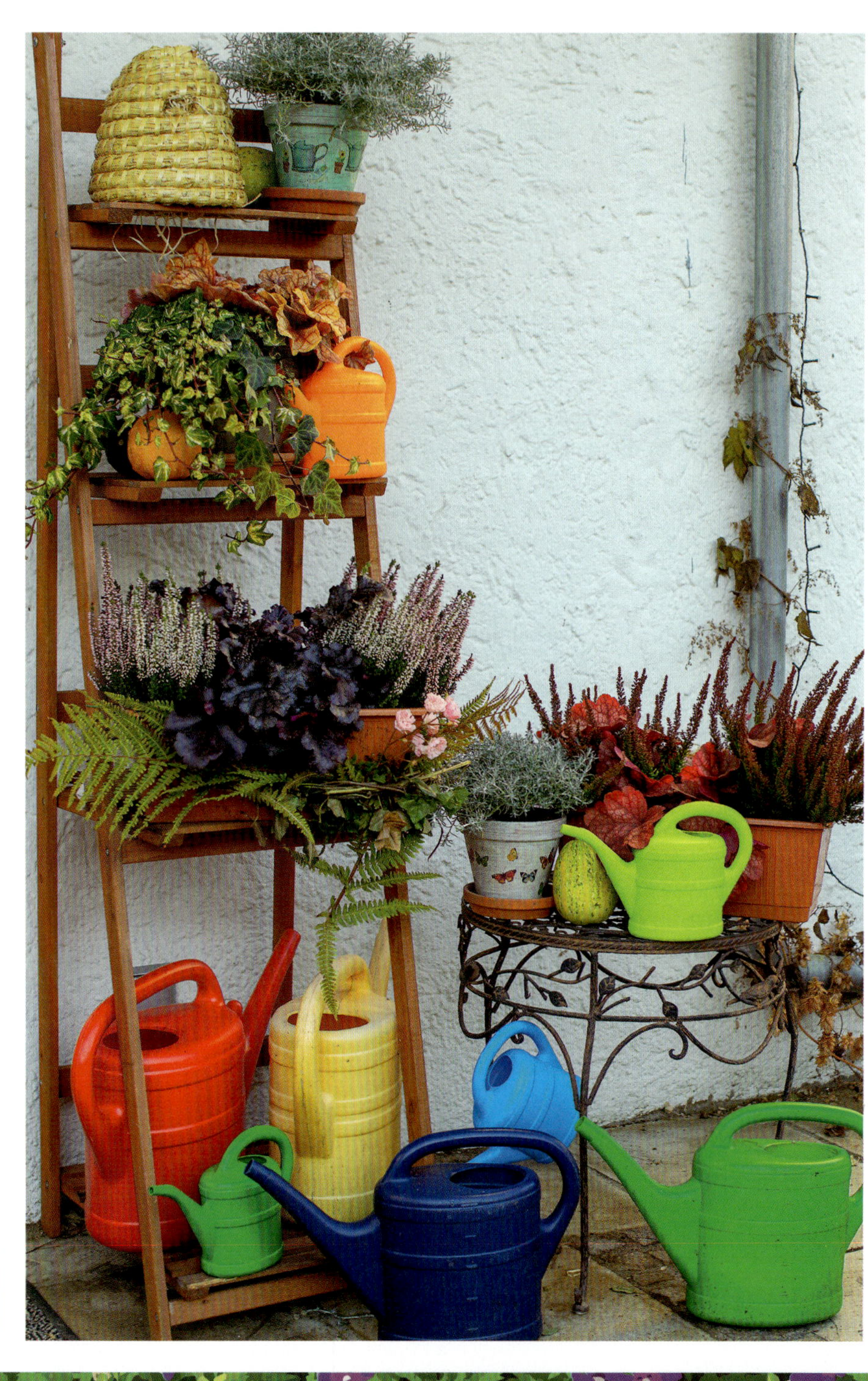

aus Kindergarten und Schule als Möglichkeit zum gegenseitigen Austausch bekannt ist.

Was das Material für die Tätigkeiten im Garten betrifft, verfahre ich draußen ähnlich wie drinnen: Der Geräteschuppen ist für die KlientInnen normalerweise tabu. Alle für die Einheit benötigten Utensilien und Werkzeuge lege ich vorher bereit.

Zum Teil habe ich Werkzeug, das extra für Kinder gefertigt wurde, aber in der Regel handelt es sich um ganz „normales" Werkzeug, allerdings in einer möglichst kleinen und leichten Ausfertigung. Bei KlientInnen mit körperlichen Einschränkungen ist an entsprechend modifiziertes Werkzeug zu denken.

Wichtig sind für mich im Garten an strategischen Punkten verteilte Sitzmöglichkeiten. Ein Sitzplatz bietet beispielsweise einen besonders schönen Ausblick, ein weiterer ist ein guter Rastplatz bei anstrengenden Tätigkeiten und wieder ein anderer liefert die Geborgenheit einer ruhigen Gesprächsecke.

Ein Sortiment an Gießkannen und Eimern in unterschiedlichen Größen und Farben habe ich nicht nur wegen der Altersunterschiede meiner KlientInnen, sondern beispielsweise auch für Rechen- und Suchübungen.

Jede/r KlientIn hat für die gesamte Zeit bei mir ein eigenes Paar Arbeitshandschuhe, das nach dem Abschluss der Behandlung entsorgt wird.

Da es draußen auf und unter der Erde viel zu erkunden gibt, brauche ich häufig Utensilien zur Naturbeobachtung und für kleine Experimente wie (Becher-)Lupen, Messbecher, Metermaß und dergleichen.

Abgerundet wird die Gartenausstattung durch Spielgeräte, mit deren Hilfe man überschüssige Energien abbauen (z. B. Bälle, Tischtennisplatte) oder Konzentration aufbauen (z. B. großes Mikado, Boule) kann.

Ein leichter Klapp-Bollerwagen ist eine angenehme Transporthilfe bei Gängen ins Gelände und bei Einsätzen in Einrichtungen.

GartentherapeutInnen brauchen immer einen Plan B. Unvorhersehbare banale Gründe, wie Wetterwechsel oder unpassende Kleidung der KlientInnen können spontane Änderungen erforderlich machen. Es kann aber auch sein, dass aufwühlende Geschehnisse akut therapeutisch aufgefangen werden müssen. Unter anderem ist die Schule ein steter Quell niederschmetternder Ereignisse, die erstmal alle Kräfte binden.

Nicht nur wenn man anfängt – aber da ganz besonders – gartentherapeutische Elemente ins eigene Arbeitsfeld zu integrieren, ist es wichtig, Therapieeinheiten vor dem Praxiseinsatz in einem Selbstversuch auf ihre Tauglichkeit zu testen. Klappt der angedachte zeitliche Ablauf? Funktioniert das gewählte Material wie gewünscht? Wo komme ich in Schwingungen, die mir wohltun, die mich beglücken? Wo hakt es? Wo sperrt sich etwas in mir? Da man in der Gartentherapie in gewisser Weise immer sich selbst mitbehandelt, ist es unverzichtbar, sich der persönlichen Anteile am Geschehen stets bewusst zu sein. Die Gartentherapie macht es den Behandelnden nicht immer leicht, eine klare Grenze zu ziehen. In manchen Bereichen, wie zum Beispiel der Aromatherapie, kann man sich der Wirkung gar nicht entziehen, weshalb man besonders achtsam sein muss.

Nicht nur die Therapieeinheiten sollten einem kritischen Probelauf unterzogen werden. Die verwendeten Pflanzen müssen ebenfalls auf ihre Zuverlässigkeit geprüft werden. GartentherapeutInnen brauchen dafür Ausdauer und Geduld, denn manches Vorhaben kann erst nach mindestens einer Saison als Versuchspflanzung in die praktische Arbeit mit KlientInnen eingebracht werden. In unserer Erde wachsen zum Beispiel keine Karotten, die diesen Namen auch verdienen, ganz egal, welchen Aufwand ich zur Bodenverbesserung betreibe. Bei diesem in der Therapie gut und vielseitig einsetzbaren Gemüse half nur das Ausweichen auf höhere Pflanzkisten mit geeignetem Substrat. Bis zu dieser Einsicht hat es einige Runden gedauert.

Gartentherapeutische Themen bieten meistens ein Spektrum an therapeutischen Verwendungsmöglichkeiten an, weshalb ich bewusst auf Angaben über die Dauer einer Tätigkeit verzichtet habe. Abhängig vom gesetzten Schwerpunkt kann sie stark variieren. Gleiches gilt für Altersangaben. Selbstverständlich ist der Schwerpunkt so zu wählen, dass er mit der individuellen Thematik der KlientInnen korrespondiert. Indirekt sind die anderen Inhalte natürlich trotzdem präsent und ihre Bewältigung durch die KlientInnen dient der erweiterten Diagnostik und fließt in die Evaluation mit ein. Unkraut jäten kann zum Beispiel Aggressionen in geordnete Bahnen lenken. Es kann aber auch dazu dienen, die dann geschaffene Ordnung zu genießen und diese als ein Prinzip wahrzunehmen, das Gestaltungsspielraum schafft. Die übrigen Pflanzen bekommen mehr Licht und Nährstoffe. Ist der Schulranzen übersichtlich sortiert, wird das Arbeitsmaterial mit einem Griff gefunden, kann die Hausaufgabe zügig erledigt werden und es wird kostbare Zeit zur freien Verfügung gewonnen. Wenn es darum geht, die Wahrnehmung zu fördern, wird genau geschaut: Was ist Beikraut, was wird Karotte, was sind die Unterscheidungsmerkmale? Zu lernen, wie man Unterschiede genau feststellt, kann dann beispielsweise beim Rechtschreiben helfen die Buchstaben p und d auseinander zu halten. Beim Jäten kann man auch gut über Einflüsse nachdenken, die der eigenen Entwicklung nicht förderlich sind und wie man darauf achtet, dass sie nicht ins Schädliche umkippen. Zum Beispiel kann die Spielzeit am Computer so begrenzt werden, dass der Spaß daran ausgelebt werden kann, ohne dass negative Auswirkungen daraus resultieren, weil keine Zeit mehr bleibt, andere Aufgaben zu erledigen.

Je sorgfältiger das Angebot auf die individuellen Bedürfnisse der KlientInnen zugeschnitten ist, desto größer ist der Lernerfolg. Meines Erachtens liegt eine der großen Stärken der Gartentherapie darin, dass sehr sensibel persönlichkeitsorientiert gearbeitet werden kann und dadurch Gesprächs- und Handlungshorizonte eröffnet werden. Bei „unbelasteten" Tätigkeiten werden Vokabular und Fertigkeiten erweitert und erprobt, bis sie sicher beherrscht werden. Im nächsten Schritt können die KlientInnen dann zur Bewältigung ihrer Themen auf diese Ressourcen zurückgreifen.

In diesem Zusammenhang ist es unter anderem wichtig, auf die Entwicklungszyklen der ausgewählten Pflanzen zu achten. Aussäen und Setzlinge zu pflanzen sind, neben den aktuellen therapeutischen Belangen, die damit verbunden sind, auch ein Versprechen für die Zukunft. Es muss gut abgewogen werden, welche Rolle es spielt, ob die KlientInnen die Früchte ihrer Anstrengung sehen werden. Wenn Dahlienknollen Ende Oktober sorgsam eingewintert werden und durch diese Umsicht

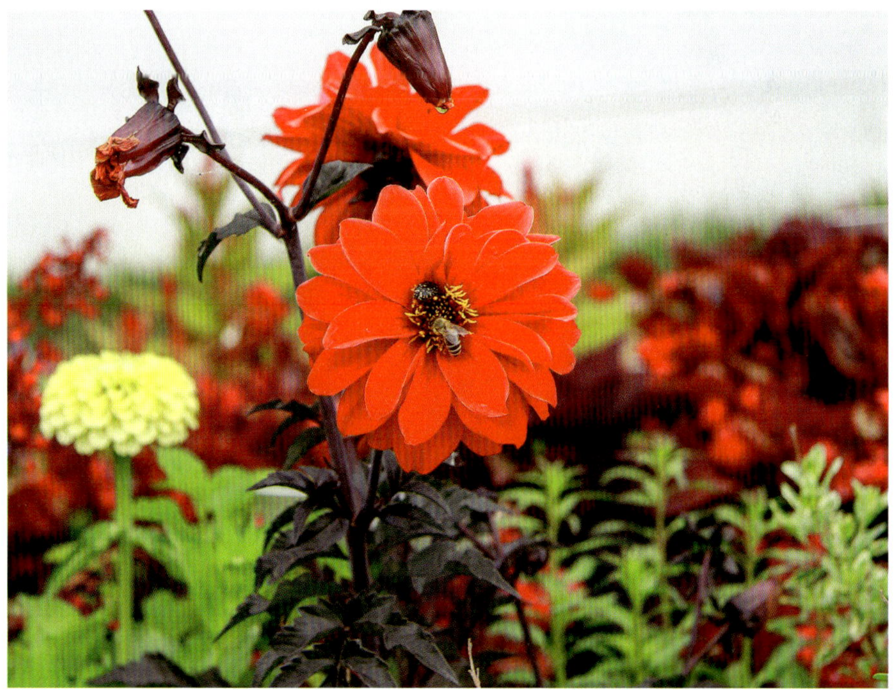

unbeschadet im Mai wieder eingepflanzt werden können, so blühen sie doch erst im Juni.

Ganz allgemein spielt der Faktor Zeit eigentlich immer eine Rolle, wenn man sich auf eine Therapie einlässt. Gartentherapie verhilft den KlientInnen diesbezüglich zu einem leichteren Zugang, denn während des Jahreskreislaufs können unterschiedlichste Entwicklungsrhythmen, die ihren je eigenen Gesetzen folgen, beobachtet werden. Bei vielen Aufgaben, die einem das Leben stellt, müssen unzählige kleine Beiträge zur Bewältigung geleistet werden, um insgesamt erfolgreich zu sein. Dabei kann man sich zum Beispiel an der Taglilie orientieren. Ihre einzelnen Blüten erscheinen jeweils nur einen Tag, die Pflanze als Ganzes blüht über Wochen. Im Bewusstsein dieser Kreisläufe kann Gartentherapie bei der Suche nach dem eigenen Rhythmus mehr Gelassenheit schenken. In diesem Sinne mögen Ihnen die folgenden praktischen Beispiele Anregung und Inspiration für die eigene blühende Praxis sein.

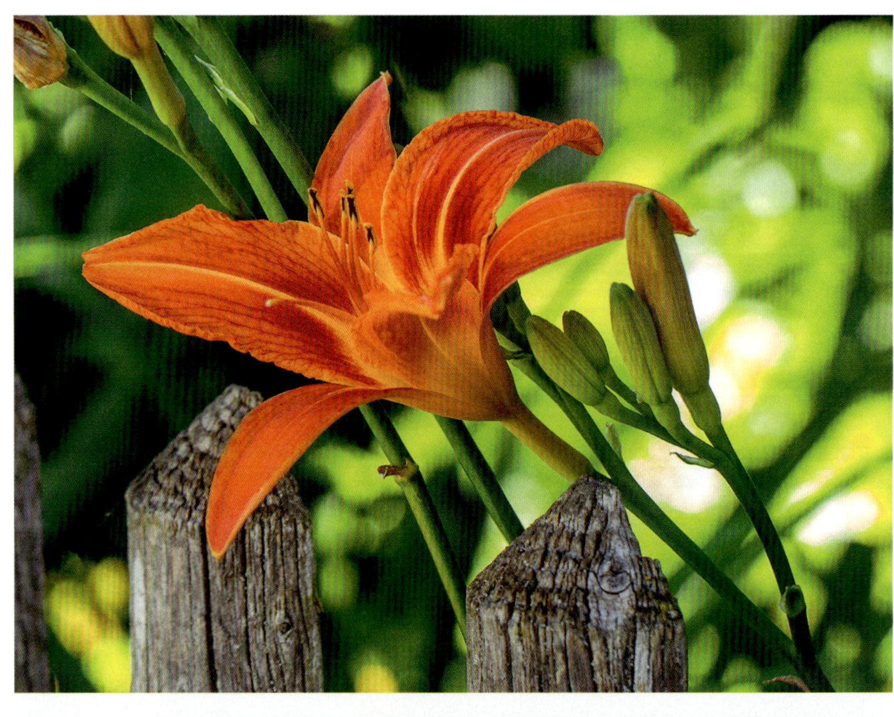

Lebendige Tafel

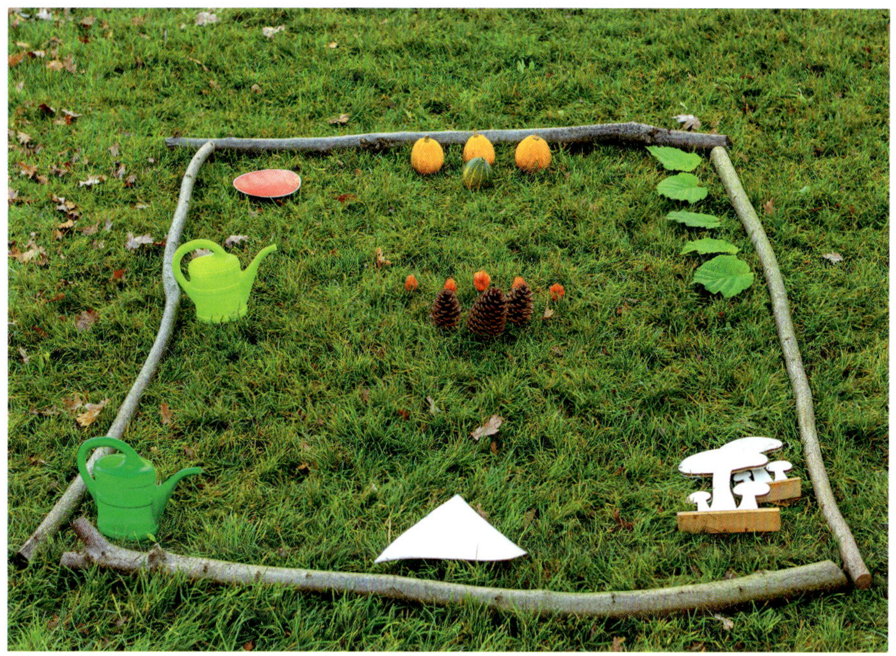

Mögliche Ziele: Orientierung im Raum und räumliches Denkvermögen verbessern; Lagebezeichnungen einüben; Angaben zur Blattgestaltung z. B. im Deutschunterricht besser umsetzen können; Sicherheit im Umgang mit der Hundertertafel gewinnen.

Rechts und links zu unterscheiden und stets zu wissen, wo oben oder unten ist, ist gar nicht so leicht. Kaum dreht man sich um, ist alles plötzlich auf der anderen Seite. Im Leben und in der Schule ist es immer wieder wichtig, alles richtig zu verorten. Wenn jemand ruft „Achtung, von links kommt ein Radfahrer!", ist es gut zu wissen, in welche Richtung man blicken muss. In der Hundertertafel fällt die Orientierung leichter, wenn man die 24 schnell findet, weil man genau weiß, dass die 14 direkt darüber und die 34 direkt darunter stehen. Beim Diktat hat man einen guten Start, wenn man Datum („rechter oberer Rand) und Überschrift („zweite Zeile in der Mitte") ohne großes Nachdenken richtig platzieren kann.

Zum Üben bauen wir uns heute eine Tafel auf der Wiese und sind unsere eigenen Stifte. Aus Ästen legen wir ein Rechteck. Es sollte so groß sein, dass ein Kind darin verschiedene Positionen aufsuchen kann. In einem ersten Schritt können beispielsweise folgende Anweisungen gegeben werden:

- „Hüpfe auf zwei Beinen in die rechte obere Ecke der Tafel“
- „Gehe rückwärts in die linke untere Ecke.“
- „Hüpfe auf einem Bein in die Mitte.“
- „Tipple auf Zehenspitzen zur Mitte am unteren Rand.“
- In einem nächsten Schritt wird der Schwierigkeitsgrad durch die Verbindung mit einer Suchaufgabe erhöht.
- „Suche eine Taglilienblüte und lege sie in die Mitte der Tafel.“
- „Bringe zwei Meerrettichblätter und lege eines über die Taglilie und eines darunter.“
- „Suche vier Steine und lege zwei Steine auf die linke Seite der Blüte und zwei Steine auf die rechte Seite.“ etc.
- In einem weiteren Schritt wird die Tafel zunächst wieder leergeräumt und das Kind gestaltet das Tafelbild selbst. Dabei sagt es die jeweilige Lagebezeichnung an: „Ich lege den Apfel in die linke untere Ecke.“ usw. Den entspannenden Abschluss kann ein Würfelspiel wie „Mausefalle“ oder „Gänsespiel“ bilden, bei dem es ebenfalls immer wieder vor und zurück, rauf und runter geht.

***Material:** Äste, Legematerial, Würfelspiel*

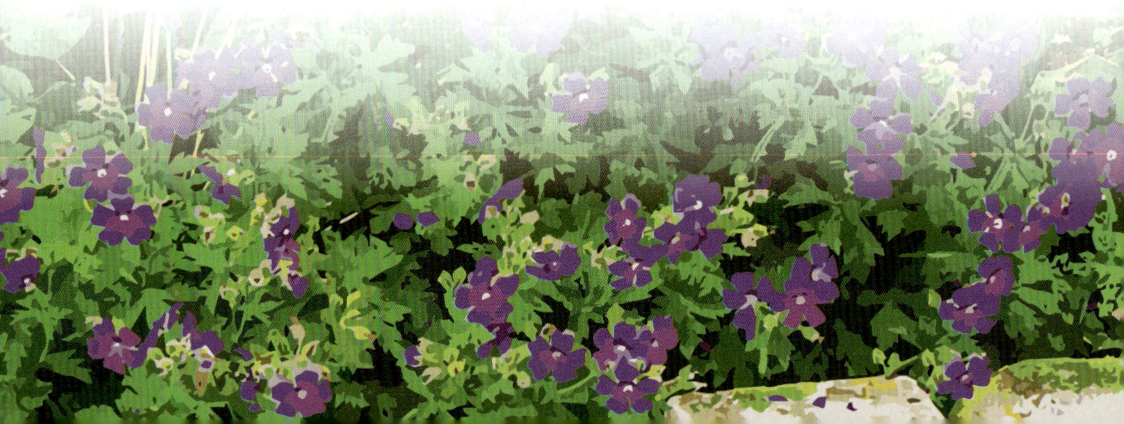

Logikcheck

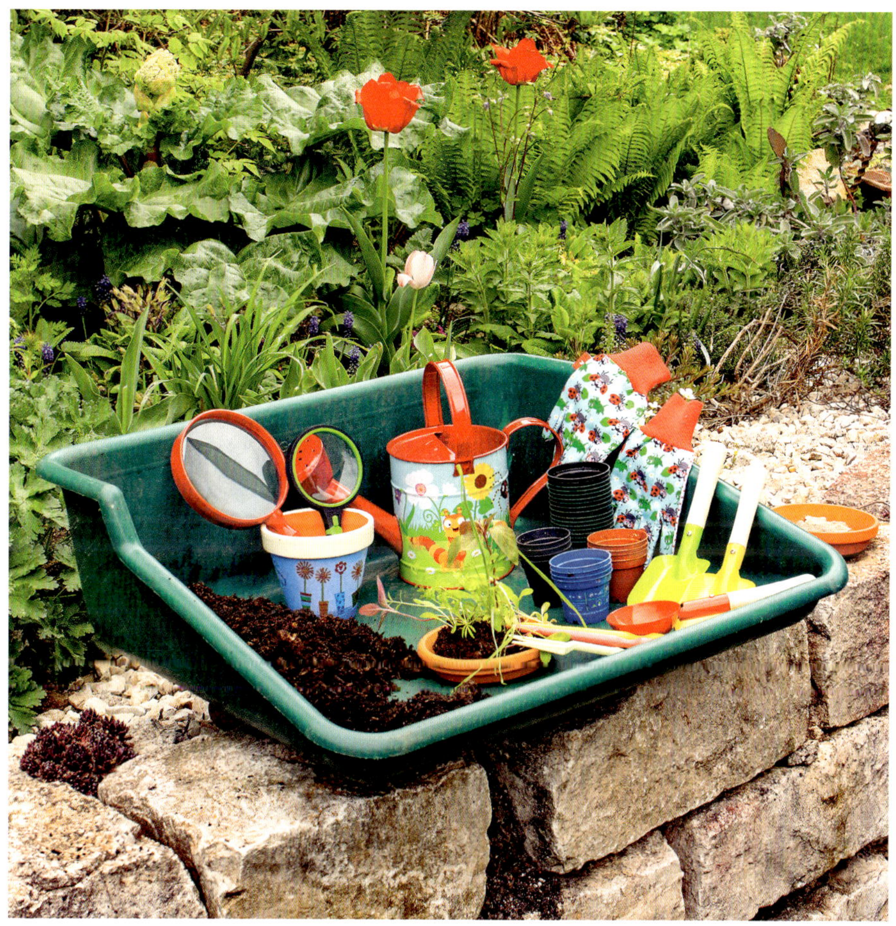

Mögliche Ziele: Logisches Vorgehen bei Arbeitsschritten trainieren; lernen, planvolles Vorgehen auf unterschiedliche Bereiche anzuwenden; Aufmerksamkeit für Arbeitstechniken schärfen.

Jedes Jahr werden Kinder eingeschult, die ihren MitschülerInnen in der intellektuellen Entwicklung ein gutes Stück voraus sind. Sie können bereits flüssig lesen oder tummeln sich fröhlich im Zahlenraum bis 1.000. Einige Wochen nach Schulbeginn macht sich bei diesen Kindern häufig eine große Enttäuschung breit. Statt sich auf erhofftes neues Wissen stürzen zu können, müssen sie Stunde um Stunde „Babykram“ über sich ergehen lassen. Manche Kinder rebellieren gegen diese Situation, andere leiden still. Fast alle versinken durch die andauernde Unterforderung in eine Art geistigen Winterschlaf, da die meisten Lehrkräfte für eine individuell angepasste Förderung keine Kapazitäten haben. In diesem Zustand können diese SchülerInnen ohne große Anstrengung sogar einige Schuljahre überdauern. Manche von ihnen verpassen dadurch den Zeitpunkt, an dem sie aktiv werden müssten. Früher oder später haben MitschülerInnen in ihrer Entwicklung aufgeschlossen und neuer Unterrichtsstoff taucht auf, der ihnen nicht länger wie von Zauberhand zufliegt. Verstört müssen diese Kinder zur Kenntnis nehmen, dass es ihnen plötzlich schwerfällt, mit den anderen Schritt zu halten. Oft ist zu diesem Zeitpunkt ihr Arbeitsverhalten mangels Übung aber so unorganisiert, dass sie schulisch ins Straucheln geraten und ihre Bemühungen ins Leere laufen.

Damit ihre Intelligenz weiterhin zum Tragen kommt, müssen diese KlientInnen primär das aktive und bewusste Lernen lernen. Dazu machen wir verstärkt Übungen, bei denen sie die anfallenden Arbeitsschritte in eine logische Reihenfolge bringen müssen. Die Inhalte der Tätigkeiten variieren dabei aufsteigend nach Komplexität und Inhalt. Einen kleinen Wildblumenstrauß zusammenzustellen ist weniger anspruchsvoll, als einen sommerlichen Kranz zu binden. Um Paprikasetzlinge zu pikieren braucht es sehr viel mehr Utensilien, als zum Drehen von Papiertöpfchen. Schnittlauchquark ist schnell gerührt, Kirschpfannkuchen sind deutlich aufwändiger. Trotz des Abwechslungsreichtums bleibt das grundlegende Vorgehen gleich. Entscheidend ist, dass ich bei diesen Übungen nicht erkläre, wie etwas gemacht wird, sondern lediglich das Material ungeordnet bereitstelle oder gar nur aufzähle, was benötigt wird. Handelt es sich um Aufgaben, die den KlientInnen vom Prinzip her bereits vertraut sind, wie zum Beispiel Einsäen, müssen sie selbständig überlegen, was gebraucht wird und das Material herbeiholen.

Steht alles bereit, gehen wir zunächst in Gedanken eine möglichst sinnvolle Abfolge der erforderlichen Arbeitsschritte durch und ordnen das Zubehör entsprechend an. Dabei ist es wichtig, dass die KlientInnen ihre Entscheidungen bewusst begründen und das Für und Wider bedenken („Ich nehme die kleine Gießkanne mit Tülle, dann kann ich das Saatband vorsichtiger angießen.“). Der nächste Schritt ist eine Art „Trockentraining“, um die Arbeitsvorbereitung zu optimieren. Die Abläufe werden konkret überprüft und entsprechende Verbesserungen vorgenommen. Möglicherweise steht die Klebepistole zwar am richtigen Platz und an eine Unterlage wurde auch gedacht, aber das Kabel ist doch ein kleines Stück zu kurz. Vor dem eigentlichen Start muss also noch eine Verlängerung besorgt werden. Die Anzahl der kleinen Pflanztöpfchen aus Kokosfaser stimmt mit der Anzahl der Setzlinge überein, aber sie lassen sich nur schwer voneinander lösen, ohne Schaden zu nehmen. Besser, sie werden vor Beginn ohne Arbeitshandschuhe und dadurch mit mehr Fingerspitzengefühl voneinander getrennt. Gehen trotzdem einige Töpfchen kaputt, können sie rechtzeitig ausgetauscht werden. Durch diesen Realitätscheck werden also systematisch mögliche Hindernisse aufgespürt, damit anschließend einem geregelten Ablauf nichts im Wege steht. Je genauer die vorangehende Analyse, desto größer der nachfolgende Erfolg. Manche KlientInnen haben Freude daran, für häufig vorkommende Arbeiten Checklisten zu schreiben, die laminiert werden und so dauerhaft eingesetzt werden können. Andere KlientInnen können von diesem einmal erarbeiteten Wissen profitieren, denn sie brauchen hinter jedem erledigten Arbeitsschritt nur noch mit einem abwaschbaren Stift einen Haken zu machen. Durch strukturiertes Nachdenken ein sinnvolles Werkzeug für andere geschaffen zu haben, ist eine tolle Leistung und macht den KlientInnen Lust darauf, ihre „Hirnmuckis" weiter zu trainieren.

Die KlientInnen haben in ihrem Tun theoretische Überlegungen mit praktischen Handgriffen verbunden. Sie „begreifen" ihr Handeln und sehen und spüren sofort, ob eine Entscheidung praktikabel ist. Hat man einmal gelernt, penible To-do-Listen mit logisch aufeinander aufbauenden Arbeitsschritten zu erstellen, kann man diese Fähigkeit auf andere Bereiche übertragen. Als Detektive in eigener Sache analysieren die KlientInnen in der mittlerweile vertrauten Vorgehensweise ihre schulischen Problemfelder. Sie beginnen zu verstehen, was es heißt, aus seinen Fehlern zu lernen. Wie kann es zum Beispiel sein, dass jemand in Fach Englisch mündlich gute Leistungen zeigt, im Diktat aber die Fehler aneinanderreiht? Das Analyseergebnis zeigt, dass es besser ist, Vokabeln beim Lernen zu schreiben, weil sich die korrekte Schreibweise dann einprägt. Wie kann den leidigen Flüchtigkeitsfehlern bei Matheschulaufgaben vorgebeugt werden? Hier kann eine Checkliste helfen: Immer zuerst das gesamte Aufgabenblatt durchlesen. Dann die Aufgaben nach ihrem Schwierigkeitsgrad beurteilen und die leichteren Aufgaben, die flüssig von der Hand gehen, als Erstes lösen. Das verschafft nicht nur ein gutes Gefühl, sondern auch wichtige Punkte. Zudem kann mit diesem Zeitmanagement länger an den schwierigeren Aufgaben getüftelt werden. Jede vollständig bearbeitete Aufgabe wird auf dem Aufgabenblatt als erledigt markiert. Bei der Abschlusskontrolle kann noch darauf geachtet werden, ob zum Beispiel alles leserlich ist und der Name auf allen Blättern steht. Nach und nach bekommen die KlientInnen mit der Logikcheckmethode schulisch wieder Boden unter die Füße und können ihren wachen Verstand funkeln lassen.

Material: *Je nach ausgewählter Aufgabe; für Checklisten Papier, Stifte, Laminierfolie, Laminiergerät*

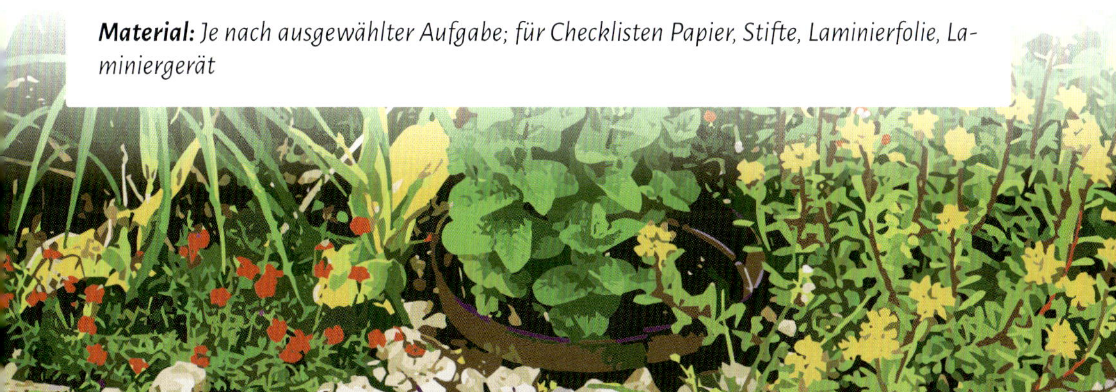

Auf dem Weg zur Ernte

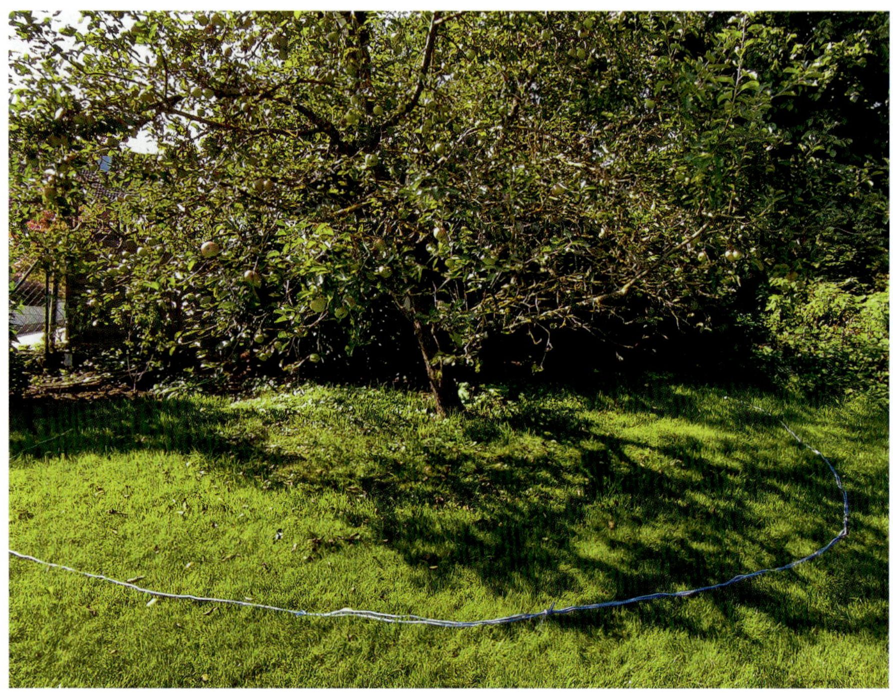

Mögliche Ziele: Erkenntnis, dass die Verbesserung einer Situation und das Realisieren von Wünschen und Zielen keine Selbstläufer sind, sondern meist sowohl auf eigene passgenaue Aktivitäten als auch auf Unterstützung durch andere aufbauen; Prüfungsvorbereitung einüben.

Damit ein Apfelbaum viele leckere Äpfel ausbilden kann, braucht er Pflege und Fürsorge. Dazu gehört unter anderem der Frühjahrsschnitt, damit genügend Licht und Luft an die Krone und an die Früchte gelangen. Chaos und Unordnung tun einem Obstbaum gar nicht gut und mit der Zeit würde er ohne gärtnerische Betreuung verkümmern und nur noch wenige kleine Früchte hervorbringen. Menschen können von einer unübersichtlichen Situation auch so überfordert sein, dass sie nicht mehr zeigen können, was in ihnen steckt. Doch Ordnung ist nur ein Baustein auf dem Weg zu einer guten Ernte. Um Ziele verwirklichen zu können, braucht es ebenso ausreichend Energie. Der Apfelbaum zieht seine Nährstoffe aus dem Boden. Woraus schöpfst du deine Kraft und Motivation? Den Baum unterstützen wir in seinem Wachstum, indem wir seinen Wurzelbereich, der in etwa der Kronengröße entspricht, belüften und mit Kompost versorgen. Die wichtigsten Aufgaben zur Nährstoffaufnahme leisten die vielen feinen Wurzeln in den Randzonen des Wurzeltellers. Den größten Erfolg bei der Baumpflege erreicht man also, wenn man genau hier ansetzt. Dem Baum nützt es kaum, wenn der Dünger auf einen Haufen in Stammnähe gekippt wird. Beim Lernen hilft es ebenfalls wenig, eine Woche vor einer Schulaufgabe ganz viel zu lernen, wenn vorher lange nichts getan wurde.

Um während des Belüftens und Düngens den Überblick nicht zu verlieren und auch, um uns die verborgene Größe des Baumes richtig deutlich zu machen, legen wir ein Seil um den Baum, das dem Kronenrand folgt. Am Seil entlang bohren wir vorsichtig mit einem Ausstecher oder einem stabilen Stock Löcher in den Boden, die mit Kompost aufgefüllt werden. Auf diese Weise gelangt der Dünger genau da hin, wo der Baum ihn am besten verwerten kann. Wenn wir Menschen eine Idee verwirklichen oder eine Situation verbessern wollen, sind wir manchmal ziemlich verzagt und denken, dass wir ganz allein mit unserem Problem sind. Dabei würde uns als Dünger zum Beispiel konkretes Lob und gezielte Förderung weiterhelfen. Der Apfelbaum ist darauf angewiesen, dass der Dünger zu ihm kommt. Wir können gezielt nach anderen Menschen und Möglichkeiten suchen, die uns auf unserem Weg begleiten und uns einen passgenauen Düngeplan machen. Willst du zum Beispiel das Klassenziel unbedingt doch noch erreichen, damit du an deiner Wunschschule bleiben kannst, braucht es eine genaue Analyse, einen guten Lernplan und meist auch UnterstützerInnen mit dem nötigen Fachwissen. Bei der gemeinsamen Analyse wird möglichst genau geschaut, was schon gut klappt und wo die Lücken sind. Es kann sich beispielsweise herausstellen, dass jemand zwar alle Lateinvokabeln beherrscht, aber bei Übersetzungen die Zeitformen verwechselt. Oder jemand beherrscht die Bruchregeln, ist aber im kleinen und großen Einmaleins noch nicht zu Hause.

Und so wie der Apfelbaum viele Monate braucht, bis die Äpfel reif sind, müssen wir bei manchem Vorhaben auch Ausdauer beweisen und brauchen eine gute Strategie, um mit reicher Ernte ans Ziel zu gelangen. Analog zum Seil um den Baum kannst du dir eine Zielleiste machen, auf der du gut sichtbar deinem Ziel näherkommst und den Überblick nicht verlierst. Dazu schreibst du auf einen stabilen Tonkartonstreifen alle Zwischenziele (zum Beispiel Zusatzreferat halten, Lernplan für jede Woche/jeden Tag), die dich Schritt für Schritt dem Wunschergebnis näherbringen. Da während dieses Engagements meistens andere Interessen ein Stück in den Hintergrund treten müssen, kann es motivationsfördernd sein, für Etappensiege kleine Belohnungen in den Plan zu integrieren. Eine Wäscheklammer, versehen mit einem kleinen Foto von dir, wandert entweder am Rand der Zielleiste oder an einer mittig gespannten Schnur nach jedem Fortschritt weiter voran. So hast du den Reifeprozess stets vor Augen, der Tag der Ernte rückt ganz offensichtlich näher und du kannst dich ihm gewachsen fühlen, da du dich gut und systematisch darauf vorbereitet hast.

Material: *Seil, Kompost, Ausstecher oder Stock, Handschaufel, festen Tonkarton, Wäscheklammer, kleines Foto, Kalender für den Zeitplan, evtl. die entsprechenden Schulbücher, Material zum Gestalten, Stifte*

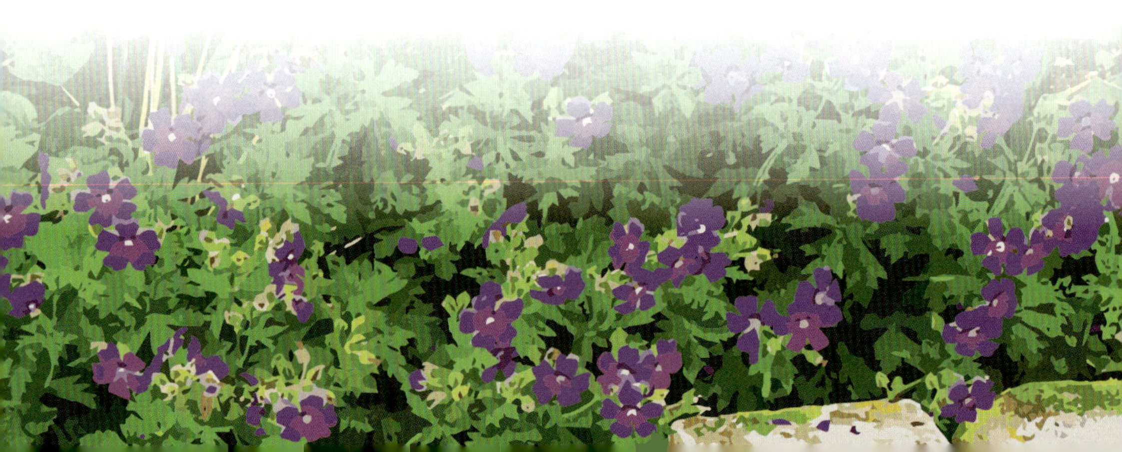

Vergissmeinnicht

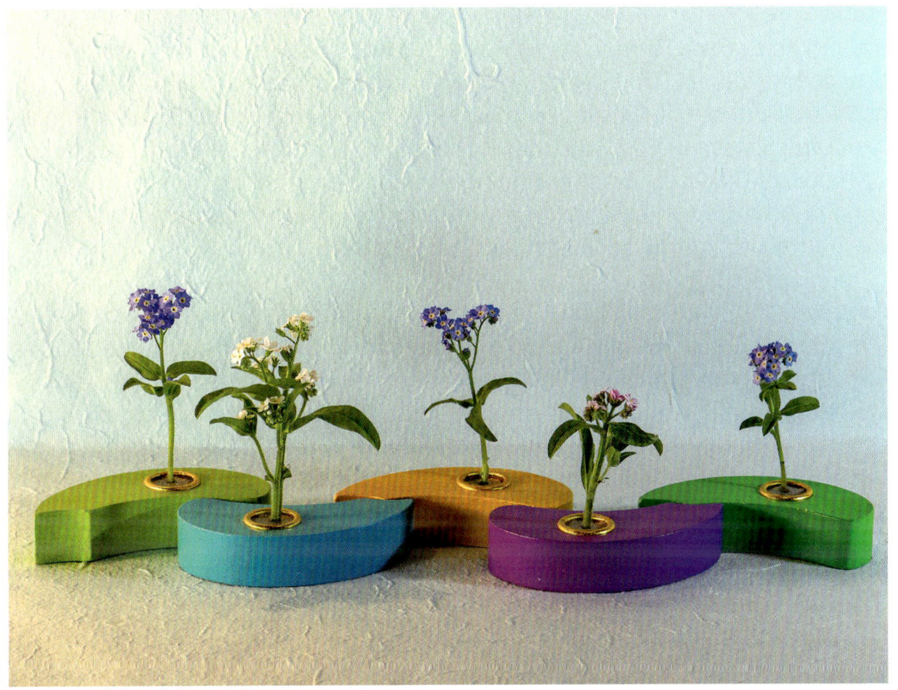

Mögliche Ziele: Lerntechniken kennenlernen und einüben; Feinmotorik trainieren.

Die Stofffülle in den sogenannten Lernfächern wie Geschichte, Erdkunde oder Biologie lässt manche KlientInnen verzweifeln. Es ist ihnen völlig schleierhaft, wie MitschülerInnen die Fragen der Lehrkräfte derart umfangreich und souverän beantworten können, während sie selbst bei mündlichen oder auch schriftlichen Prüfungen von den Fragen regelrecht überrollt werden und sich bestenfalls bruchstückartig an den Stoff erinnern können. Mit den schlechten Noten steigt der Frustpegel, denn sie haben sich in ihren Augen wirklich bemüht, aber irgendwie ist das Wissen nicht abrufbar gewesen.

Wenn wir uns gemeinsam daran machen, nach Ursachen für diesen rätselhaften Gedächtnisschwund zu fahnden, taucht ein bestimmtes Problem gar nicht so selten auf. Noch bevor das Lernen im eigentlichen Sinn beginnt, errichten die KlientInnen eine Barrikade, indem sie die Arbeitsaufträge der Lehrkräfte zu wörtlich nehmen. Sie machen ordentlich genau was verlangt wurde. Sie lesen die angegebenen

Seiten oder schauen sich die Abbildungen an. Auf die Idee, dass sie den Inhalt auswendig wiedergeben oder das Schaubild aus dem Gedächtnis beschriften können sollten, kommen sie gar nicht. Dann hätte die Lehrkraft doch sicher deutlich gesagt: „Lernt Seite 42 bis 45 auswendig!" Erstaunlicherweise sind es oft sehr kluge Kinder, die sich an exakten Formulierungen regelrecht festbeißen und zu ihrem eigenen Schaden auf diesem Gebiet einen ziemlichen Diskussionseifer an den Tag legen. Sie können sich derart hineinsteigern, dass sie selbst bei einer recht genauen Angabe wie „Lernt Seite 21 und 22." noch darauf beharren, dass von „auswendig" zu keinem Zeitpunkt die Rede war. Erst wenn diese semantischen Hürden genommen wurden, können auch diese KlientInnen mit Lerntechniken bekannt gemacht werden, die die Stofffülle zukünftig beherrschbar machen sollten.

An diesem Punkt kristallisiert sich bei meinen KlientInnen häufig ein weiteres Problem heraus. Selbst wenn „Lernen lernen" bereits im Unterricht behandelt wurde, bringen sie das dort Erfahrene in keine Beziehung zu ihrer eigenen Lernsituation. Es scheint so zu sein, dass dieses Wissen offenbar Kinder nicht erreichen kann, die im Grunde längst die Vorstellung davon verloren haben, welche Inhalte ein bestimmtes Schulfach überhaupt ausmachen. Wenn sie ihr „Lernhaus" betreten, herrscht bereits im Eingangsbereich Chaos. Es gibt keine Garderobenhaken, an die sie ihr neu erworbenes Wissensmäntelchen hängen könnten und so werfen sie es notgedrungen auf den Boden zu dem Haufen aus Jacken mit Informationsbrocken aus den übrigen Fächern, der sich mit der Zeit angesammelt hat. Niemand betritt eine solche Rumpelkammer gerne, weswegen in solchen Fällen vor dem Lernen das Aufräumen kommen muss. Da der logische Aufbau eines Schulbuches normalerweise der Systematik des betreffenden Faches folgt, ist es hilfreich, an dieser Stelle mit einer Analyse anzusetzen: Welche Kapitelüberschriften gibt es? Wie sind die einzelnen Kapitel unterteilt? Welche Inhalte werden abgehandelt? Welches Wissen baut aufeinander auf? Gibt es Infografiken? Werden Merksätze in kleinen Kästchen hervorgehoben? Von einer solchen allgemeinen Übersicht ausgehend, kann man gut den aktuellen Stoff einordnen und in kleine Wissenspäckchen einteilen. Dazu können zum Beispiel Unterüberschriften in Fragen umformuliert und der zugehörige Text in Stichpunkte umgewandelt werden. Erst wenn alles verstanden und gedanklich sortiert ist, geht es an das eigentliche (Auswendig-)lernen, das dann gar nicht mehr so schwerfällt.

Zur Unterstützung orientieren wir uns dabei am Vergissmeinnicht. Sein Name kommt daher, dass es sich zuverlässig selbst aussät und alljährlich im Frühling als duftige blaue (manchmal auch rosarote oder weiße) Wolke wieder in den Beeten auftaucht, wenn es einmal Fuß gefasst hat. So ist es auch mit dem Lernen. Wissen, das sich gut im Gedächtnis verankert hat, lässt sich auch nach längerer Zeit leicht reaktivieren. Und Lerntechniken, mit denen man gut zurechtkommt, „säen" sich ebenfalls selbst aus. Wenn man sie einmal sicher beherrscht, sind sie auf unterschiedliche Inhalte anwendbar. Und es gibt noch eine weitere Parallele zwischen Vergissmeinnicht und Lernen: In Blumentöpfen kann es vorkommen, dass die Pflanze mangels Wasserzufuhr in sich zusammensinkt und beinahe vertrocknet zu sein scheint. Wird sie gründlich gewässert, erholt sie sich meist in kürzester Zeit. Das Vergissmeinnicht hat einen Weg gefunden, ihre BesitzerInnen aktiv daran zu erinnern, dass es höchste Zeit zum Gießen ist. Ähnlich verhält es sich, wenn man vergeblich in seinem Gehirn nach einer bestimmten Information sucht, die da eigentlich sein müsste. Gerät man nicht in Panik und tritt geistig einen Schritt zurück, ist es häufig möglich, durch aktives „Stöbern" in benachbartem Wissen die Information Schritt für Schritt wieder auferstehen zu lassen. Das Wissen hat sozusagen selbst dafür gesorgt, dass es „gegossen" wird. Dies ist eine etwas ausgefeiltere Erinnerungstechnik, aber das Tolle ist, dass das Gehirn überaus flexibel ist und sehr gut auf Training anspricht.

Zum Aufwärmen gibt es ein Köfferchen, in dem verschiedene Miniaturgegenstände aus dem Gartenbereich sind wie Sonnenschirm, Gartenliege, Hühnerstall, Fliegenpilz usw. Sie sind in Tüchern versteckt und müssen durch Tasten gefunden werden. Zu Beginn können fünf Gegenstände ausreichend sein, um das Prinzip zu verstehen. In einem ersten Schritt suchen die KlientInnen alle Gegenstände heraus und verbinden sie nach Belieben miteinander durch eine kurze Geschichte („Ich liege auf dem Liegestuhl unter dem Sonnenschirm, damit ich keinen Sonnenbrand bekomme. Ich blicke mich um und sehe einen Zwerg im Schatten des Pilzes. Er geht zum Hühnerstall, um dort ..."). Dann werden die Gegenstände abgedeckt und mit Hilfe der Geschichte erinnert. Nach und nach wird die Anzahl der Gegenstände erhöht. Der Schwierigkeitsgrad steigt, wenn die Objekte nacheinander wahllos aus dem Köfferchen gesucht werden und unmittelbar miteinander verknüpft werden müssen („Der Zwerg steht auf dem Hühnerstall und schaut auf den Liegestuhl ..."). Die Geschichte darf ruhig kurios sein; dadurch prägt sie sich unter Umständen sogar besser ein. Wieder wird die Anzahl gesteigert und dann auch abgedeckt.

Als Nächstes lösen wir uns von konkreten Gegenständen, die beim Wiederholen wenn nötig zur Unterstützung in die Hand genommen werden können. Analog zu „Ich packe meinen Koffer" spielen wir „Ich plane meinen Garten" und wiederholen mit jedem neuen Begriff die vorhergehenden in der richtigen Reihenfolge. Auch hier kann man mit kleinen Assoziationen oder Geschichten arbeiten, so dass die Begriffe wie Kettenglieder ineinandergreifen („Ich plane meinen Garten. Darin gibt es eine Schaukel – beim Schaukeln scheint die Sonne auf mein Gesicht, einen Sandkasten – er liegt im kühlen Schatten, ein Wasserfass – mit Sand und Wasser kann man schöne Matschepampe machen etc.").

In einem weiteren Schritt werden die erstarkenden Merkfähigkeiten auf schulische Inhalte angewandt. Zum Beispiel kann im Gemüsegarten jedes Beet für ein anderes Fach stehen. Bei den Kürbissen ist Englisch, bei den Erbsen Physik usw. Bei Bedarf kann immer weiter differenziert werden. Beispielsweise kann Mathematik dem Bohnenbeet zugeordnet werden und dabei die rechte Reihe für Algebra und die linke für Geometrie reserviert sein. Am einfachsten ist es für den Anfang, mit dem Hausaufgabenheft zu üben. Was ist in welchem Fach zu tun? Damit die KlientInnen schnelle Erfolgserlebnisse haben, üben wir mit konkretem Lernstoff. Steht also am Tag nach der Therapiesitzung das Fach Geschichte im Stundenplan, bereiten wir die entsprechende Lernhausaufgabe vor. Selbst wenn die KlientInnen nicht selbst ausgefragt werden, stellen sie doch mehr und mehr fest, dass sie die Fragen beantworten könnten und sie merken, dass sie in die richtige Richtung unterwegs sind. Die vorgestellten Grundtechniken können miteinander kombiniert und mit weiteren angereichert werden. Mit der Zeit merken die Klientinnen immer besser, welcher Lerntyp sie sind und können lässig mit ihren Wissenspäckchen jonglieren.

Als Erinnerung daran, dass unser Gehirn weiter trainieren muss, um stark zu bleiben, basteln wir ein Lesezeichen mit gepressten Vergissmeinnicht. Dazu wird ein Tonkartonstreifen ausgeschnitten (4 × 16 cm ist ein angenehmes Maß) und sowohl grafisch als auch mit Vergissmeinnicht verziert. Da die Blütchen so zart und fein sind, sollte man nur kleinste Tupfer Flüssigkleber verwenden. Anschließend wird das Lesezeichen für den Dauergebrauch laminiert und die überflüssige Folie abgeschnitten.

Material: *Kleines Weiden- oder Pappköfferchen, Miniaturgegenstände aus dem Themenbereich Garten, Tonkarton, gepresste Vergissmeinnichtblüten, Holz- und Filzstifte, Flüssigkleber, Laminierfolie, Laminiergerät, Schere oder Schneidemaschine*

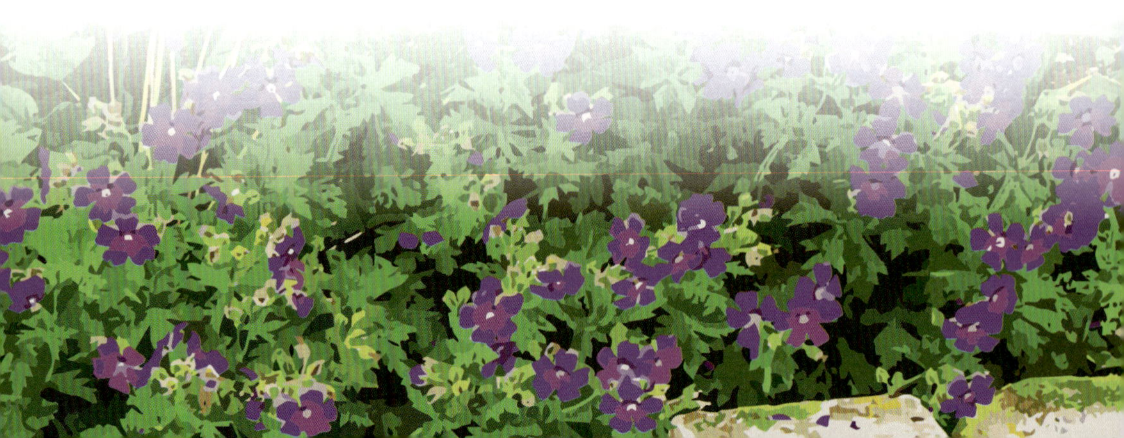

Vom Suchen und Finden

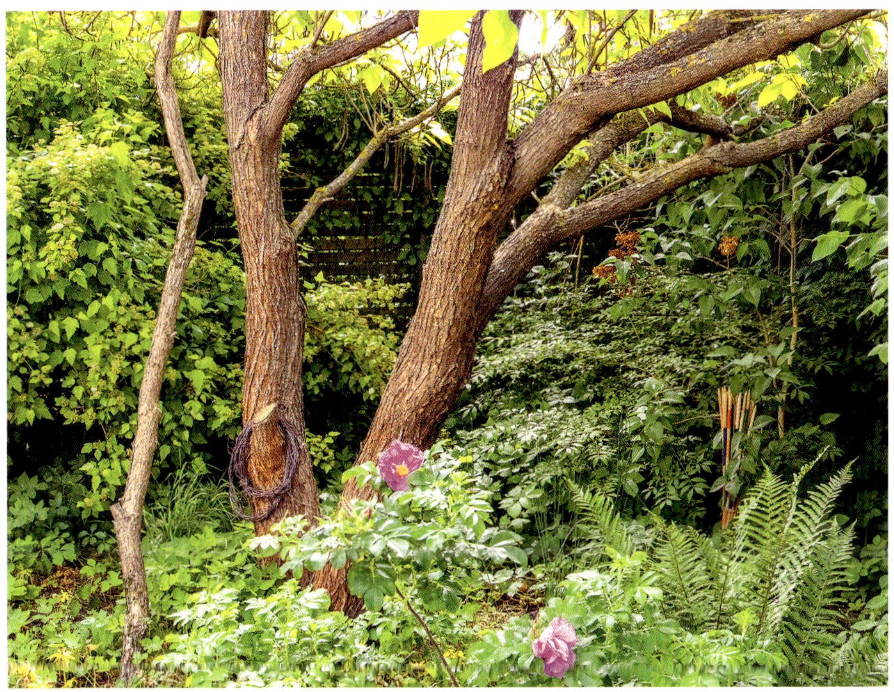

Gerne lasse ich Therapieeinheiten mit einem Suchauftrag beginnen. Er lässt die KlientInnen ankommen und schärft die Aufmerksamkeit. Normalerweise sind sie eifrig dabei und freuen sich, wenn sie die Fundorte nach und nach entdecken. Damit sich die Kinder in der Größe des Gartens nicht verlieren, gebe ich manchmal auch Hinweise („Suche in der Nähe eines Obstbaumes." oder „Es ist im Gemüsegarten."). Was aber tun, wenn ein Kind selbst vermeintlich Offensichtliches wie einen grünen Plastikfrosch mitten auf einem ansonsten leeren Stuhl in einem nicht sehr großen Zimmer einfach nicht bemerkt und es keine organische Erklärung für dieses Verhalten gibt?

Mein neunjähriger Klient hatte Ärger in der Schule, weil er sehr oft die Hausaufgaben oder Arbeitsmaterialien in seiner eigenen Schultasche nicht fand. Zuhause wurden seine Eltern allmählich ebenfalls ärgerlich. Nicht nur wegen der zunehmenden Beschwerden der Lehrkraft, sondern auch, weil sein Zimmer regelmäßig in einem riesigen Chaos versank. Zum Beispiel war sein Schreibtisch nur vorsichtig schlurfenden Schrittes erreichbar und zum Arbeiten konnte allenfalls ein kleines

Plätzchen für Hefte und Mäppchen freigeschoben werden. Allmählich kristallisierte sich in den Sitzungen heraus, dass er als Nesthäkchen von der ganzen Familie äußerst fürsorglich behütet wurde. Das Familienklima war liebevoll und zugewandt, Eltern und Kinder halfen sich gegenseitig, wo es nötig war. Vergaß mein Klient seinen Turnbeutel zuhause, sauste die Mutter damit zur Schule. Wusste er nicht, was als Hausaufgabe zu machen war, rief sie bereitwillig bei MitschülerInnen an. Konnte er in der Speisekammer die Nudeln nicht finden, sprang ein Geschwisterkind ein. Selbstverständlich durfte er bei Brettspielen immer anfangen. Auf Spielregeln oder Strategien musste er nicht besonders achten, denn wundersamerweise gewann er als Jüngster fast immer.

In letzter Konsequenz führte das in der Schule dazu, dass er zunehmend unbeliebter wurde. Zu oft hielt er mit seiner Sucherei den Unterrichtsfortgang auf. Im Unterschied zu seinen Geschwistern hatten die MitschülerInnen keinerlei Interesse daran, ihm ständig helfend zur Seite zu springen oder ihm gar eine bevorzugte Behandlung zuteil werden zu lassen. Weil seine häuslichen Beiträge so oft fehlten, wurden seine mündlichen Noten immer schlechter. Mit den schriftlichen ging es ebenfalls bergab, weil er bei Aufgabenstellungen Teilfragen übersah. Als wir unsere gemeinsame Arbeit begannen, war er nicht nur stark unorganisiert und unaufmerksam, sondern auch verwirrt. Da er ein freundliches und fröhliches Wesen hatte, war er zu Schulbeginn beliebt gewesen, aber mittlerweile waren in seiner Klasse alle mehr oder weniger genervt von ihm. Die Ursache für diese Entwicklung war ihm selbst ein Rätsel. Die Verschlechterung seiner Noten bedrückte ihn, da er im Allgemeinen als kluges Köpfchen galt, jetzt aber nicht mehr zu den Besten gehörte. Schwer lag ihm auf der Seele, dass sich die Unzufriedenheit seiner Eltern über sein Verhalten verschärfte.

Damit er die Vorteile von systematischem und strukturiertem Vorgehen schnell erleben konnte, starteten wir sehr kleinteilig im Innenraum. Zum Beispiel mit Arbeitsblättern zu „Finde den Unterschied". Mit Lineal und Bleistift wurden die beiden zu vergleichenden Bilder in Streifen von einem Zentimeter Breite unterteilt (bei Querformat senkrecht, bei Längsformat waagerecht). Die Arbeitsrichtung bei der Fehlersuche war stets von links nach rechts und von unten nach oben. Damit sich der Blick meines Klienten nicht zu sehr auf dem Blatt verlor, wurden anfangs sogar alle Streifen außer dem gerade bearbeiteten abgedeckt. Diese Suchsystematik wurde auch auf Arbeitstische, Regale und Zimmer angewandt: Stets links unten beginnen und abschnittsweise suchen. Aufgaben in Arbeitsheften und Arbeitsblättern wurden der Reihe nach pro Teilaufgabe in unterschiedlichen Farben unterstrichen und einzeln abgehakt, sobald sie beantwortet waren. So blieb auch auf diesem Gebiet nichts mehr unentdeckt. Sämtliche Arbeitsmaterialien musste er sich selbst zusammensuchen und bekam allenfalls Suchtipps („Zwei Fächer über dem Origamipapier.", „Links von den Scheren." etc.). Da alles einen festen Platz hat, fand er sich immer besser zurecht und legte an Tempo zu. Für die gewonnene Zeit durfte er sich ein Brettspiel aussuchen. Hier arbeiteten wir nicht nur an seiner Frustrationstoleranz, sondern hauptsächlich daran, dass er nachvollziehen konnte, welche Gefühle er in seinen MitschülerInnen mit seiner selbstverständlichen Beanspruchung des ersten Platzes hervorrief. Anfangs war es eine herbe Kränkung für ihn, dass er nur beginnen durfte falls er tatsächlich eine höhere Zahl gewürfelt oder bei Schnick-Schnack-Schnuck gewonnen hatte. Plötzlich musste er seine Spielzüge überdenken und planen, denn sonst verlor er. Das Schöne war zum einen, wie schnell er verstand, welche Gefühle er mit seinem Verhalten bei seinen MitschülerInnen ausgelöst hatte und zum anderen, wie viel mehr Spaß am Spielen er hatte und wie sein Ehrgeiz geweckt wurde.

Es stellten sich immer mehr Erfolge ein und das Suchen und Finden wurde auf den Garten ausgedehnt. Wie in den Praxisräumen eroberten wir die 1000 m^2 in kleinen Schritten. Anfangs beschäftigten wir uns lediglich in einzelnen Gartenbereichen in Hausnähe. Schließlich kann sich ein Beet schon nach einer Woche mit ausreichend Sonnenschein und Regen anders präsentieren und Orientierungspunkte sind in permanenter Veränderung begriffen. Mit mittlerweile geschultem Blick beobachtete er systematisch und entdeckte dadurch neu hinzugekommene Blüten und Sprösslinge. Mit der Zeit zogen wir im Garten größere Kreise und das planvolle Vorgehen wuchs mit. Systematisches Abknipsen von links nach rechts ließ in dichten Nelkenpolstern kein verblühtes Köpfchen zurück. Ordentlich wurden die Tomaten von unten nach oben und Blattachse für Blattachse ausgegeizt und konnten so mehr Kraft und Geschmack in die Früchte stecken. Zuvor wurde die Gartentasche mit dem nötigen Werkzeug bestückt, damit die konzentrierte Arbeit nicht unterbrochen werden musste. Spontan benötigte Utensilien, wie zum Beispiel Gartenschnur, weil herunterhängende Zweige entdeckt wurden, fand er zügig am angestammten Platz. Blieb gelegentlich beim Arbeiten doch ein Werkzeug auf der Strecke, überlegte er systematisch („Wo habe ich den Ausstecher zum letzten Mal benutzt?").

Parallel zu diesen Fortschritten wurden mit den Eltern die entsprechenden Strategien für zu Hause erarbeitet. Suchaufträge wurden sehr präzise formuliert („Die Nudeln müssten im mittleren Regal links vom Reis sein.") und nicht länger von hilfsbereiten Geschwistern übernommen, die nun beim Spieleabend auch erste Plätze erringen konnten. Das Chaos im Kinderzimmer wurde schrittweise in Angriff genommen (Laufwege frei, regalweise usw.). Jeden Abend wurden Schreibtisch (von links nach rechts, von unten nach oben) und Schultasche (alles raus; frei flottierende Blätter einordnen; Hausaufgabenblätter mit Post-it markieren; beim Einräumen von Büchern und Heften immer die gleiche Reihenfolge einhalten: Erst Mathematik, dann Deutsch, dann HSU etc.) systematisch auf den nächsten Arbeitstag vorbereitet. Hier war Ausdauer gefordert, denn es dauert in der Regel mindestens sechs Wochen, bis neues Verhalten zu einer Selbstverständlichkeit geworden ist.

Das Durchhalten lohnte sich, denn am Ende hat mein Klient viel mehr gefunden als Ordnung und Strukturen: Er übernahm altersgemäß Verantwortung für seine Bereiche, schulisch zeigten sich wieder Erfolge und zu seiner großen Freude fand er neue Spielpartner.

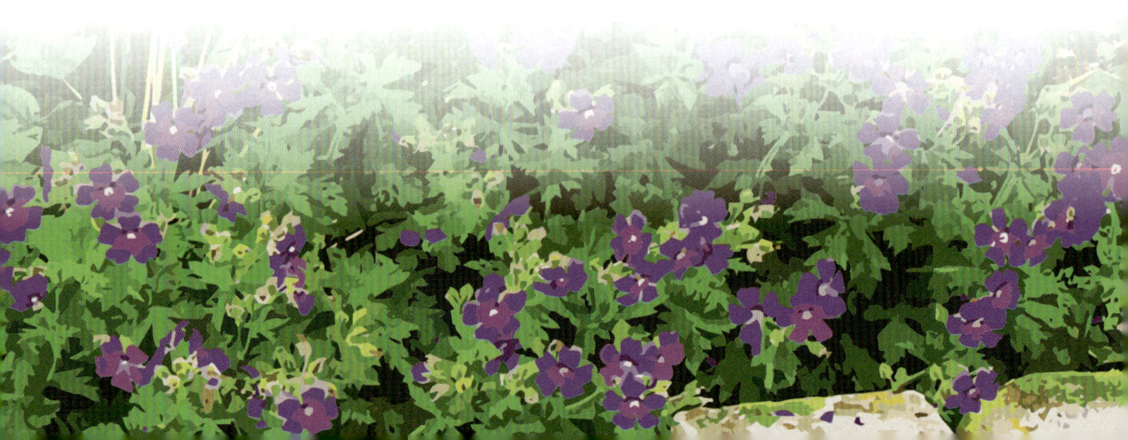

Die Erzählkiste

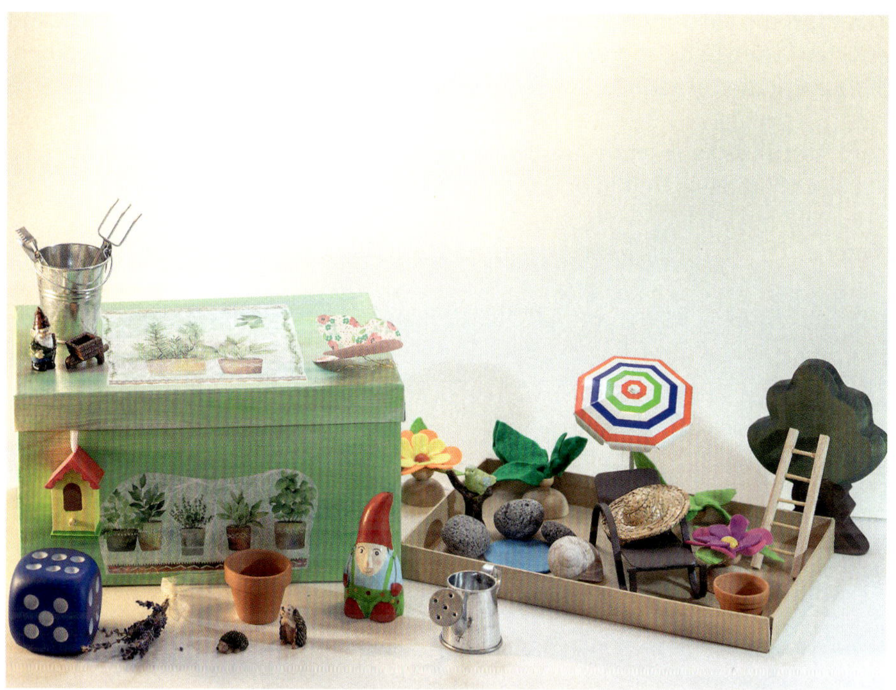

Mögliche Ziele: Anregung der Phantasie; Erweiterung des Wortschatzes; lernen, in vollständigen Sätzen zu sprechen; mündliche Noten verbessern.

Aus manchen Menschen sprudeln die Worte nur so heraus, wenn sie etwas erzählen sollen. Wer zu den Menschen gehört, die nicht so wortgewandt sind, hat in der Schule vielleicht Schwierigkeiten bei der mündlichen Mitarbeit oder beim Aufsatz schreiben. Aber wenn einem etwas schwerfällt, kann es durch Üben leichter werden. In dieser Erzählkiste sind verschiedene Dinge, mit deren Hilfe wir viele Worte machen wollen. Die Gegenstände können im Garten vorkommen oder werden bei der Gartenarbeit gebraucht.

Zuerst werden nacheinander alle Gegenstände herausgeholt und benannt. Diese Übung kann zum Beispiel erweitert werden um den korrekten Gebrauch des bestimmten oder unbestimmten Artikels oder die Pluralbildung. Wenn geklärt ist, was alles in der Erzählkiste steckt, gibt es verschiedene Möglichkeiten damit zu üben. Beispielsweise kann man die Anzahl der zu bildenden Sätze auswürfeln oder wie viele Gegenstände im nächsten Satz vorkommen sollen und wie viele Adjektive oder Verben zu jedem Substantiv gefunden werden sollen. Die KlientInnen können die Gegenstände selbst aussuchen oder im nächsten Schwierigkeitsgrad nach dem Zufallsprinzip aus der abgedeckten Kiste ziehen. Man kann auch einen Gegenstand ertasten lassen und dabei wird das Fühlerlebnis möglichst detailliert beschrieben. Je nach Erfordernis kann in vielen Variationen gespielt werden.

Zum Abschluss kann gemeinsam eine kleine Geschichte ausgedacht werden, die auf einem Tablett als Minidiorama aufgebaut wird.

Material: *Erzählkiste mit abwechslungsreichem Inhalt, Würfel, Tablett*

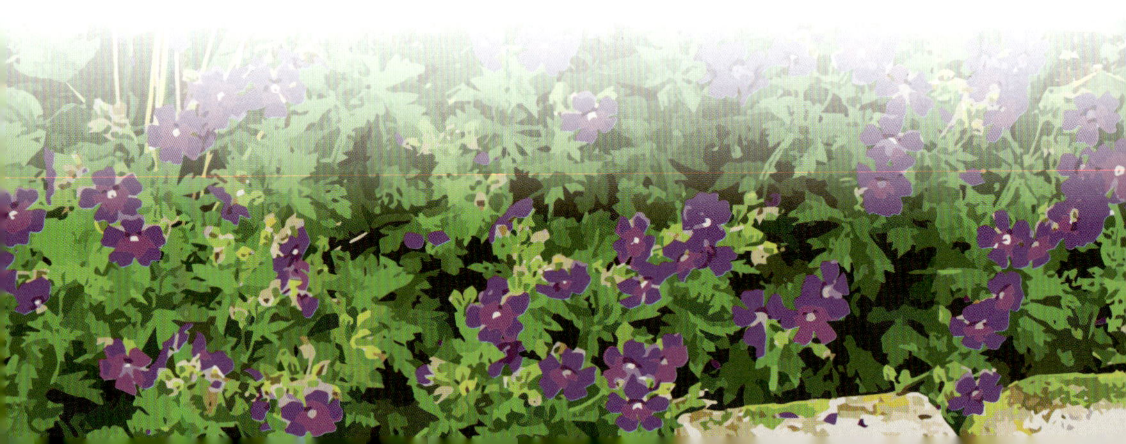

Wo die Gartenwichtel wohnen

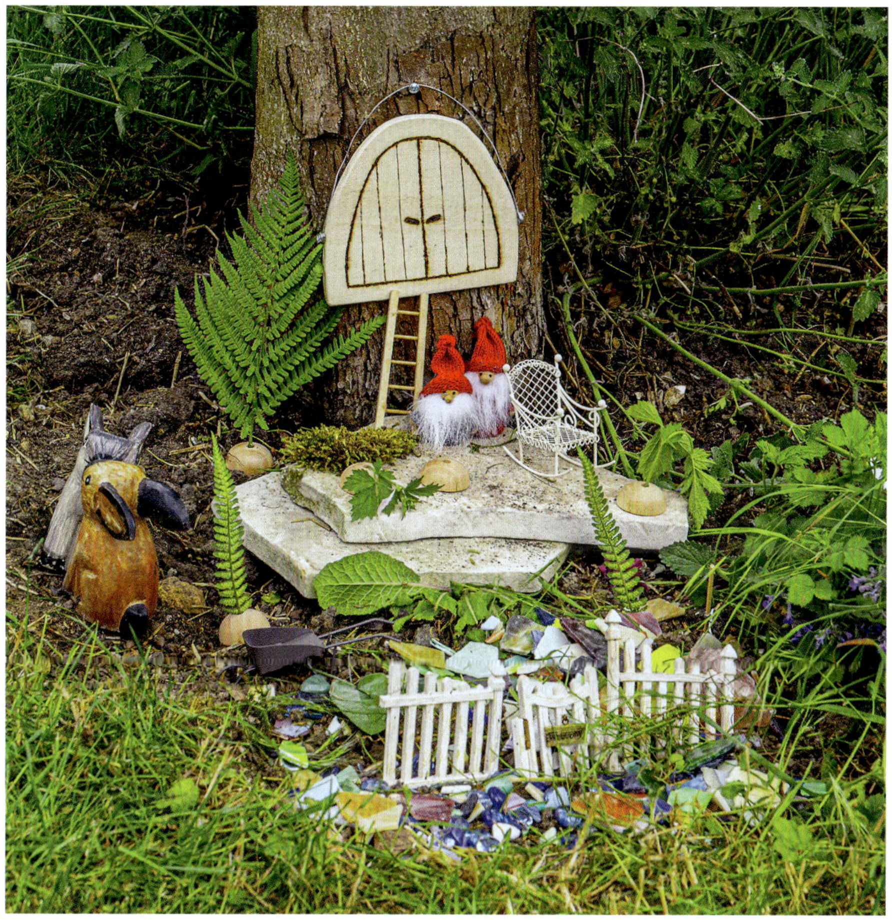

Mögliche Ziele: Wortschatz erweitern; über das eigene Zuhause sprechen und darüber, was man mit dem Wort „Heimat" verbindet.

Zuhause und Heimat sind Wörter, die mit großer emotionaler Bedeutung besetzt sind. Alle wissen, was damit gemeint ist, aber jede und jeder verbindet eine andere Realität damit. Die meisten Menschen können ohne nachzudenken genau sagen, wo ihr Zuhause ist und welcher Ort Heimatgefühle in ihnen auslöst. Das macht es umso schwieriger für diejenigen, deren Leben in dieser Hinsicht keine Eindeutigkeit zulässt. Manche Kinder leben in hochkomplexen Patchworksituationen, die ihnen ein Maximum an Toleranz, Frustrationsbereitschaft und Kooperationswillen abverlangen. Für andere Kinder ist Deutsch nicht ihre Muttersprache und sie versuchen mühsam in einer mindestens neuen, im Grunde aber völlig fremden Umgebung neue Wurzeln zu schlagen. In beiden Fällen sind die Familien nur mit der Bewältigung des Alltags normalerweise mehr als ausgelastet. Immer wieder müssen sie über ihre seelischen und körperlichen Grenzen gehen und sich mit ihren Ängsten, Wünschen und Hoffnungen auseinandersetzen. Bei den Kindern bleiben Lernprobleme und Verhaltensschwierigkeiten in der Folge selten aus. Für sie kann ein Ausflug in die magische Welt der Gartenwichtel spielerisch Entlastung bringen und zugleich das Sprechen über die eigene Geschichte anbahnen.

Wenn die KlientInnen kommen, erzähle ich ihnen, was mir vormittags Erstaunliches passiert ist. Zwei kleine Wichtel haben überraschend vor der Tür gestanden. Ich zeige die kleinen Gesellen und berichte, was ich bislang von ihnen erfahren habe. Sie haben in einem anderen Garten gewohnt und waren dort sehr zufrieden. Leider haben eines Tages große Gartenarbeiten begonnen. Es wurde viel aus- und umgegraben und sogar gebaggert. Die Wichtel konnten in so viel Unruhe nicht länger bleiben und haben meinen Garten entdeckt, der ihnen gut gefällt. Sie überlegen, ob sie hierbleiben wollen, zumindest für eine Weile. Mich finden sie sehr, sehr groß und haben sich deshalb noch nicht getraut, mir ihre Namen zu verraten. Vielleicht hast du mehr Glück und sie sind bei dir zutraulicher. Normalerweise entsteht zwischen Kindern und Wichteln sofort Sympathie und niedliche Namen für die beiden sind schnell gefunden.

Selbst wenn die neuen Gartenbewohner voraussichtlich nicht für immer bleiben, wollen wir es ihnen möglichst behaglich machen. Nichts lieben Wichtel mehr als eine ruhige Gemütlichkeit, in der sie ihren Beschäftigungen nachgehen können. Da ich schon mehrmals Wichtel beherbergt habe, weiß ich wo im Garten eine Wichteltür ist und zeige sie den KlientInnen. Damit der Platz den Kerlchen zusagt, wollen wir ihn einladend herrichten. Was braucht es, damit man sich in einem Zuhause wohlfühlt? Wichtel wollen wie Menschen essen, schlafen, ein Badezimmer, einen Platz für ihre Hobbys, womöglich sogar ein Haustier. Es gibt viel zu beratschlagen. Nicht nur lernen die KlientInnen viele neue Wörter, sie finden auch Worte für ihre eigene Lebenssituation. Beispielsweise darüber, wie viel Stress entsteht, wenn regelmäßig dringend benötigte Schulsachen in der jeweils anderen Wohnung vergessen worden sind. Oder wie groß die Angst vor einem Gang zur Toilette in den Gemeinschaftsunterkünften vor allem in der Nacht ist. Begleitend zu unseren Gesprächen stellen die KlientInnen die Ausstattung für die Wichtel zusammen. In einer Kiste gibt es Miniaturutensilien für Haus und Garten, die mit Sammelmaterial aus dem Garten angereichert werden, zum Beispiel Stufenplatten für den Eingang, Brennhölzchen oder Blumen für das Gärtchen.

Das wichtigste Ziel unserer Aktivitäten ist, dass unsere Wichtelgäste zufrieden sind und sich geborgen fühlen. Dazu kann es auch nötig sein, dass zum Abschluss ein großer Gartenzwerg hergeholt und als Wächter vor das Erbaute gestellt wird. Die Wichtel sollen sich sicher fühlen können und wir laden sie herzlich ein, ihr neues Heim zu beziehen.

Material: *Wichteltür, zwei kleine Wichtel, Sammelkörbchen, Dekorationsmaterial aus dem Miniaturgardening*

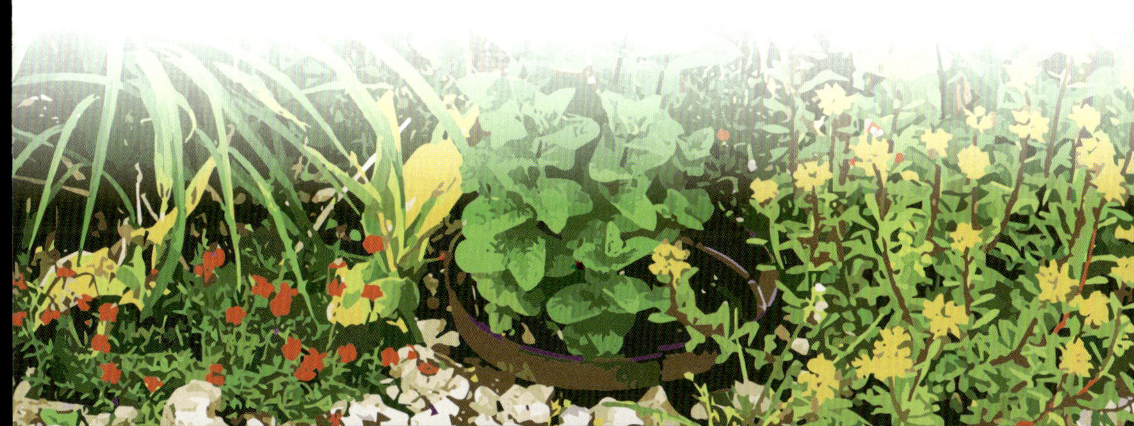

Sprechball und Meckerschnecke

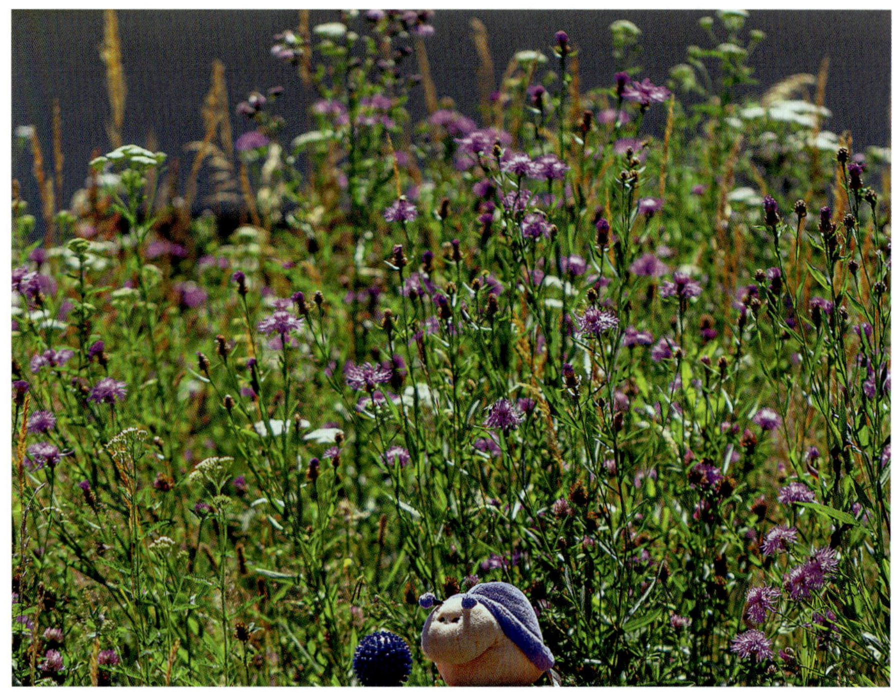

Mögliche Ziele: Verbesserung der kommunikativen Kompetenz; Signale des Körpers für An- und Entspannung bewusst wahrnehmen; Lockerungsübungen für Gesichts-, Schulter- und Brustmuskulatur kennenlernen

Das Aufeinandertreffen von sehr ungeduldigen Lehrkräften und sehr schüchternen Kindern ist selten eine gute Kombination. Vor allem bei mündlichen Beiträgen ist der Druck der Tempo einfordernden Lehrkraft für diese SchülerInnen häufig so groß, dass sie gar nicht zu Wort kommen. Während sie noch den Schrecken darüber verkraften müssen, dass sie unvermittelt aufgerufen wurden, obwohl sie sich nicht gemeldet haben (was sie aufgrund ihrer Schüchternheit freiwillig auch nicht tun würden), wird von der Lehrkraft bereits das nächste Kind aufgerufen. Nach und nach entwickelt diese Verquickung eine negative Dynamik. Die Lehrkraft reagiert immer gereizter auf dieses Verhalten, das in ihren Augen den Unterrichtsverlauf aufhält. Die betroffenen SchülerInnen wiederum sind in ihren Äußerungen immer stärker blockiert. Aus lauter Angst, plötzlich aufgerufen zu werden, sind sie so angespannt und besorgt, dass sie für die Inhalte nicht mehr richtig aufnahmefähig sind und ihre Noten sich verschlechtern. Unter anderem blockiert Angst konstruktives Denken und die Merkfähigkeit. Einige meiner KlientInnen wagen auch in Stuhl- und Morgenkreisen keine Äußerungen mehr. Was als kleiner Frosch im Hals begonnen hat, wurde zum Tyrannosaurus, der die Worte nicht herauslässt. Wie können sie diesen würgenden Saurier wieder loswerden?

Jede Therapiestunde beginnt bei mir mit einer kleinen Erzählrunde über die Geschehnisse seit unserem letzten Treffen. Zur Erleichterung des Gesprächsflusses gibt es den Sprechball und die Meckerschnecke. Der kleine Igelball kann mit selbstgewähltem Druck zwischen den Handflächen gerollt werden und so beim Erzählen mögliche Spannungen abbauen. Die Meckerschnecke ist aus weichem Plüsch und verkraftet es gut, wenn sie fest gedrückt wird, weil Beschwerden geäußert werden müssen und dabei vor Empörung mit ihr gestikuliert wird. Beide Funktionen werden von meinen KlientInnen im Allgemeinen gut angenommen, wenn auch die Meckerschnecke fast ein wenig beliebter ist. Manchmal wird schon beim Hereinkommen gerufen „Heute brauche ich die Meckerschnecke!“ und akute Störungen werden gleich zu Beginn der Stunde in Angriff genommen.

Bei KlientInnen mit den eingangs beschriebenen Schwierigkeiten sind Sprechball und Meckerschnecke ebenfalls von Anfang an dabei, aber bis sie stressfrei in ihrer Funktion angenommen werden können, sind einige Vorarbeiten zu leisten. Bevor wir am jeweils aktuellen Monatsthema weiterarbeiten, starten wir jede Therapiestunde mit unserem Sprechprogramm. Ich wähle dazu einen Sitzplatz mit Blick auf eine artenreiche, stark von Insekten frequentierte Anpflanzung. Pflanzen müssen Standort und Wetter nehmen wie sie kommen und sie reagieren darauf teilweise überraschend aktiv. Sonnenblumen zum Beispiel bewegen sich den ganzen Tag, um ihre Blüten nach ihrer Namensgeberin auszurichten. Als SchülerIn muss man mit den Bedingungen des Standorts Schule zurechtkommen und wir wollen gemeinsam in den nächsten Wochen aktiv nach Wegen suchen, um den Knoten im Hals zu lockern. Zunächst sind die KlientInnen dazu sogar vom Sprechen befreit, wenn es ihnen noch zu schwerfällt. Ich habe einen eigenen Sprechball und demonstriere, wie ich ihn während des Nachdenkens und Sprechens benutze. Die KlientInnen sind währenddessen herzlich eingeladen, Ball und Schnecke auszuprobieren, damit sie ein Gefühl für die Wirkung der beiden Gegenstände bekommen. Ich beschreibe, welche Insekten und Blumen ich in der Anpflanzung beobachte und erzähle Geschichten über sie. Sobald ich bemerke, dass die KlientInnen eine entspanntere Sitzhaltung einnehmen, gebe ich ihnen eine positive Rückmeldung. Sie sollen bewusst wahrnehmen, dass sie in einer für sie potenziell schwierigen Situation gelassen reagieren.

Woche für Woche tasten wir uns weiter voran. Ich berichte zum Beispiel, dass selbst berühmte SchauspielerInnen und SängerInnen bei Auftritten nicht einfach darauf lossprechen bzw. -singen. Damit ihre Stimme volltönend erklingen kann, muss sie vorbereitet werden. Nur wenn Gesicht, Schultern und Brustkorb entspannt sind, können die Stimmbänder gut in Schwingung kommen. Einige dieser Lockerungsübungen sind leicht auszuführen und auch für das ganz „normale“ Sprechen förderlich. Wir lernen unsere Stirnbeinhöcker zu reiben, die Kiefermuskulatur zu massieren, die Schultern zu lockern und den Brustkorb zu weiten.

Von Mal zu Mal wird es selbstverständlicher auf der Bank zu sitzen, den Insekten bei ihrem geschäftigen Summen und Brummen zuzuhören und sich mit dem Sprechen zu beschäftigen. Immer wieder verdeutlichen wir uns, dass wir auf einer Garten- und nicht auf einer Schulbank sitzen. Hier gibt es kein „Du musst jetzt sofort etwas sagen und richtig muss es auch sein!“. Hier gibt es nur eine Einladung an die Wörter, uns zu besuchen. Wir haben keine Eile, wir können warten, bis sie in uns aufsteigen. Dann können wir in aller Ruhe ausprobieren, wie es sich anfühlt, sie auszusprechen, denn sowohl den Pflanzen als auch den Insekten ist es nicht wichtig, was sie von uns zu hören bekommen. Mit der Zeit beginnt sich Satz an Satz zu reihen. Zusätzlich erarbeiten wir ein Repertoire an Textbausteinen und Floskeln, so dass der Redefluss auch in kritischen Situationen nicht versiegt und der Saurier nur noch ein Spielzeug im Regal ist.

Material: *Igelball in Kinderhandgröße, Meckertier, insektenfreundliche Blühpflanzen, bequeme Sitzgelegenheit*

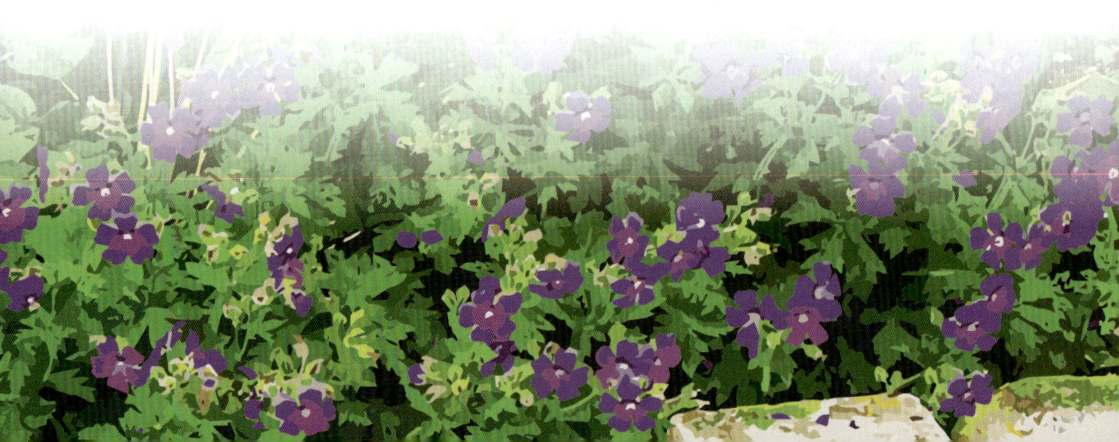

Aufsatzkunst

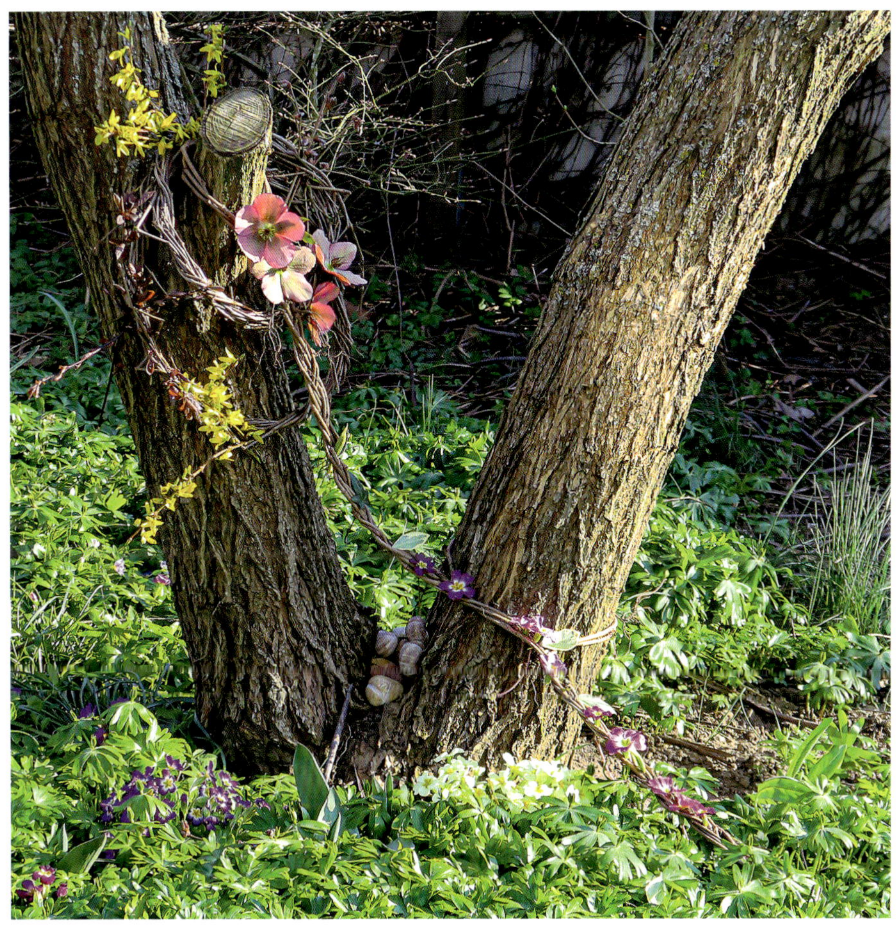

Mögliche Ziele: Kreative Prozesse verstehen; Schreibstrategien entwickeln; Wortschatz erweitern; Deutschnote verbessern.

Einerlei ob es sich um eine Erlebniserzählung, eine Bildergeschichte, eine Nacherzählung, eine Vorgangsbeschreibung oder andere Textgattungen handelt, ist es für manche SchülerInnen die reine Qual, einen Aufsatz schreiben zu müssen. Mit der Zeit wird der innere Widerstand gegenüber dieser Aufgabe immer stärker. Statt vor Ideen und abwechslungsreicher Wortwahl überzusprudeln, verwandelt sich ihr Gehirn in einen staubtrockenen Schwamm. Während ihre MitschülerInnen emsig Zeile um Zeile füllen, bringen sie mit Mühe vielleicht eine halbe Seite Text zustande. Oft genug ist dieser Text nicht nur zu kurz für eine annehmbare Leistung, sondern zudem in sich nicht schlüssig nachvollziehbar. Da sich aber die Notwendigkeit des schriftlichen Sprachgebrauchs wie ein sehr dicker roter Faden durch die gesamte Schulzeit zieht, sind Kenntnisse zur Textgestaltung und ein gewisser Reichtum im Ausdruck unverzichtbar für das schulische Fortkommen. Das kreative Schwungrad muss auf jeden Fall in Gang gebracht werden.

Wie kommen Ideen zu mir? Wie kann ich meine Einfälle ausschmücken? Was sollte ich dabei beachten? Das sind Fragen, die bei Landartprojekten eine wichtige Rolle spielen, weswegen diese Methode gut geeignet ist, ein Verständnis für das Ablaufen kreativer Prozesse zu entwickeln. Hat man einmal einen Zugang zu diesem Geschehen gefunden, lässt es sich leichter für andere Bereiche öffnen und auf sie übertragen. Mit Landart kann sich jede/r künstlerisch betätigen. Man braucht keine besondere Expertise und über richtig oder falsch entscheidet allein der eigene Geschmack. Die Kunstwerke werden ohne Hilfsmittel aus den Naturmaterialien gestaltet, die man am ausgewählten Ort entdeckt und verwenden möchte. Man braucht einzig die Bereitschaft, sich mit Muße auf die Gegebenheiten einzulassen und nach und nach ihre Besonderheiten zu entdecken.

Zur Einstimmung betrachten wir einige Bilder von Landartwerken. Fotos sind in der Regel das Einzige, was von ihnen bleibt. Diese vergängliche Kunst kommt aus der Natur und bleibt in der Natur. Von ganz einfach, aber dennoch faszinierend, bis spektakulär ist Verschiedenes zu sehen und die KlientInnen können sich einige Techniken abschauen. Blätter können mit kleinen Ästen ineinandergesteckt werden, mit Ranken kann man flechten, mit feuchtem Matsch kann man gut malen und dergleichen mehr. Ähnlich wie die Aufgabe „Schreibe einen Aufsatz!“ ist die Aufforderung „Mache in diesem Garten ein Landartprojekt!“ für meine KlientInnen zuerst eine Überforderung und sie reagieren hilflos und abwehrend. Es ist gut, dieses lähmende „Alles zu viel“-Gefühl bewusst wahrzunehmen, denn so kann man auch spüren, wenn es sich allmählich auflöst. Zu diesem Zweck gehen wir gemeinsam die verschiedenen Gartenbereiche ab und lassen sie in Ruhe auf uns wirken. Dabei fallen uns immer mehr Eigenheiten auf. Beim Kompostplatz liegen interessant geformte Äste. Am Fuß des Hangs haben sich viele Lesesteine angesammelt. Die Blütenblätter der Rosen im Verandabeet haben tolle Farben. Nach einigen Stationen spüren die KlientInnen ziemlich gut, zu welcher Stelle sie es am meisten hinzieht; sie haben gewissermaßen ihre Einleitung gefunden. Sie haben auch gemerkt, dass es ruhig etwas dauern kann und darf, bis die Einfälle fließen. Die Vorstellungen müssen auch nicht sofort eine perfekte Gestalt annehmen, sondern können sich über mehrere Versuche hinweg entwickeln. Zusehends wird das Kunstwerk erweitert und ausgeschmückt. Wenn bei einem Landartprojekt der Schaffensprozess so richtig in Gang gekommen ist, sind die jungen KünstlerInnen meist ganz versunken in ihre Tätigkeit. Erst zum Abschluss kann es, wie zu Beginn, mitunter etwas mühsamer werden. Die KlientInnen sind eigentlich zufrieden mit ihrem Kunstwerkt und empfinden es als abgeschlossen, aber irgendwie fehlt noch das gewisse Etwas zur Vollendung. Für das Erschaffen des Hauptteils haben sie viel künstlerische Energie verbraucht und jetzt müssen sie sich noch einmal motivieren. Um wirklich vollständig zufrieden mit ihrer Arbeit zu sein, machen sie sich auf die Suche nach dem krönenden Abschluss. Haben sie ihn gefunden, sind sie sich dann auch sicher: „Jetzt ist es gut."

Wie könnten die Chancen erhöht werden, dieses wunderbare Gefühl am Ende eines vollendeten kreativen Prozesses in Zukunft auch beim Aufsatzschreiben empfinden zu können? Dazu gehen wir in Gedanken an den Beginn des Landartprojekts zurück. Die sehr allgemeine Anweisung „Mache ein Kunstwerk!" hat Stress erzeugt. Im Gegensatz dazu hat es zur Lösung geführt, sich nacheinander kleine Teilbereiche zu erschließen. Auch ein Aufsatz entsteht nicht in einem Wurf, sondern durch die Kombination verschiedener Einzelstücke der jeweiligen Textgattung. So wie wir im Kunstprojekt die einzelnen Beobachtungen auf uns wirken ließen und die dabei entstehenden Ideen aufgegriffen haben, machen wir uns „Kreativitätsbooster" für die aktuell im Unterricht behandelte Aufsatzform. Wir legen Karteikarten zu den Anforderungen einzelner Textbausteine an, sammeln typische Wendungen zum Beispiel für Anfänge, Überleitungen und Schlusssätze und unsere Kollektionen von Wortfeldern und Adjektiven werden immer umfangreicher. Statt Naturmaterialien sammeln wir Wortschätze und machen daraus unser Kunstwerk. Wenn man auf einen reichhaltigen Fundus zugreifen kann, braucht man zudem vor Blockaden keine Angst mehr zu haben. Zum Einüben der neuen Wortmächtigkeit verwende ich gerne Geschichtenwürfel; entweder aus dem Handel oder ich erstelle sie zusammen mit den KlientInnen zu einem ihrer Lieblingsthemen. Optimal ist es natürlich, wenn zu Hause viel (vor-)gelesen wird und sich die ganze Familie darin übt, Wortschätze anzuhäufen und Alltagserlebnisse abwechslungsreich zu erzählen.

Material: *Für kleine Landartprojekte geeigneter Garten, Park oder Wald, Geschichtenwürfel, Karteikarten, Stifte*

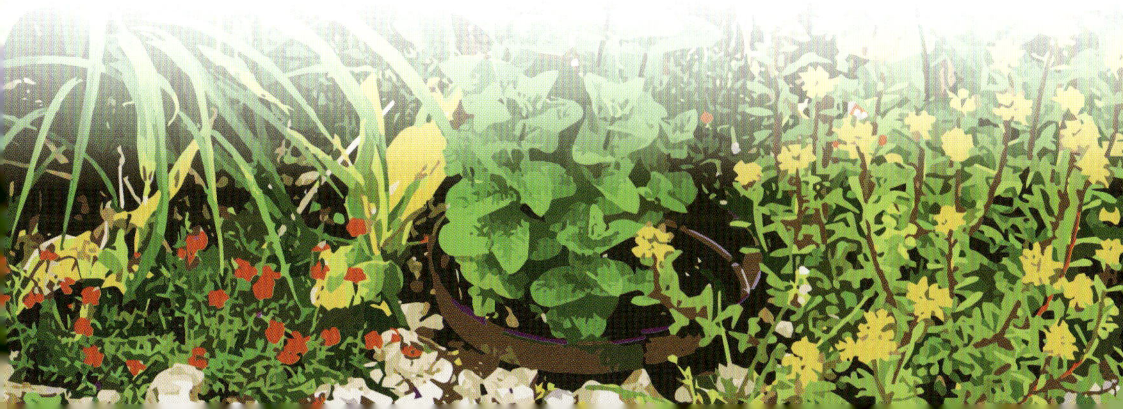

Therapieprogramm: Das Bienenblumenbuch

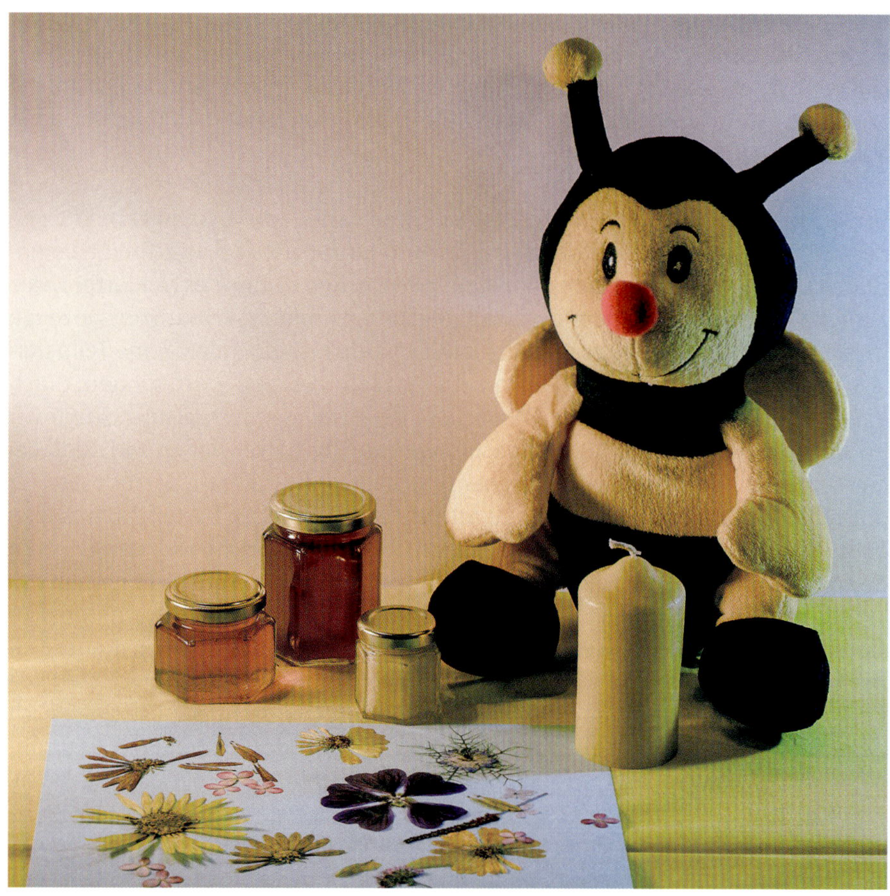

Manche der in diesem Buch vorgestellten Praxisanregungen sind gut in einer Therapieeinheit zu bewältigen und können für sich stehen. Andere sind eingebettet in flankierende Maßnahmen und erstrecken sich über einen längeren Zeitraum. In jedem Fall ist es wichtig zu beachten, dass die kleineren Feinziele im Dienst der größeren Richtziele stehen. Der Vollständigkeit halber möchte ich diesen Zusammenhang mit dem kurzen Therapieprogramm „Das Bienenblumenbuch" verdeutlichen. Ich habe es hauptsächlich konzipiert für KlientInnen, die aufgrund ihrer Schwächen beim Lesen und (Recht-)Schreiben mehr oder weniger große Ängste entwickelt haben und schon beim Anblick von Büchern, Stiften und Heften blockieren. Alles in ihnen sträubt sich und sie zeigen Symptome einer beginnenden Panikattacke. Lieber nehmen sie Ärger über die Verweigerung in Kauf, als weitere Demütigungen und Niederlagen ertragen zu müssen.

Die Annäherung an dieses Thema über die Bedürfnisse der Honigbienen entsprang meiner positiven Erfahrung mit dem Interesse von Kindern an diesen nützlichen Insekten. Mein Mann und ich haben viele Jahre geimkert und unsere Bienenstöcke waren ein selbstverständlicher Bestandteil des Gartens. Die meisten Kinder waren fasziniert vom Leben im und um den Bienenstock und wenn möglich habe ich die Aktivitäten der fleißigen Gartenbewohnerinnen in meine therapeutische Arbeit einfließen lassen. Im Winter kann man mit einem Stethoskop dem Summen im Stock lauschen und dabei selbst ganz ruhig werden. Im Sommer ist es entspannend, das Geschehen am Flugloch von der Seite zu beobachten und die unterschiedlich gefärbten Pollenhöschen der vollbepackten Sammlerinnen wahrzunehmen. Die Sozialform des Bienenstaates gab viele Denkanstöße im Hinblick auf ein Miteinander, das ganz unbedingt auf das Gemeinwohl ausgerichtet ist.

Das übergeordnete Ziel des „Bienenblumenbuchs" ist die Auflösung von Ängsten im Umgang mit Büchern und Stiften, damit in weiteren Schritten die Defizite beim Lesen und Schreiben abgebaut werden können. Dazu wird in Therapieeinheit Eins ein Buch eingeführt, das lediglich durch seine Betrachtung viele Impulse gibt. Da ich den KlientInnen versichere, dass sie nicht lesen müssen, können sie sich gut darauf einlassen und der Faszination durch die Bilder nachgeben. Wir blättern vor und zurück auf der Suche nach Pflanzen, die wir kennen und nach Inspiration. Der Tonkartonrahmen kann in späteren Therapieeinheiten dazu dienen, mit der Verwendung einer Lesefolie bekannt zu machen, die es erleichtert, auf jedes Wort besser fokussieren zu können. In der zweiten Therapieeinheit geht es um den unbefangenen Umgang mit Stiften. Ich beginne mit Stiften wie zum Beispiel Puffpaints, die gar nicht besonders gut zum Schreiben geeignet sind, mit denen man aber gestalterisch hübsche Effekte erzielen kann. Das weckt bei den KlientInnen die Neugier und sie fühlen sich sicher, weil sie nicht schreiben müssen, wenn sie nicht wollen. Buchstabenstempel können dazu verlocken, wenigstens den eigenen Namen zu stempeln. Wenn dann KlientInnen, für die das Lesen und Schreiben eine schwere Prüfung darstellt, in der dritten Therapieeinheit tatsächlich ein selbstgemachtes Büchlein zusammenbinden, sind Freude und Stolz riesengroß und sie sind dem übergeordneten Therapieziel einen großen Schritt nähergekommen.

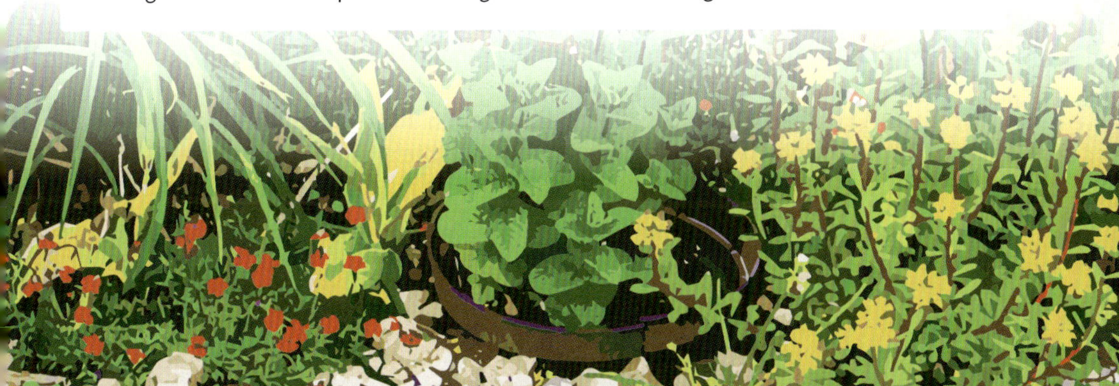

Therapieeinheit 1: Pflanzen sammeln

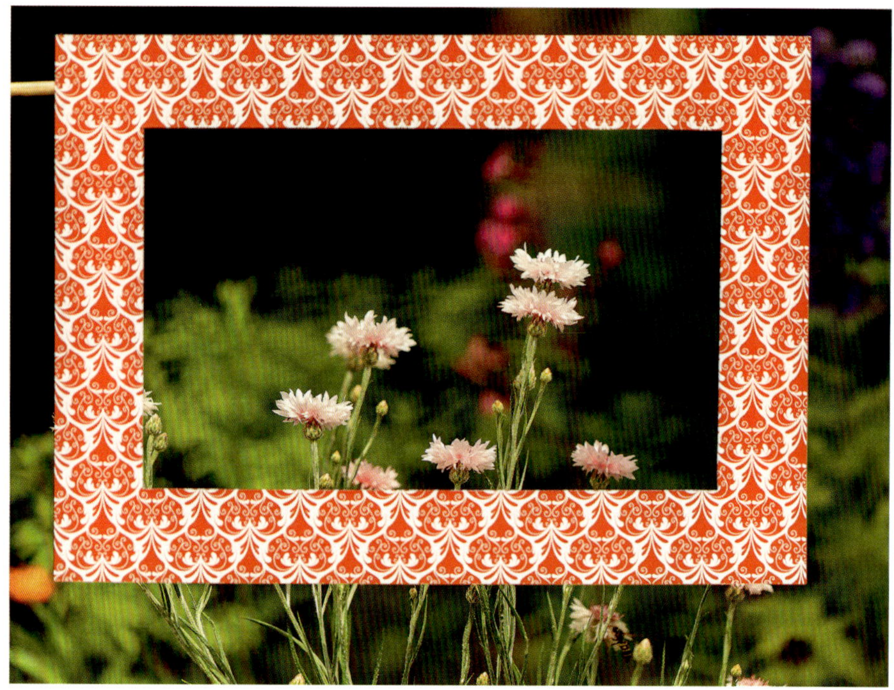

Mögliche Ziele: Systematisches Vorgehen verbessern; Konzentration und Aufmerksamkeit trainieren; sorgfältiges Arbeiten stärken; Aufbau und Funktion eines Herbariums kennenlernen.

Wir sprechen über die Bienen und ihre Bedeutung für uns Menschen. Wie fleißig sie Obst und Gemüse bestäuben, wie lecker ihr Honig schmeckt und wie gut Bienenwachskerzen duften. Leider geht es den Honigbienen nicht besonders gut, weil sie immer weniger Futter finden in einer Landschaft, in der nicht viel blüht. Wir überlegen, dass vielleicht viel mehr Menschen den Bienen helfen würden, wenn sie wüssten, was sie brauchen. Vor allen Dingen brauchen sie Futter. In einer Vase sind Blumen, die bei Bienen sehr beliebt sind. Wir schauen sie genau an: sie haben offene Blüten mit viel Nektar und Pollen. Mit einem Herbarium könnten anderen Menschen Beispiele für Bienenblumen unabhängig von ihrer Blütezeit gezeigt werden. Vielleicht bekommen sie dadurch Lust, selbst welche zu pflanzen. Wir betrachten die Druckausgabe eines (historischen) Beispielherbariums. Es gibt eine lange Tradition des Pflanzensammelns und -pressens, in die wir uns voll Stolz einreihen wollen.

Mit Sammelkörbchen und Blumenschere halten wir im Garten Ausschau nach Blumen mit den Eigenschaften, über die wir gesprochen haben. Das ist nicht sehr schwer, denn wenn wir genau schauen, sehen wir in welchen Blüten sich Bienen tummeln. Je nach Konzentrationsfähigkeit können die KlientInnen frei im ganzen Garten suchen oder sich zunächst auf ein bestimmtes Beet beschränken. Bei Bedarf kann der Fokus durch einen Tonkartonrahmen im DIN-A4-Format geschärft und die Suche systematisiert werden. Die gefundenen Blüten werden vorsichtig gepflückt oder geschnitten (Achtung! Genug für die Bienen überlassen!). Falls KlientInnen Scheu vor den Bienen haben, genügt die Entdeckung und die Therapeutin pflückt.

Nach dem Sammeln werden die Blüten vorsichtig zwischen mehreren Lagen weichem Karton in die Blumenpresse gelegt und diese gut zugeschraubt. Dann lassen wir uns ein Honigbrot schmecken und sprechen darüber, welche Arbeiten uns leichtgefallen sind und welche wir knifflig fanden. Was hat uns bei der Bewältigung der Schwierigkeiten geholfen?

Material: *Beispiel-Herbarium, Sammelkörbchen, leichte Blumenschere, Tonkartonrahmen in DIN A4, Blumenpresse, Brot, Butter, Messer, Honig, Vase mit „Bienenblumen“, Bienenwachskerze*

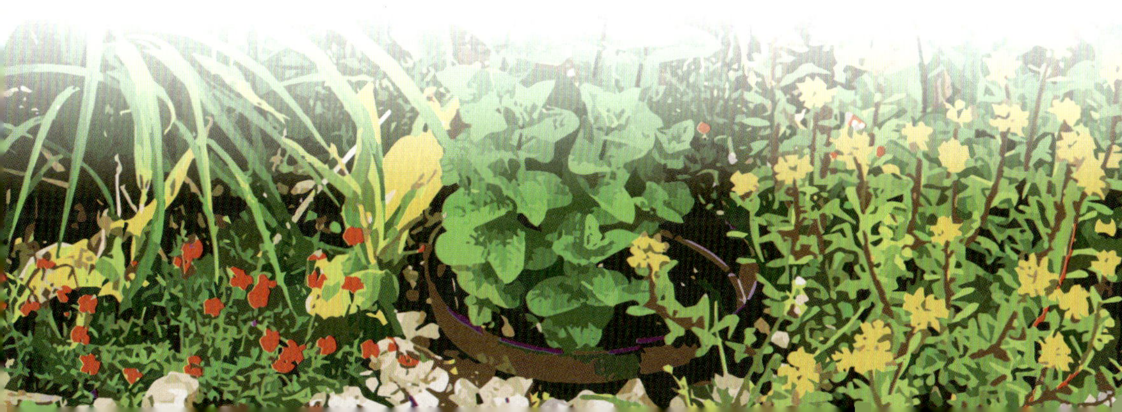

Therapieeinheit 2: Deckblatt gestalten

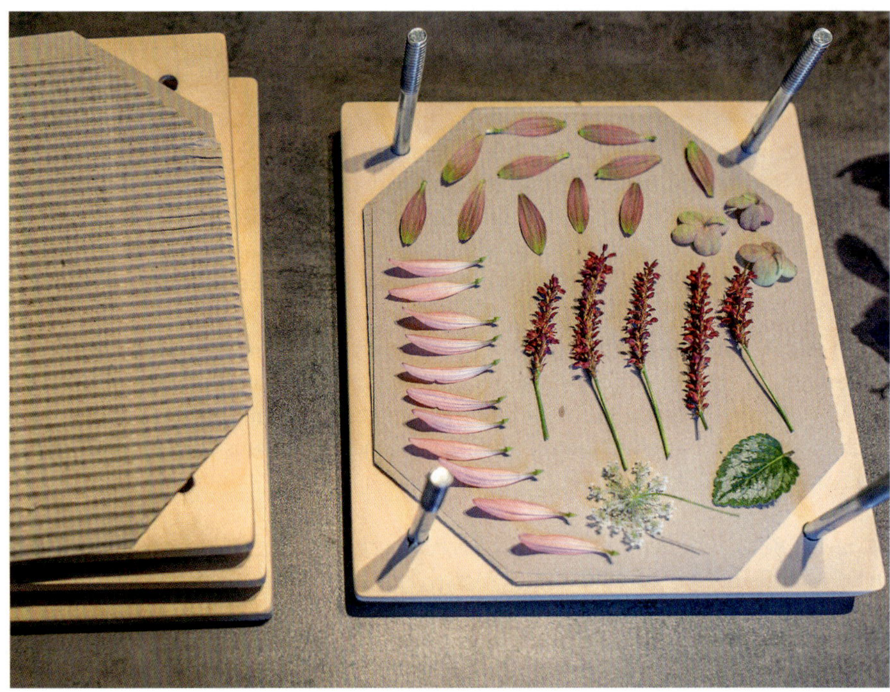

Mögliche Ziele: Strukturiertes, planvolles Vorgehen erlernen; Ausdauer trainieren; Kreativität stärken; erkennen, dass gute Leistungen meistens Vorarbeiten und einen langen Atem brauchen; angstfreien Umgang mit (Schreib)stiften anbahnen.

Wir spekulieren, wie die Blumen nach einer Woche in der Presse aussehen. Wie werden sie sich verändert haben? Vorsichtig werfen wir einen Blick in die Blumenpresse und befühlen sanft die Blüten. Haben sich die Farben verändert? Ist noch Feuchtigkeit zu spüren? Nächste Woche werden die Pflanzen ganz getrocknet sein. Diese Woche machen wir das Deckblatt, das den BetrachterInnen Lust auf den Inhalt machen soll.

Zunächst planen wir die Gestaltung des Deckblatts. Auch hier sollen die KlientInnen wissen, dass sie nicht schreiben müssen, wenn sie noch nicht bereit dafür sind. Wichtig ist, dass sie sich überhaupt auf das Ausprobieren der verschiedenen Stifte einlassen. Soll es besonders prächtig werden oder wissenschaftlich schlicht? Welche Informationen sollte es enthalten? Wir analysieren Beispiele und machen Skizzen. Welche der Materialien passen zu den Ideen? Materialien, mit denen die KlientInnen noch nicht gearbeitet haben, werden ausprobiert (Wie klebt Washi Tape? Was muss ich bei der Verwendung von Puffpaint beachten? usw.).

Nach dieser Vorbereitung geht es an die Umsetzung. Wir wählen die Materialien aus, für die wir uns entschieden haben und lassen der Kreativität ihren Lauf.

Zum Abschluss betrachten wir gemeinsam ein Buch über Bienen, denn schließlich geht es bei unseren Bemühungen um die kleinen fleißigen Damen. Voll Stolz können wir feststellen, dass auch wir heute ziemlich fleißig waren und geduldig einen weiteren Baustein für eine größere Aufgabe erledigt haben.

Material: *Beispiel-Herbarium, Blanko DIN-A5-Blatt mit Lochung, Bastelschere, verschiedene Stifte (Holz-, Filz-, Glitzerstifte, Puffpaint …) und Bastelmaterialien (gemusterten Tonkarton, Stanzer, Washi Tape …), Spielschultafel oder Skizzenblock*

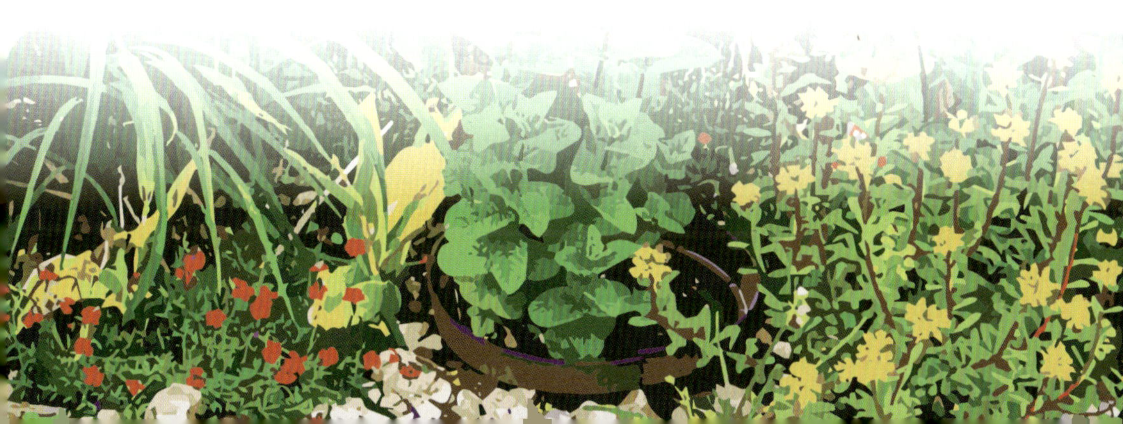

Therapieeinheit 3: Bienenblumenbuch fertigstellen

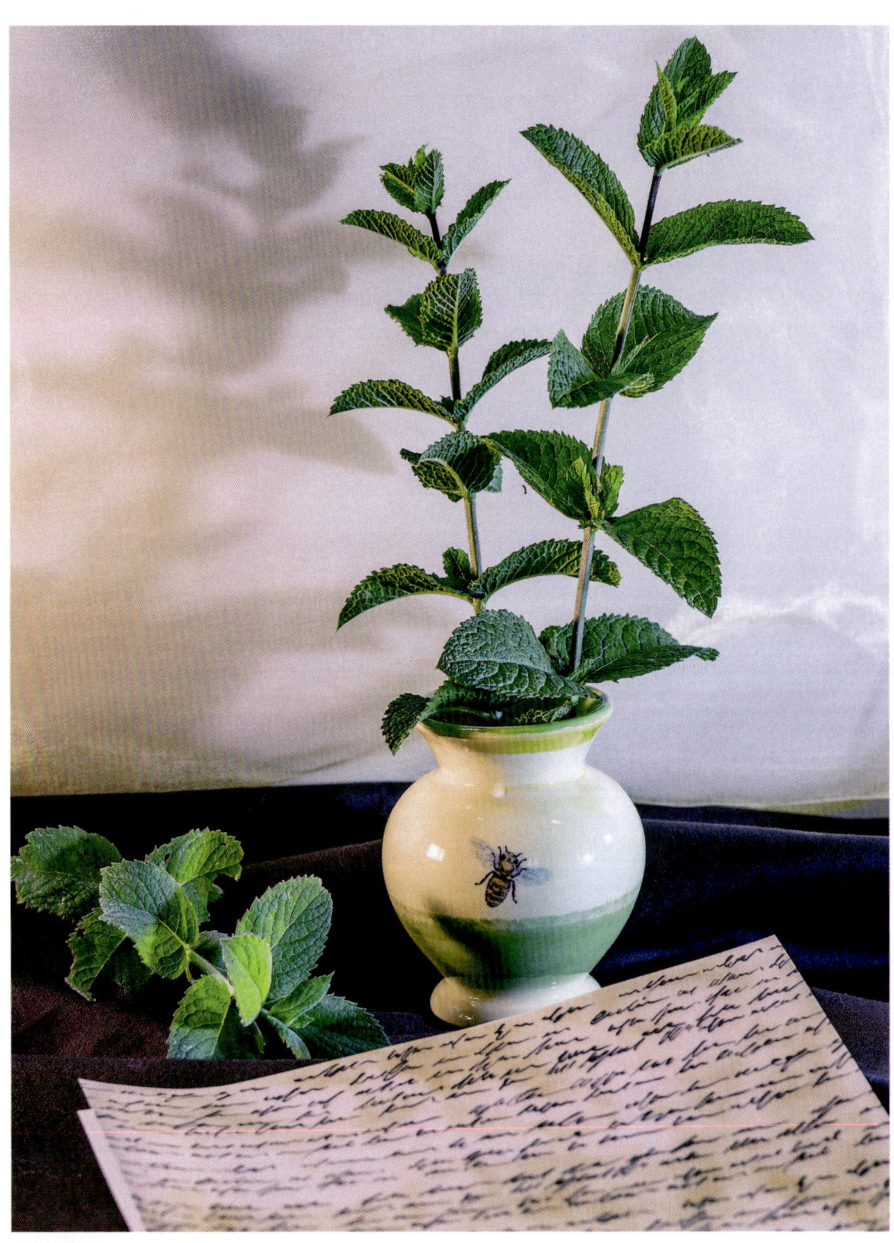

Mögliche Ziele: Freude über das Vollenden und Gelingen einer umfangreichen und langwierigen Aufgabe bewusst erleben; Feinmotorik trainieren; Rechtschreibfertigkeiten einüben; Ausdauer stärken.

Heute ist der große Tag, die Blumen können aus der Presse genommen werden. Die Arbeiten, denen wir uns widmen wollen, können durchaus anstrengend werden, deshalb stehen in einer Vase Pfefferminzzweige bereit. Bei Bedarf können wir die Blätter vorsichtig reiben und daran schnuppern. Das macht wieder munter. Außerdem sind Pfefferminzblüten sehr beliebt bei Bienen.

Wir konsultieren noch einmal kurz die Vorbilder, um Anregungen für die Anordnung der Blumen und die Beschriftung zu bekommen. Für die KlientInnen ist es sehr wichtig, ein richtig tolles Bienenblumenbuch zu machen. Vorab überlegen wir deshalb, wie der Rechtschreibteufel chancenlos bleibt. Dazu gibt es verschiedene Möglichkeiten: die KlientInnen machen einen Testlauf auf einem Blatt, wir überprüfen gemeinsam mit dem Schülerduden und das richtige Wort wird direkt ins Bienenblumenbuch übertragen. Je nach Bedürfnis und Fähigkeiten der KlientInnen schreibe ich auch manchmal vor oder buchstabiere. KlientInnen mit großen Rechtschreibschwierigkeiten wählen manchmal auch den Weg, den Blumennamen auf ein Extrablatt zu schreiben und ihn, wenn alles richtig ist, auszuschneiden und neben die Blume zu kleben.

Nun, da wir alle Eventualitäten bedacht haben, können wir uns ans Werk machen. Wir bereiten einige DIN-A5-Blätter vor, indem wir links einen ungefähr zwei Zentimeter breiten Rand falten, so dass später gut geblättert werden kann. Wir holen die Blumen aus der Presse und lösen vorsichtig jeweils das Exemplar von seiner Unterlage, das als Nächstes eingeklebt werden soll. Es ist normal, dass dabei manchmal eine Blume trotz aller Vorsicht kaputtgeht. Deshalb haben wir von jeder Sorte mehrere gepresst. Eine neutrale Fehleranalyse ist zur Vermeidung weiterer Schäden und Frustrationen wichtig: war ich vielleicht etwas grob oder ungeduldig? Ist die Blume besonders zart und sehr schwierig zu handhaben? Wie kann ich diese Probleme in Zukunft vermeiden? Zum Beispiel könnte ich eine Pinzette als Hilfsmittel verwenden.

Nach und nach platzieren wir die Blumen auf den Seiten, indem wir die größeren Blätter und Blüten mit wenigen Tropfen Flüssigkleber befestigen und die feinen Stängel mit schmalen Tesafilmstreifen fixieren. Zu jeder Blume schreiben wir ihren Namen.

Bei all der Arbeit und Anstrengung achten wir darauf, dass wir uns nicht verspannen. Wir lockern also regelmäßig unsere Schultern, schütteln unsere Arme aus, wackeln mit den Fingern und schnuppern bei Bedarf an der Pfefferminze.

Alle Blätter werden mit dem Deckblatt obenauf aufeinandergelegt und mit einem Wollfaden oder schmalen Geschenkband zusammengebunden.

Nach dem Binden blättern wir durch das fertige Buch und freuen uns an den schönen Blumen, die nun sogar viele Jahre auch andere Menschen erfreuen können. Wir überlegen, wem wir es zeigen wollen und wen wir damit mit unserem Engagement für die Bienen anstecken können. Wir denken an die vielen Arbeitsschritte, die in unserem fertigen Werk stecken und gratulieren uns zu unserem Durchhaltevermögen. Was ist uns besonders gut gelungen, was hat besonders Freude gemacht?

Material: *Vase mit Pfefferminzzweigen, die gepressten Pflanzen, Blanko DIN-A5-Blätter mit Lochung, Bastelschere, Flüssigkleber, Tesafilm, guter Schreibstift, Schülerduden, Blatt zum „Probeschreiben", Wollfaden oder schmales Geschenkband, Beispiel-Herbarium, Pinzette*

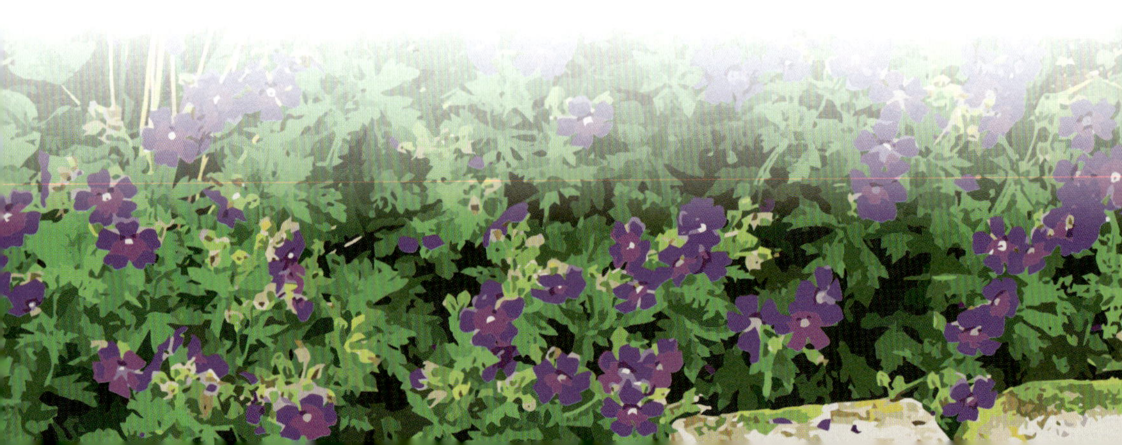

Der Schulrucksack

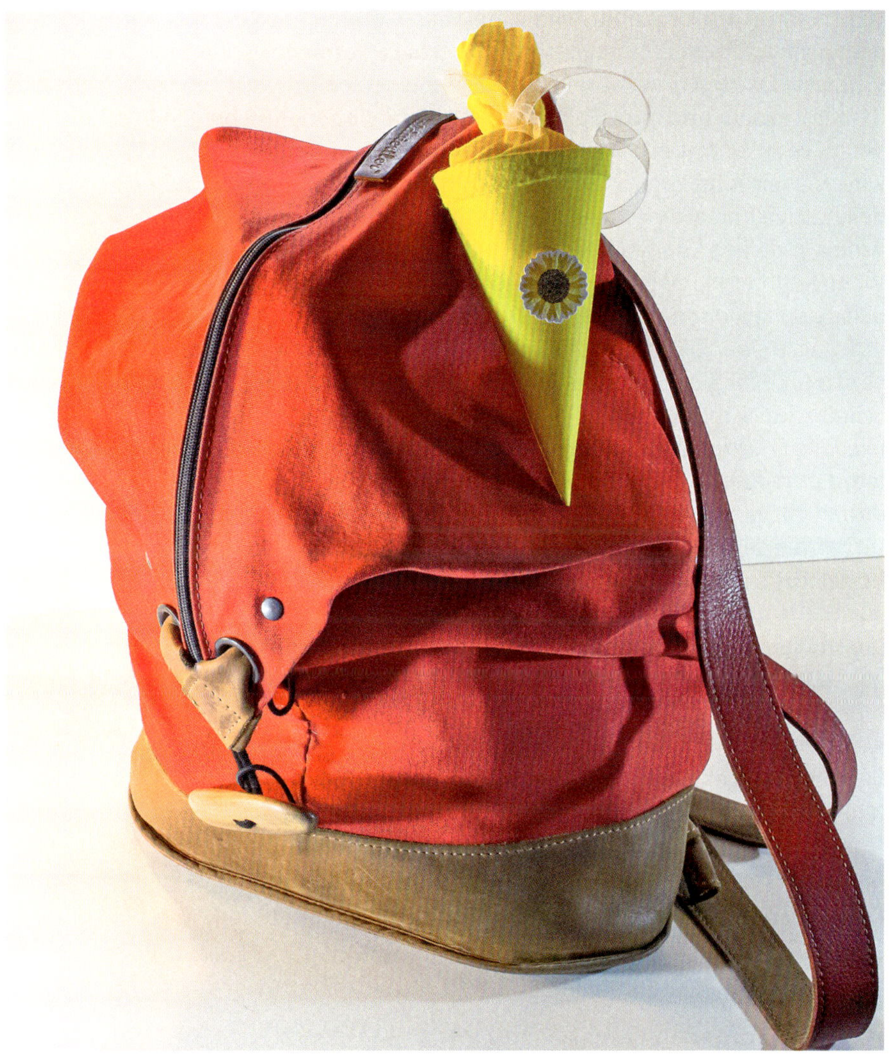

Ein Wort zum manchmal übermächtig werdenden Thema Schule:

Der erste Schultag ist in den meisten Fällen ein mit Vorfreude erwartetes aufregendes Ereignis, mit dem für die ganze Familie eine neue Zeitrechnung beginnt. Nahezu niemand geht zu Beginn der Schulzeit davon aus, dass sich schon bald dunkle

Gewitterwolken über der Familie zusammenbrauen und sich die vermeintlich übersichtliche Schullandschaft als ein schwer begehbares Gebirge entpuppt.

Die Erkenntnis, als einziges Kind in der Klasse immer noch nicht Lesen zu können oder nicht mit dem Zehnerübergang zurecht zu kommen, ist für Kinder ein unvorstellbarer Dauerschmerz und Stress. Sie merken selbst, dass die Lernlokomotive der Klasse mehr und mehr Fahrt aufnimmt und sie zunehmend den Anschluss verlieren. Jetzt kommt es darauf an, dass aus einem Mittelgebirge kein Hochgebirge wird. Vielleicht tut es gut, sich vor Augen zu führen, dass auf Bergwiesen wunderbar heilkräftige und aromatische Pflanzen und Kräuter wie Enzian, Speik, Alant oder Arnika gedeihen. Sie brauchen die Herausforderungen dieser Gegend regelrecht. Wenn Sie Ihrem Kind beim Erklimmen steiler Hänge in herausforderndem Gelände helfen wollen, dann ziehen Sie festes Schuhwerk an und machen sie sich gemeinsam auf zu einer Erkundungstour nach im Verborgenen blühenden Schätzen. Noch ein Tipp, bevor Sie aufbrechen: Verwechseln Sie beim Packen nicht ihren eigenen Schulrucksack mit dem Ihres Kindes. Wenn Sie womöglich selbst mit der Schulzeit leidvolle Erfahrungen verbinden, ist es nur zu verständlich, dass Sie alles tun wollen, damit Ihrem Kind dieser Kummer erspart bleibt. Dieser von Herzen kommende und gut gemeinte Wunsch kann nämlich ungewollt eine Betriebsamkeit in Gang setzen, die den Druck auf Ihr Kind weiter erhöht, statt es zu entlasten, obwohl Sie in bester Absicht handeln.

Kontrollieren Sie also vor der gemeinsamen Wanderung in die Schulberge sehr genau, was in Ihrem Rucksack steckt und was den Ihres Kindes schwer macht. Entdecken Sie allerdings in Ihrem Proviant etwas, von dem Sie annehmen dürfen, dass es für Ihr Kind hilfreich wäre, dann suchen Sie einen schönen Rastplatz und teilen Sie diese Wegzehrung miteinander. Es kann für Kinder wunderbar entlastend und hilfreich sein zu hören, dass ihre Eltern ebenfalls über schwierige Hindernisse klettern mussten und wie sie diese Herausforderung bewältigt haben. Plötzlich ist das Kind nicht mehr der einzige Mensch mit Schulproblemen, den es kennt. Es hat sogar wichtige Verbündete hinzugewonnen.

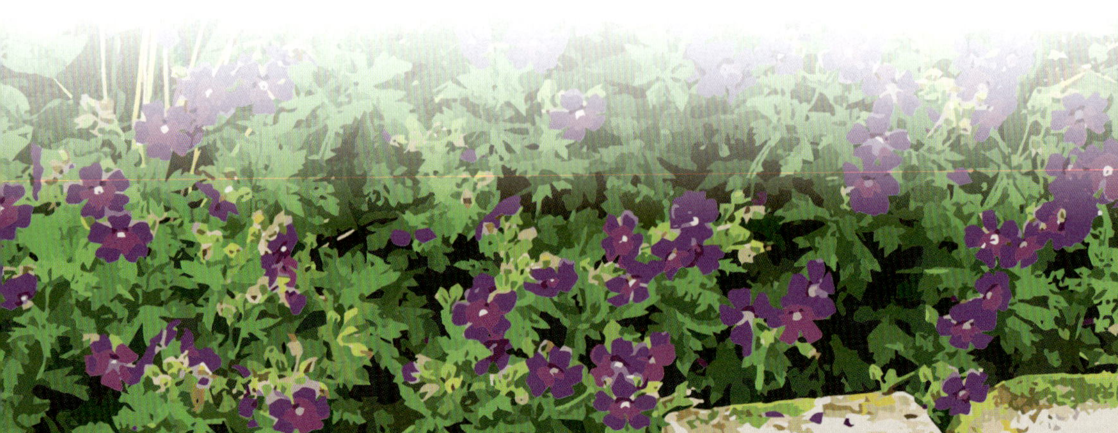

Verschlungene Pfade

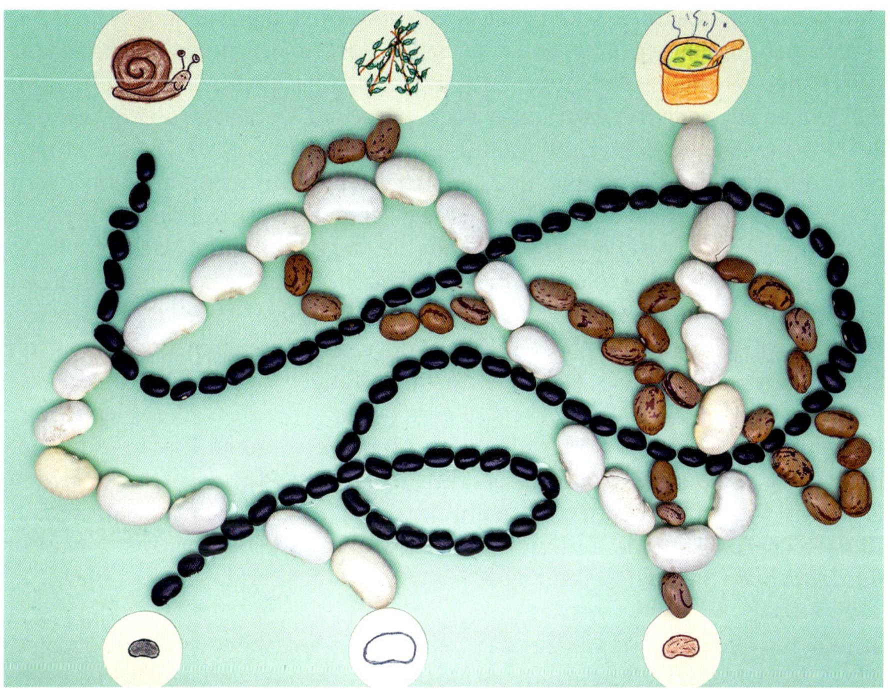

Mögliche Ziele: Verbesserung von Feinmotorik und Ausdauer; ein Bewusstsein für Spannungszustände und Verkrampfungen in Händen und Fingern entwickeln, die Probleme bei der Stifthaltung und -führung nach sich ziehen; Wie kann man unübersichtliche Situationen klären?

Es gibt unzählige Bohnensorten. Manche bilden lange Ranken, andere kleine Büsche. Man kann Bohnen frisch gepflückt kochen oder warten, bis sie ihre Samen ausgebildet haben, die man lange lagern kann. So hat man das ganze Jahr über ein gesundes Nahrungsmittel zur Verfügung. Weil die Bohnenkerne außerdem schön anzusehen sind und sich gut anfühlen, kann man noch andere Dinge damit tun.

Wir machen Fingergymnastik mit Bohnenkernen. In eine Schüssel gibt man Kerne verschiedener Sorten. Wir lockern unsere Hände und Finger, indem wir ein Handbad darin nehmen. Wir lassen die Bohnen durch unsere Finger rieseln, machen eine Faust und halten sie ganz fest, dann lassen wir wieder los und graben mit gestreckten Fingern durch die Bohnenkerne. Welche Bewegungen fühlen sich ebenfalls angenehm an? Diese Übung machen wir so lange, bis unsere Finger beweglich und locker sind und wir die Aufgabe angehen können.

„Auf dem Arbeitsblatt siehst du ein Gewirr von Wegen, die zu einem Bohnenzelt, einem Topf mit Bohnensuppe und einer Schnecke führen. Schnecken mögen übrigens Bohnenpflanzen sehr gerne. Jeder Weg startet bei einem Bohnenkern. Fahre die Bohnenwege erst mit dem Finger nach und schau, wohin sie führen. Wenn du auf Nummer Sicher gehen willst, kannst du danach jeden Weg mit einer bestimmten Farbe nachfahren. Anschließend sortierst du für jeden Weg eine Bohnensorte in ein Schüsselchen. Mit der Hilfe von Flüssigkleber legst du jede Linie mit je einer Bohnenfarbe nach und erkennst so am Ende die Wege ganz leicht. Nach dem Trocknen kannst du die Wege mit den Fingern nachfahren und sie erspüren. Fühlt sich das Nachspuren mit jedem Finger gleich an? Welcher Finger ist am geschicktesten? Mit welcher Hand klappt es besser? Kannst du auch mit geschlossenen Augen die Spur halten? Wie bist du vorgegangen, um den richtigen Weg zu finden?“

Führt man diese Übung im Mai/Juni durch, können in weiteren Therapieeinheiten Bohnen als Samen gelegt oder als bereits vorgezogene Pflanzen gesetzt werden. Ein Gerüst für Stangenbohnen zu bauen, unter dem man später im Jahr sitzen kann, ist gar nicht so leicht und fördert grobmotorische Fähigkeiten. Darüber hinaus ist Ausdauer beim Bauen und Geduld beim Warten auf das Ergebnis erforderlich.

Zu anderen Jahreszeiten kann das Haus einer Tonkartonschnecke mit unterschiedlichen Bohnenkernen und glitzernden Mosaiksteinchen verziert werden. Hier liegt der Schwerpunkt neben Feinmotorik und Ausdauer mehr auf der Kreativität.

Material: *Unterschiedliche Bohnenkerne, Schüssel für das Handbad, drei kleinere Schüsselchen, Arbeitsblatt, Stifte, Flüssigkleber*

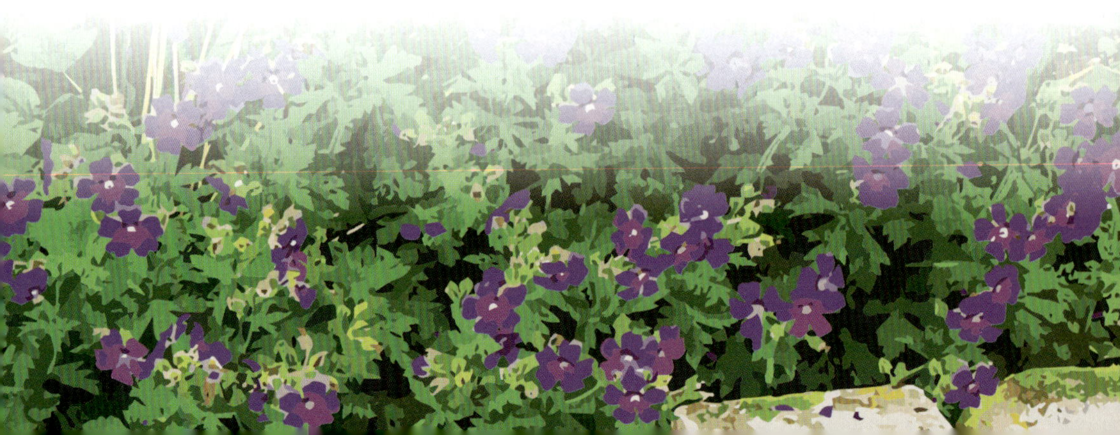

Frühlingsboten

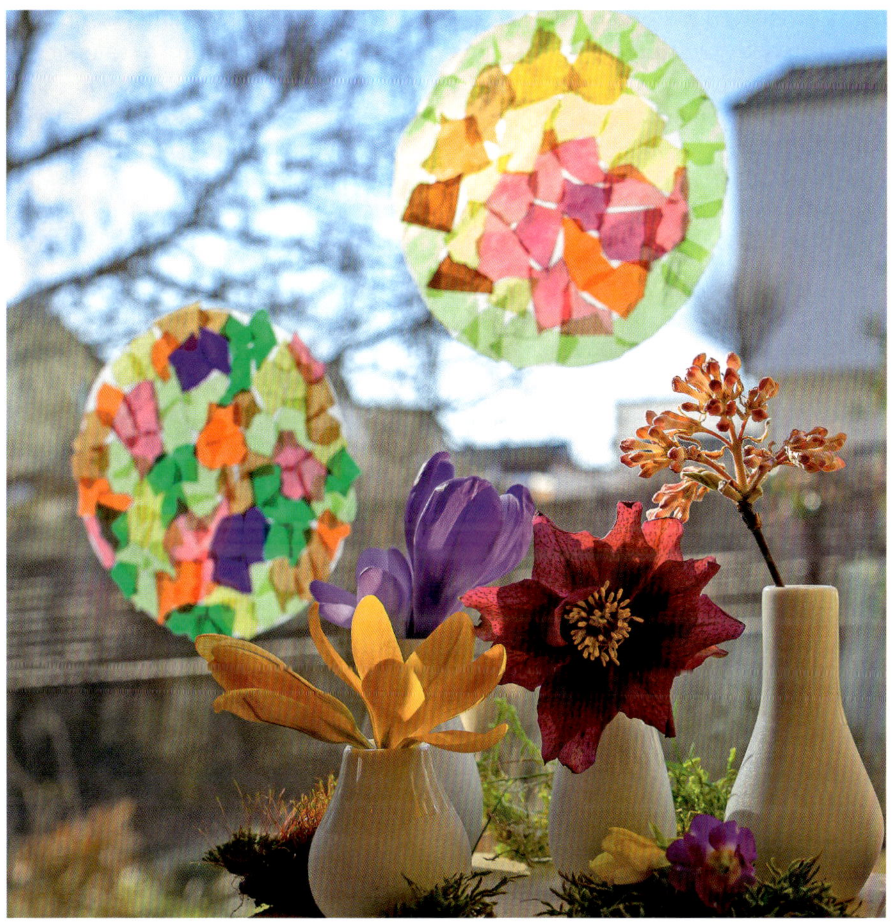

Mögliche Ziele: Freude an der neu erwachenden Buntheit des Gartens im Frühling spüren; von der Bedeutung der Frühblüher für Hummeln und Honigbienen erfahren; unterschiedliche Anforderungen von Schneiden und Reißen an die Fingerfertigkeit wahrnehmen; Abstraktionsvermögen und Kreativität trainieren.

Mit dem Schlitten einen Hügel hinuntersausen, mit anderen Kindern ein Iglu bauen, nach dem Spielen draußen dick eingemummelt auf der Couch sitzen und eine Geschichte vorgelesen bekommen, duftende Bratäpfel mit ganz viel Vanillesoße genießen und noch vieles mehr gehören zu den winterlichen Freuden von Kindern. Aber der Winter hat auch eine Kehrseite: Je länger die kalte Jahreszeit dauert, desto mehr laugen die kurzen Tage, die lange Dunkelheit und die Kälte aus. Die Kräfte sind allmählich angegriffen und Schnupfen und Husten machen das Leben anstrengend. Wie wohltuend ist es dann, wenn nach langen Monaten die Tage langsam wieder an Länge gewinnen und die ersten Farbtupfer der Frühblüher das eintönige Gemisch aus Braun, Immergrün und Weiß auflockern. Wärmende Sonnenstrahlen machen das Bild noch lebendiger, denn beflügelte Frühlingsboten wie Hummeln und Honigbienen stürzen sich ausgehungert auf die ersten Pollenspender. Immer öfter kann man rausgehen, ohne sich in mehrere schützende Kleiderschichten hüllen zu müssen. Viele Menschen haben das Gefühl, dass nicht nur ihre körperliche sondern auch ihre geistige Beweglichkeit wieder zunimmt.

Wir setzen uns auch in Bewegung und suchen im Garten nach den ersten Verkünderinnen des Frühlings. Die büscheligen Blüten der Zaubernuss ziehen die Blicke auf sich. Anmutig wie Balletttänzerinnen wiegen Schneeglöckchen ihre zarten Häupter. Knallgelbe Winterlinge lachen uns zu. Primeln sitzen gemütlich in ihrem Blätterbett, während Krokusse sich auf dünnen Stängeln stolz aus dem Beet erheben. Dieses Weiterdrehen der Jahresuhr macht gute Laune und erfüllt mit Vorfreude auf das zu erwartende immer üppiger werdende Sprießen und Blühen. Da der Winter aber noch nicht ganz vorbei ist und sich mit Kälteeinbrüchen bemerkbar machen kann, nehmen wir uns eine kleine Erinnerung an die frühlingsbunte Fröhlichkeit mit ins Haus. Allerdings nur ein Blütenstängelchen pro Pflanze, denn für die Hummeln und Bienen sind die Frühblüher überlebenswichtig. Bei den Hummeln überwintert nur die Königin. Sie braucht den Pollen dieser Pflanzen, damit sie sich ein kleines, feines Völklein aufbauen kann. Die Honigbienen bleiben den ganzen Winter in ihrem Stock und futtern ihre Vorratskammern leer. Ohne diesen eiweißreichen ersten Pollen würden sie verhungern. Mit ihrer enormen Bedeutung für diese Insekten lassen sich auch die meist knalligen Farben der Frühblüher erklären. Ihr Farbspektrum kann von ihnen gut gesehen werden und die Futtersuche dauert deshalb nicht so lange, was zusätzlich Energie spart.

Dieses Wissen macht unser Ministräußchen noch kostbarer. Vorsichtig stellen wir die grazilen Geschöpfe einzeln in Minivasen. So bekommt jede Blüte den ihr gebührenden Soloauftritt und gleichzeitig kann sie als Teil einer Gruppe so arrangiert werden, wie es unserem ästhetischen Empfinden entspricht. Die leuchtende Strahlkraft der Farben soll in einem Fensterbild eingefangen werden und so das Verblühen überdauern. Wir halten verschiedene Transparentpapierblätter gegen das Licht. Welche Farben schauen denen der Blüten am ähnlichsten? Haben wir eine Auswahl getroffen, reißen wir von jeder Farbe etliche kleine Stücke ab. Worauf achtest du beim Reißen besonders? In welchen Fingern sitzt die Kraft dafür? Damit die weitere Arbeit leichter von der Hand geht, bekommt jede Farbe ein eigenes Schälchen.

Glaubt man genug Fitzelchen zu haben, wird eine Kreisschablone (Durchmesser 12 Zentimeter) mit Bleistift auf durchsichtiges Architektenpapier übertragen. Ältere Kinder können einen Arbeitsschritt früher ansetzen und die Schablone selbst herstellen. Je nach Ausdauer kann ein entsprechend größerer Durchmesser gewählt werden. Das Ausschneiden des Kreises gibt wieder Anlass, nach Fingerkraft und Fingerfertigkeit zu fragen. Worauf achtest du beim Schneiden besonders? In welchen Fingern brauchst du dabei mehr Kraft? Was für Unterschiede bemerkst du zwischen Reißen und Schneiden? Welche der Tätigkeiten ist dir leichter gefallen? Hast du eine Vermutung, warum das so ist?

Der ausgeschnittene Kreis wird so mit den Transparentpapierstückchen beklebt, dass sie das Blütenarrangement der Minivasen oder allgemein das erste Blühen im Garten einfangen. Dabei muss man mit den federleichten Papierfitzelchen genau so behutsam umgehen wie mit den zierlichen Blumen. Worauf kommt es bei den Fingern jetzt an? Erneut ist Fingerspitzengefühl gefragt. Zuhause kann diese strahlende Frühlingserinnerung ans Fenster geklebt werden und die ganze Familie fröhlich machen.

Material: *Erste Frühblüher im Garten (Winterlinge, Schneeglöckchen, Krokusse, Primeln etc.), Miniaturvasen; Kreisschablone (12 cm Durchmesser), Schere, Bleistift, Architektenpapier, Transparentpapier, Klebestift, kleine Schälchen*

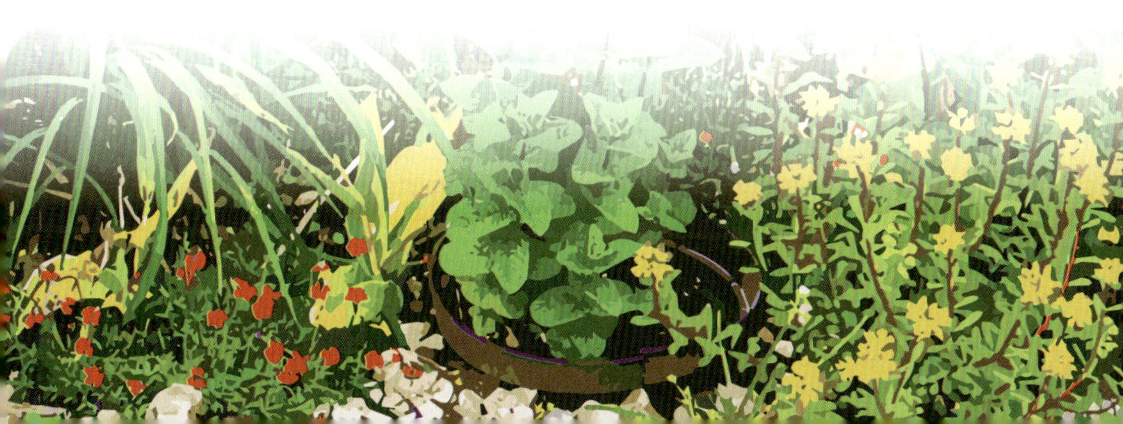

Im Gleichgewicht

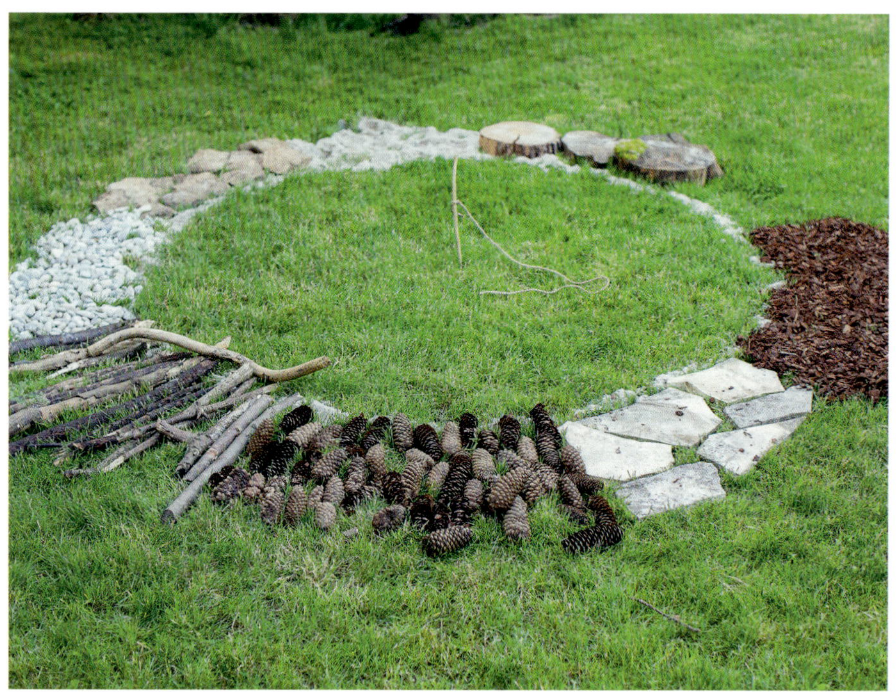

Mögliche Ziele: Zur Ruhe kommen; Konzentration und Koordinationsfähigkeit fördern; Anspannung/Entspannung im Körper bewusst wahrnehmen; Bewegungen achtsam ausführen; praktischen Nutzen mathematischer Formeln erkennen.

Es gibt Kinder, deren Körper die meiste Zeit in Aufruhr zu sein scheint. Stillsitzen ist eine schwere Prüfung für sie, beim Schreiben arbeiten sie unter Hochdruck. Sollen sie sich mit ihren KlassenkameradInnen in Zweierreihen aufstellen, sind sie ein beständiger Unruheherd und rempeln, schubsen, zappeln in alle Richtungen. Bei Ausflügen hilft es nicht, sie als Erste/r oder Letzte/r gehen zu lassen, denn dann stürmen sie entweder vorweg oder verlieren durch Stolperausflüge in den Wegesrand den Anschluss. Verletzungen machen sie in den Pausen zu Stammgästen der Schulsanitäter. Mehr Achtsamkeit im Umgang mit sich selbst ist bei diesen KlientInnen nicht nur wünschenswert, sondern zu ihrem eigenen Schutz notwendig. Die folgende Übung ist eine Mischung aus „Gehen auf der Linie" nach Maria Montessori und einem Barfußpfad.

Wir starten im Innenraum. Auf dem Boden ist eine mit Malerkrepp aufgeklebte Kreislinie zu sehen. Ist es sehr hell, ist es vorteilhaft den Raum leicht abzudunkeln. Im Hintergrund kann leise beruhigende Instrumentalmusik erklingen. Ich persönlich finde bei dieser Übung Klavierstücke, die scheinbar ohne Anfang und Ende „perlen", sehr angenehm. Den Blick auf die brennende Kerze oder das gefüllte Wasserglas gerichtet, geht man Schritt für Schritt langsam die Linie entlang. Es kann auch vorsichtig eine Feder in den Händen getragen werden. Die Füße werden bewusst abgerollt. Zentimeter für Zentimeter nehmen sie Kontakt zum Boden auf. Der stete Blick auf den Gegenstand in den Händen fördert dabei die Konzentration. Nach und nach verändern sich Atmung und Körperspannung. Im Anschluss an die Übung gibt es eine kurze Feedbackrunde mit Fragen wie: Bei welchem Gegenstand hast du dich am leichtesten konzentrieren können? Wie fühlen sich jetzt deine Schultern an? Wie fließt dein Atem?

Im Garten wollen wir ausprobieren, wie sich diese Übung der Achtsamkeit und Stille unter den geänderten Vorzeichen anfühlt. Dafür müssen wir zunächst eine Kreislinie aus Naturmaterial bauen. Wir machen mit dem „Naturzirkel" eine Kreislinie: Ein Stock, an dem eine Schnur befestigt ist, wird in den Boden gesteckt. An der Schnur wiederum ist eine Tüte mit Loch befestigt, aus dem Sand rieselt. Bevor die Linie endgültig festgelegt wird, lohnt es sich, einige Probeläufe zu machen. Der Kreis darf nicht zu klein sein, sonst bekommt man eher einen Drehwurm als ein entspanntes Gefühl. Er sollte aber auch nicht zu groß sein, weil sonst sehr viel Material benötigt wird.

Exkurs: Das Anlegen eines Kreises bietet eine gute Chance, Rechenmuffeln den praktischen Nutzen der Mathematik näher zu bringen. Eine Kreislinie erschwert das Abschätzen der benötigten Materialmenge. Wie gut, dass es eine Formel gibt, mit der wir den Kreisumfang berechnen können. Dazu wird der Radius ausgemessen, um den Durchmesser zu ermitteln. Diesen Wert muss man nur noch mit der geheimnisvollen Zahl Pi multiplizieren und schon weiß man, wie lange der Kreisweg ist. Dadurch kann man die Strecke mit einem Seil als Gerade auslegen und so klarer sehen, wie viel Material gebraucht wird.

Nachdem die Kreislinie festgelegt ist, beginnt der anstrengende Teil des Materialverteilens. Anhand der Seilgeraden wird bestimmt, wie viele Schritte pro Material zur Verfügung stehen. Von jedem Material wird eine kleine Fläche ausgelegt, um mit beiden Füßen „probefühlen" zu können. Das macht es leichter, eine angenehme Reihenfolge festzulegen. Irgendwann ist es geschafft und der Kreis ist gebaut. Die erste Runde dient einem vorsichtigen Sicherheitscheck. Nichts darf übermäßig wackeln oder gar wegrutschen.

Da eine brennende Kerze oder eine leichte Feder im windigen Freien nicht sinnvoll sind, werden sie durch Schneckenhaus und Zapfen ersetzt. Bei diesem Parcours der Achtsamkeit muss ungleich stärker darauf geachtet werden im Gleichgewicht zu bleiben. Im Gegenzug ist es leichter, Anspannungen und Verspannungen zu erspüren. Wo in meinem Körper muss ich anspannen, damit ich entspannt balancieren kann? Wo bemerke ich möglicherweise Verspannungen, die mich blockieren und aus dem Lot bringen? Kann ich die Außenreize auf der Haut und in den Ohren genießen und trotzdem fokussiert bleiben?

Zum Abschluss reflektieren die KlientInnen, welche der beiden Möglichkeiten ihren Bedürfnissen besser entspricht. Wenn sie zukünftig am Beginn einer Therapieeinheit spüren, dass sie zu sehr außer Rand und Band sind, um vom therapeutischen Angebot profitieren zu können, ist es denkbar, auf eine der beiden Kreislinien zurückzukehren und sich dabei selbst wiederzufinden.

Material: *Stock, Seil, Spielsand, Kieselsteine, Rindenmulch, Steine, Fichtenzapfen, Äste, Baumscheiben, Schneckenhaus, Glas mit Wasser, Malerkrepp, Kerze, Streichhölzer, Feder*

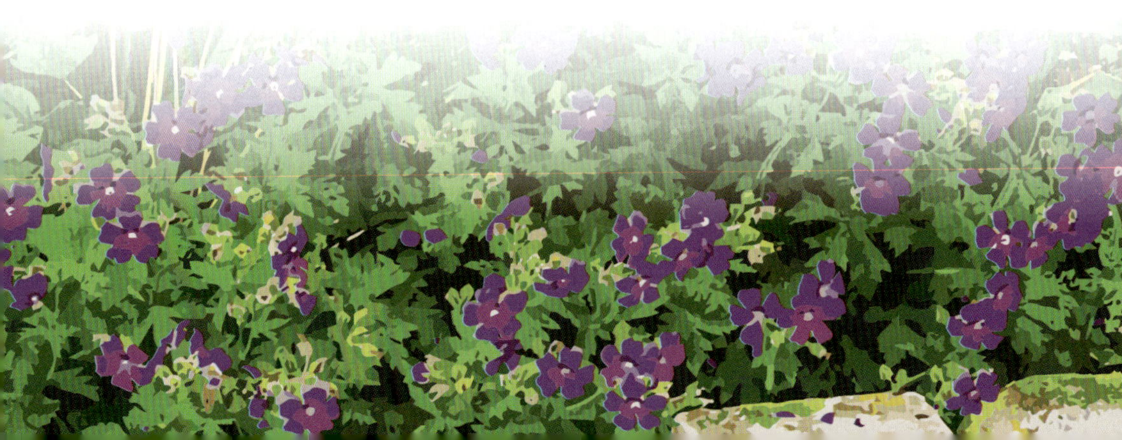

Hilfreiche Heidelbeere

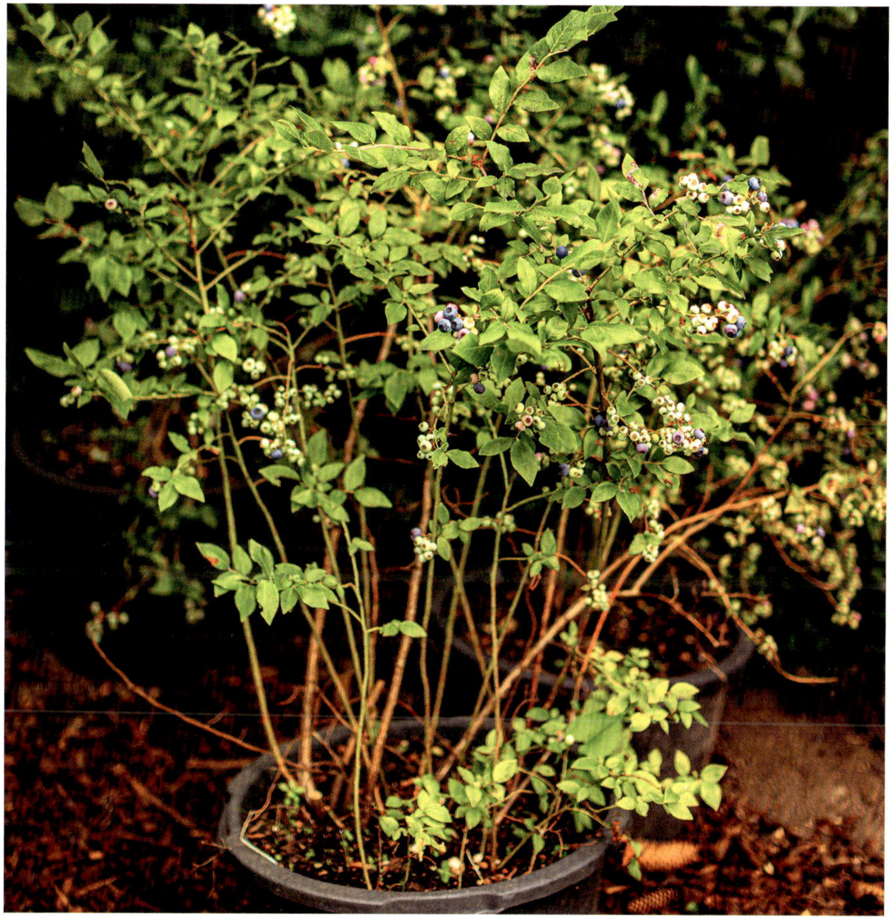

Mögliche Ziele: Lernen, mit einem Problem offen umzugehen und es zu verbalisieren; den eigenen Körper und seine Befindlichkeiten bewusst wahrnehmen, indem ich ihn körperlich herausfordere; Einsicht, dass man mit entsprechender Ernährung und Bewegung selbst aktiv eine Veränderung zum Positiven herbeiführen kann; Erkennen, welche Faktoren für das eigene Wohlbefinden wichtig sind; Grobmotorik fördern; Umgang mit Werkzeug erlernen.

Starkes Übergewicht ist im wahrsten Sinn des Wortes belastend und es ist schwer in den Griff zu bekommen. Auch wenn es nicht einfach ist, muss Übergewicht kein

Schicksal sein, dem man hilflos ausgeliefert ist. Was hat für dich bei diesen Bemühungen bislang gut funktioniert, was war eher schwierig? Eine Umstellung der Ernährungsgewohnheiten und Bewegung sind wichtige Bausteine auf dem Weg zur Veränderung. Heidelbeeren sind ein richtiges Superfood, denn sie enthalten unter anderem viele Vitamine und Mineralstoffe. Sie haben wenig Kalorien und viele Polyphenole, die die Bildung neuer Fettzellen reduzieren. Bewegung bei der Gartenarbeit verbrennt Kalorien und stärkt Knochen und Muskeln.

Heidelbeeren können ihre guten Eigenschaften nur entfalten, wenn sie in einem besonderen Boden wachsen, den es normalerweise im Garten nicht gibt. Wir pflanzen die Heidelbeeren deshalb in geräumige Gefäße mit Moorbeeterde, die ihr Wohlfühlsubstrat ist.

Zuerst werden die Pflanzen aus dem Topf geholt und die Wurzelballen werden mit der Gartenschere etwas aufgelockert. Während die Pflanzgefäße vorbereitet werden, können sich die Pflanzen in einem Eimer mit Wasser gründlich vollsaugen. Mit dem Akkubohrer werden mehrere Abzugslöcher in die Böden der Mörtelwannen gebohrt. Blähton und Säcke mit Erde werden aus dem Lager herbeigeschleppt. Die Mörtelwannen werden drei bis fünf Zentimeter hoch mit Blähton als Drainageschicht gefüllt. Die Pflanzerde wird so eingefüllt, dass die Heidelbeeren in ihrem neuen Gefäß nicht tiefer stehen als im Verkaufstopf. Gießrand (ca. fünf Zentimeter) nicht vergessen! Mit einer möglichst großen Gießkanne Wasser holen, damit die Muskeln tüchtig arbeiten müssen und die Pflanzen für einen guten Wurzelschluss kräftig einschlämmen.

Nach getaner Anstrengung gönnen wir uns ein Schälchen Heidelbeeren und reflektieren unser Tun. Wie wurde die körperliche Betätigung empfunden? War es unangenehm, zum Beispiel durch starkes Schwitzen, oder war es ein angenehmes Gefühl, seinen Körper in Aktion zu spüren? Welche weitere Fürsorge braucht die Heidelbeere, um gut gedeihen zu können? Wie kann ich für mich selbst sorgen? Welche anderen Obst- und Gemüsesorten sind beim Abnehmen hilfreich?

Material: *Heidelbeerpflanzen, entsprechende Anzahl großer Pflanzgefäße (ich verwende in der Regel runde Mörtelwannen), Akkubohrer, Blähton, Moorbeeterde, Gartenschere, Gießkanne, Gartenhandschuhe, Eimer, spitze Pflanzschaufel, Schälchen mit Heidelbeeren*

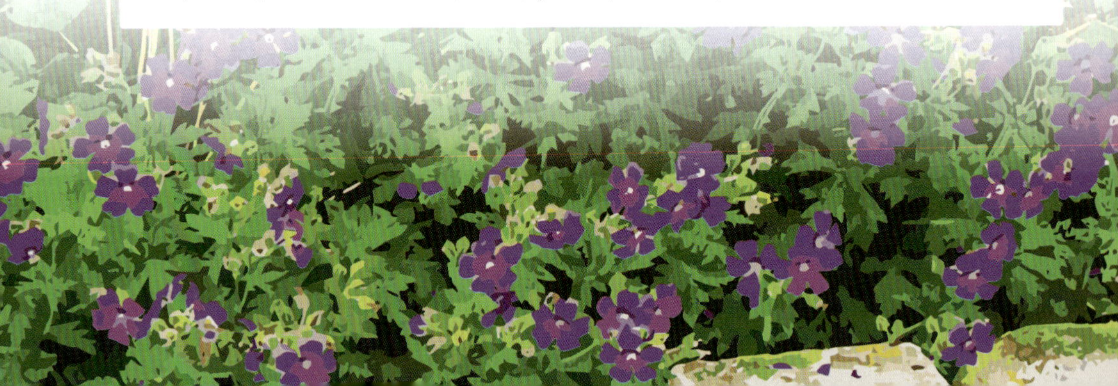

Heidelbeeren, Übergewicht und Mobbing

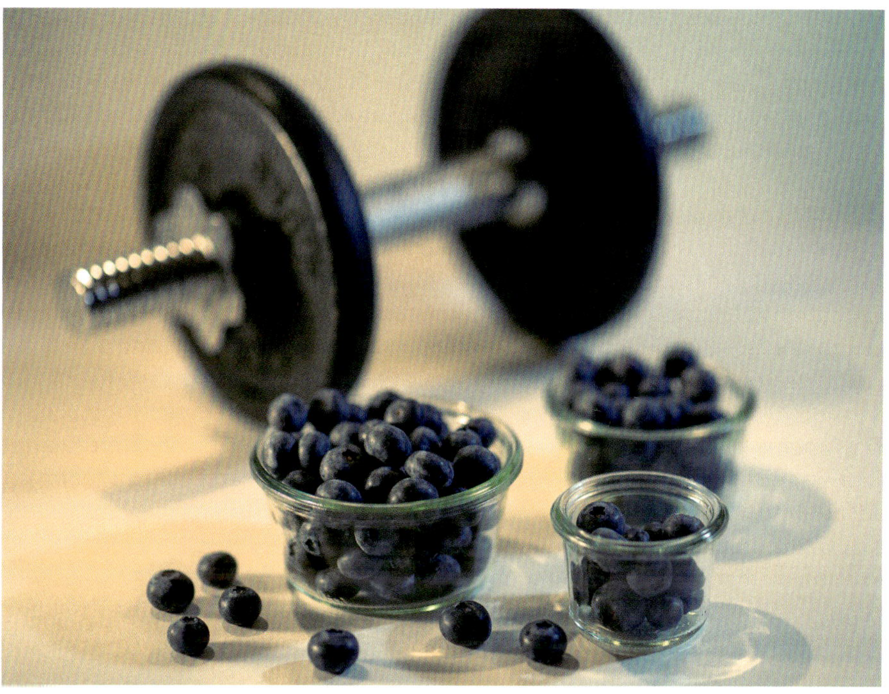

Im Garten hatte ich für fünf Heidelbeerpflanzen mehrere Quadratmeter als Moorbeet angelegt. Im Laufe der Zeit hatte sich die Moorbeeterde verbraucht und zusätzlich hatten Wühlmäuse in der Anpflanzung gewütet, so dass die Pflanzen sichtbar angegriffen waren. Mit einem Klienten, mit dem ich schon mit verschiedenen Methoden zum Thema Übergewicht, gesunde Ernährung und Umgang mit Mobbing gearbeitet hatte, startete ich die Aktion „Wir retten die Heidelbeeren!". Der Dreizehnjährige litt nicht nur unter einigem Übergewicht, sondern auch an versetzungsgefährdenden Noten in mehreren Fächern. Auf Schule und Lernen hatte er keinerlei Lust mehr, da er sich dort in erster Linie als „Fettsack, der nix auf die Reihe kriegt" gemobbt fühlte. Er hatte kaum Hoffnung auf eine Verbesserung seiner Situation. Außerdem wolle niemand mit ihm befreundet sein, denn er sei nun mal ein „fetter Schwabbel".

Die Heidelbeeren mit all ihren heilsamen Inhaltsstoffen brauchten jedenfalls dringend unsere Hilfe, sonst würden die Wühlmäuse ihnen endgültig den Garaus machen. Um die Pflanzen nicht noch mehr zu schädigen, mussten sie mit der Grabegabel äußerst behutsam aus dem Beet geholt werden. Wir waren uns einig, dass es durchaus in Ordnung ist, die Gänge der „feindlichen" Wühlmäuse dabei mit einem gewissen Gefühl der Befriedigung zu zerstören. Vor dem Einpflanzen in die runden Mörtelwannen mussten die Wurzeln genau untersucht und beschädigte Teile mit der Gartenschere entfernt werden. Hier waren Genauigkeit und Sorgfalt gefragt, beim Einpflanzen kam meinem Klienten seine Stärke zugute. Mühelos bohrte er die Abzugslöcher und ebenso mühelos trug er die 60-Liter-Säcke Moorbeeterde auf der Schulter herbei.

Nach getaner Arbeit genossen wir gemeinsam die Heidelbeeren. Ich würdigte seine Ausdauer und Kraft und dankte ihm dafür, dass wir durch sein dadurch mögliches zügiges Arbeiten alle fünf Heidelbeerpflanzen in der zur Verfügung stehenden Zeit retten konnten. Da ich körperlich nicht annähernd so stark bin wie er, hätte ich viele Male laufen müssen. Als Rettungsteam waren wir richtig gut und haben die Heidelbeeren in eine schützende Umgebung gebracht.

Die Arbeit an den Wurzeln hat gezeigt, wie wichtig ein genauer und differenzierter Blick ist, auch wenn er nicht leichtfällt. Nicht alle MitschülerInnen sind „Wühlmäuse", die ihn verletzend behandeln. Mit etwas Überlegung fallen ihm auch einige ein, die ihm freundlich gesinnt sind und sogar einige, die ihm bereits mehrere Male in kritischen Situationen beigestanden haben. Für die Zukunft wäre es gut, die „wurzelschädigenden" Wahrnehmungskanäle zu verschließen und die Kanäle mit den positiven Signalen bewusst als Verbindung zu gestalten.

Welche Möglichkeiten könnte es außerhalb der Schule geben, um sein Selbstbewusstsein zu stärken und vielleicht sogar der empfundenen Einsamkeit entgegenzuwirken? Wie wir beim Pflanzen gemerkt haben, ist er nicht einfach nur dick, sondern eine seiner Stärken ist seine körperliche Stärke. Wo könnte die gefragt sein? Wo ist ein stabiles Stehvermögen vonnöten? Uns fallen Sportarten wie Gewichtheben und Football ein. Vereine wie Freiwillige Feuerwehren und das Technische Hilfswerk sind ebenfalls auf starke Mitglieder angewiesen.

Im Elterngespräch vereinbaren wir, dass seine Eltern ihn bei der Suche nach einem passenden Verein unterstützen. Tatsächlich wurde er nach einem Schnuppertraining von einer Gruppe gut aufgenommen und fühlte sich dort schon bald ausgesprochen wohl. Dieses Wohlbefinden bereitete einen guten Nährboden für Veränderungen auch im schulischen Bereich.

Tolle Knolle

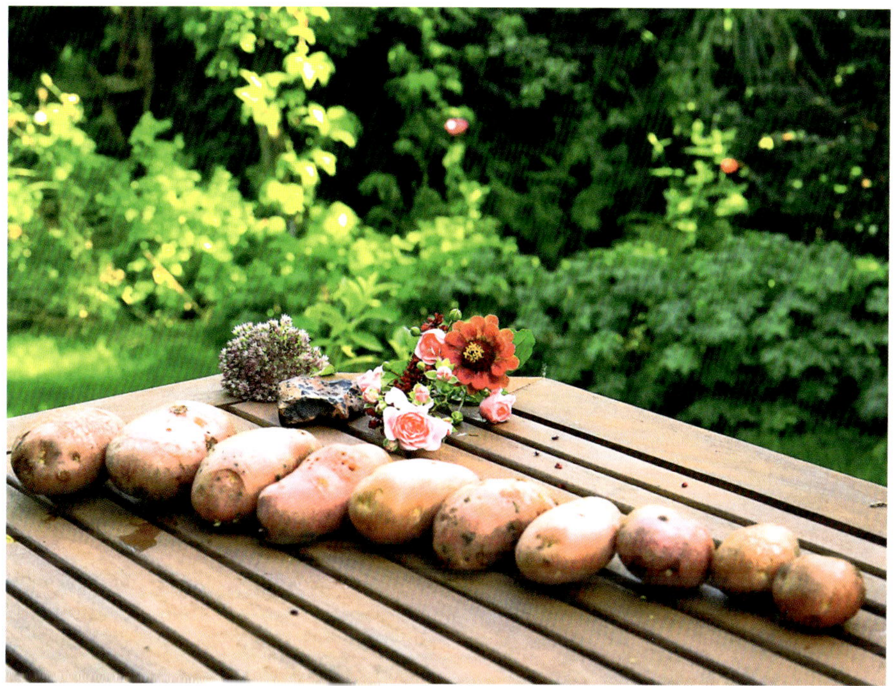

Mögliche Ziele: Abschätzen von Gewichtsunterschieden trainieren; Unterschied zwischen Schätzen und Bestimmen kennenlernen; Ausdauer stärken.

Kartoffeln gehören in Deutschland zu den Grundnahrungsmitteln und sind Gewächse von unglaublicher Vielfalt. Der Biogartenversandhandel, bei dem ich für gewöhnlich im Februar verschiedene Mischungen bestelle, hat über 100 Sorten im Angebot: Von früh über mittelfrüh bis spät, von festkochend über vorwiegend festkochend bis mehlig, von Hellgelb über Zartrosé bis Dunkelviolett, von rund und dick bis lang und schmal usw. Dementsprechend ist die Kartoffel ein ungemein vielseitiges Lebensmittel. Von salzig bis süß kann man abwechslungsreich Mahlzeiten daraus zubereiten. Es gibt Kochbücher, die sich ausschließlich mit der stärkenden Knolle beschäftigen.

Diese Vielseitigkeit ist für die Gartentherapie ein Gewinn nicht nur im Bereich Ernährung, sondern auch in gärtnerischer Hinsicht. Man kann die wundersame Pflanze nicht nur klassisch in ein Beet setzen. Sie nimmt auch mit Pflanzsäcken oder aus

Draht gebogenen Pflanztürmen vorlieb. Vom Vorkeimen der Saatkartoffeln bis zur Ernte sind Kartoffeln ein wahrhaft inhaltsreiches Lebensmittel.

Über die erwähnten Vorzüge hinaus, eignen sich Kartoffeln auch für Ausflüge ins Zahlenland. Gewichtsangaben sind für manche Kinder eine schwer zu fassende Größe, die mit der folgenden Übung konkretere Gestalt annehmen soll. In einem Jutesack sind mehrere Kartoffeln von sehr klein bis sehr groß und mit interessanten Formen. Die KlientInnen sollen zunächst durch Betasten erraten, was sich im Sack befindet. Das ist gar nicht so leicht, aber das Hantieren sensibilisiert für die Gewichtsunterschiede. Ist das Geheimnis gelüftet, werden die Kartoffeln der Größe nach in einer Reihe angeordnet. Die kleinste und die größte Kartoffel werden gewogen und die Ergebnisse in eine Tabelle eingetragen. Um ein Gefühl für den Gewichtsunterschied zu bekommen, werden beide Kartoffeln abwechselnd in den Händen gewogen. Im Folgenden wird mit der größten oder mit der kleinsten Kartoffel begonnen und es erfolgt ein Abwägen des Gewichts mit dem der jeweils nächsten Kartoffel in der Reihe. Das Schätzgewicht wird mit dem durch die Waage bestimmten Ist-Gewicht verglichen. Letzteres wird in die Tabelle eingetragen, um den Überblick nicht zu verlieren. Beim Schätzen tauschen wir uns aus über weitere Anhaltspunkte, die zu einem realistischen Schätzergebnis beitragen können. Wenn zum Beispiel eine Kartoffel nur 20 Gramm schwerer war als ihre Vorgängerin, kann sie nicht 200 Gramm schwerer sein als ihre Nachfolgerin, da diese nur geringfügig größer ist. Jedenfalls bekommen die KlientInnen in der Regel erstaunlich schnell ein Händchen dafür, annähernd genau Gewichtsunterschiede bestimmen zu können.

Anschließend kann die neue Gabe auf das Abwiegen der Zutaten für Kartoffelwaffeln ausgedehnt werden oder es wird zur Entspannung das Kapitel „Gebratene Steine“ aus „Der kleine Wassermann“ von Otfried Preußler vorgelesen.

Material: *Jutesack, Kartoffeln unterschiedlicher Größe und Form, vorbereitete Tabelle, Waage, Stift, Zutaten und Utensilien zum Backen der Waffeln oder „Der kleine Wassermann“ von Otfried Preußler*

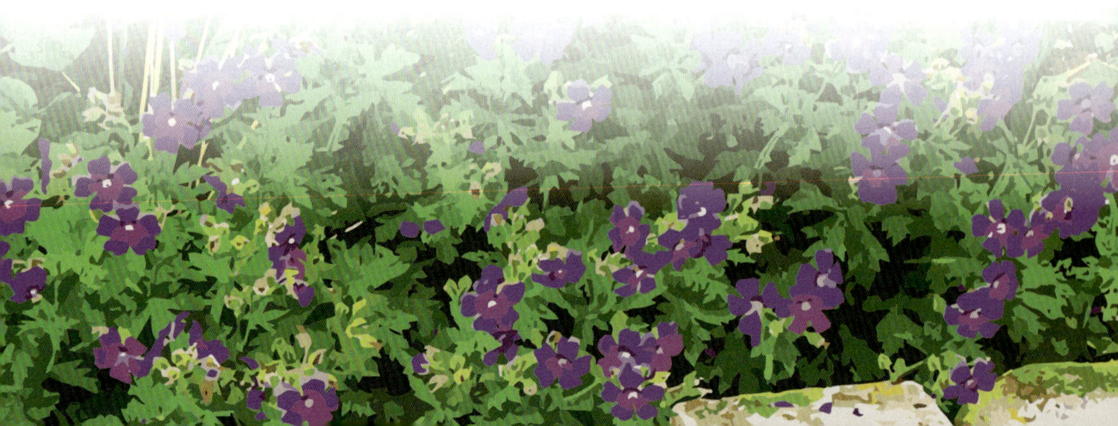

Vogelfutterbaum

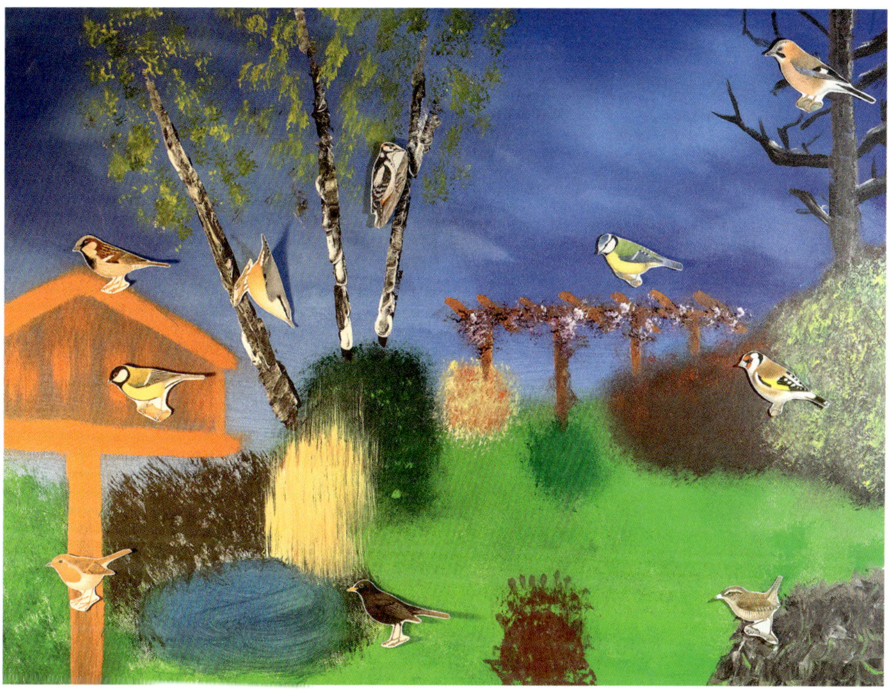

Mögliche Ziele: Empathie mit anderen Lebewesen entwickeln; planvolles Handeln und Geschicklichkeit trainieren; Frustrationstoleranz stärken; Rechnen mit Gewichtseinheiten üben.

Im Winter verbrauchen wir Menschen durch die Kälte mehr Energie und essen deshalb ganz gerne süße und fetthaltige Lebensmittel. Studentenfutter ist zum Beispiel ein solches Lebensmittel, das zudem auch noch gesund ist. Woraus besteht es? Wo wachsen die Pflanzen? Den Vögeln geht es in der kalten Jahreszeit im Grunde wie uns Menschen, aber sie können nicht einfach in den Supermarkt gehen. Im Sommer picken sie für uns die Schädlinge von den Pflanzen, da wäre es doch schön, wenn im Winter wir Menschen ihnen helfen.

Kennst du bereits einige der abgebildeten Vögel? Wir sprechen über ihre Futterbedürfnisse (der Schnabel gibt gute Hinweise auf die jeweiligen Vorlieben) und erklären die vorhandenen Futterarten. Um der Art und Weise, wie Vögel am liebsten fressen, nahe zu kommen, bauen wir einen Futterbaum, auf dem sie vergnügt von Ast zu Ast und von Futter zu Futter hüpfen können. Vorab müssen der Standort und die damit verbundene Installation geklärt werden: Hängend (z. B. vom Balkon darüber), in einem großen Blumentopf steckend oder an einem Geländer fixiert. Je nach Gegebenheit wird aus Ästen unterschiedlicher Stärke mit Hilfe von Paketschnur ein künstlicher „Baum“ gebaut. Für die Stabilität ist es wichtig, die Äste gut miteinander zu verknoten.

Damit der Baum nicht durch einseitige Belastung aus dem Lot gerät, sollten wir vorab wissen, wie schwer welches Futter ist. Wir wiegen alles aus und können daraus ungefähr die Verteilung auf dem Baum ableiten (wenn rechts der Apfelkranz hängt, wie viele Meisenknödel sollten dann links hängen?).

Wir durchbohren mit dem Handbohrer Erdnüsse, fädeln sie abwechselnd mit Futterrosinen (nicht zum menschlichen Verzehr geeignet!) oder getrockneten Aprikosen auf den Draht und biegen daraus einen Kranz, in dessen Mitte wir mit Paketschnur den Apfel festbinden. Damit die Vögel besser landen können, binden wir noch etwas Bast locker an den Kranz.

Wir verteilen das Futter im „Baum“. Weil wir das jeweilige Gewicht kennen und natürlich durch Ausprobieren, können wir dabei gut auf Ausgeglichenheit achten. So bleibt der Baum stabil und die Vögel werden sich nicht unnötig erschrecken. Eine Schale mit Streufutter und eine Schale mit Wasser stellen wir neben den Baum.

Während wir unsere eigenen Energiereserven mit Studentenfutter auffüllen, beobachten wir, ob vielleicht schon die ersten Vögel unser Angebot entdeckt haben und freuen uns über unseren Beitrag zum Tierwohl.

Material: *Apfel, Futterrosinen, Erdnüsse, Draht, Handbohrer, Paketschnur, Bast, Hirsekolben, Futterspender für Meisenknödel, Meisenknödel ohne Netz, Erdnussspender, laminierte Bilder typischer Gartenvögel im Winter, verschiedene Äste (darunter auch einige größere, stabilere für das Grundgerüst), Schälchen mit Studentenfutter, je eine Schale mit Streufutter und mit Wasser, Bastelschere, Drahtzange, Waage*

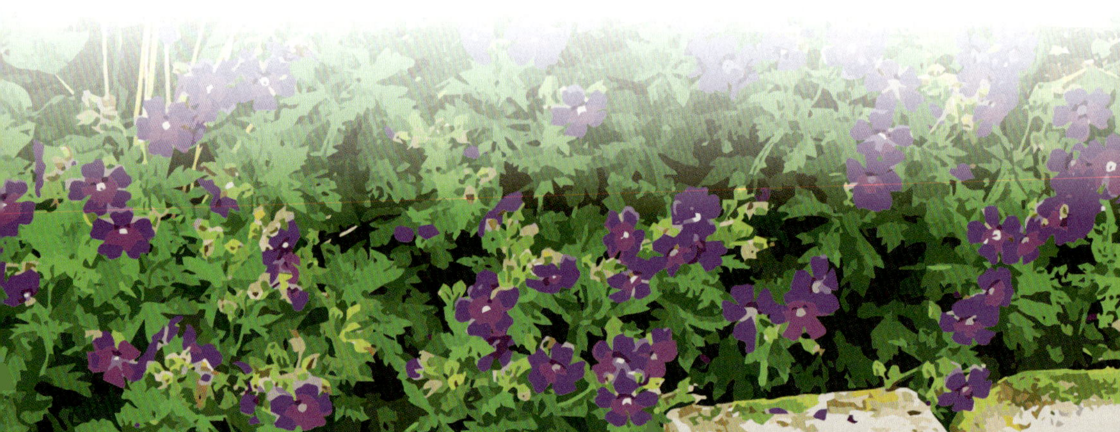

Apfelmuffins

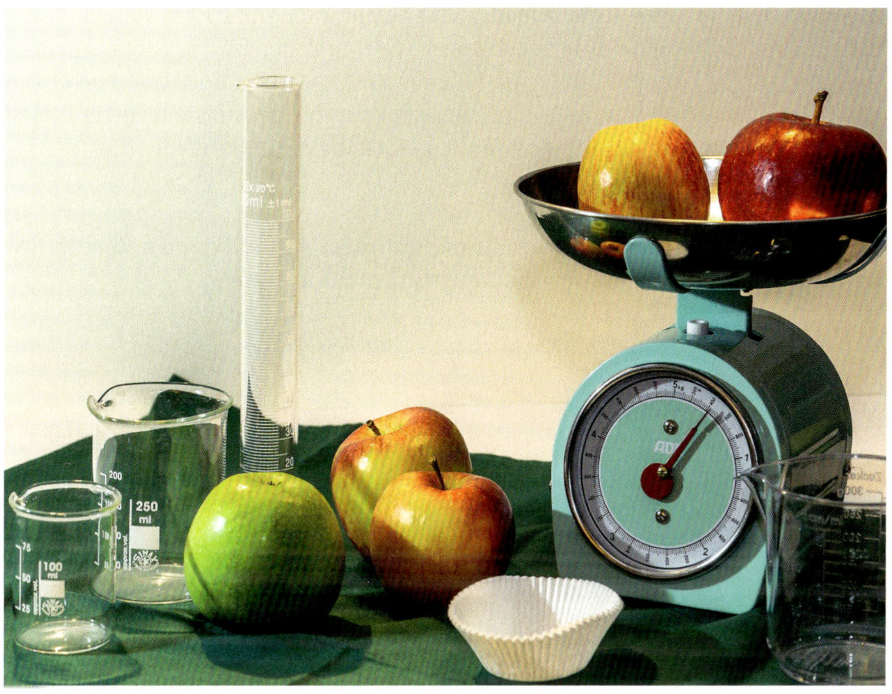

Mögliche Ziele: Handlungsplanung verbessern; Vorgangsbeschreibung üben; Auge-Hand-Koordination trainieren; das Rechnen mit Mengenangaben festigen und eine Vorstellung von deren Größenordnung entwickeln.

Äpfel sind gesunde und vielseitige Lebensmittel. Man kann sie zum Beispiel pur genießen, Saft, Apfelmus oder einen Kuchen daraus machen. Apfelmuffins haben eine geringe Backzeit und die Zutaten müssen nur ganz kurz miteinander vermengt werden, so dass sie in relativ kurzer Zeit hergestellt werden können. Haben die KlientInnen Schwierigkeiten mit dem strukturierten Herangehen an ein Vorhaben oder dem Formulieren einer stimmigen Vorgangsbeschreibung, liegt der Schwerpunkt auf den vorbereitenden Tätigkeiten und der Art und Weise der Durchführung. Geht es vor allem darum, die mathematischen Fähigkeiten im Bereich Mengen und Größen zu verbessern, wähle ich beispielsweise ein Rezept für viele Personen aus und es muss dividiert werden für die zu backende Menge an Muffins. Wir verwenden durchsichtige Messbecher in unterschiedlichen Größen. Wie hoch steht die Milch im schmalen Messbecher und wie hoch im breiten? Wie viel wiegen 50

Milliliter Öl? Wie viel wiegt der Apfel im Ganzen und wie schwer ist er ohne Schale und Kerngehäuse?

Der Aufgabenstellung entsprechend geht es während der Backzeit entweder um das gezielte Aufräumen des Arbeitsplatzes. Welcher Arbeitsschritt muss zuerst erfolgen? Wann bin ich wirklich fertig? Oder es wird nach Lust und Laune gewogen und geschüttet. Wie viel wiegen fünf Zuckerblumen? Lebensmittelfarben bringen mehr Abwechslung ins Schütten. Wie viel blaues Wasser muss ich in rotes Wasser schütten, damit es lila wird?

Nach getaner Arbeit genießen wir die ofenwarmen Muffins oder die KlientInnen nehmen sie mit nach Hause, um ihr Werk stolz zu präsentieren.

Material: *Rezept, Backzutaten, Waage, verschiedene Messbecher, Speisefarbe*

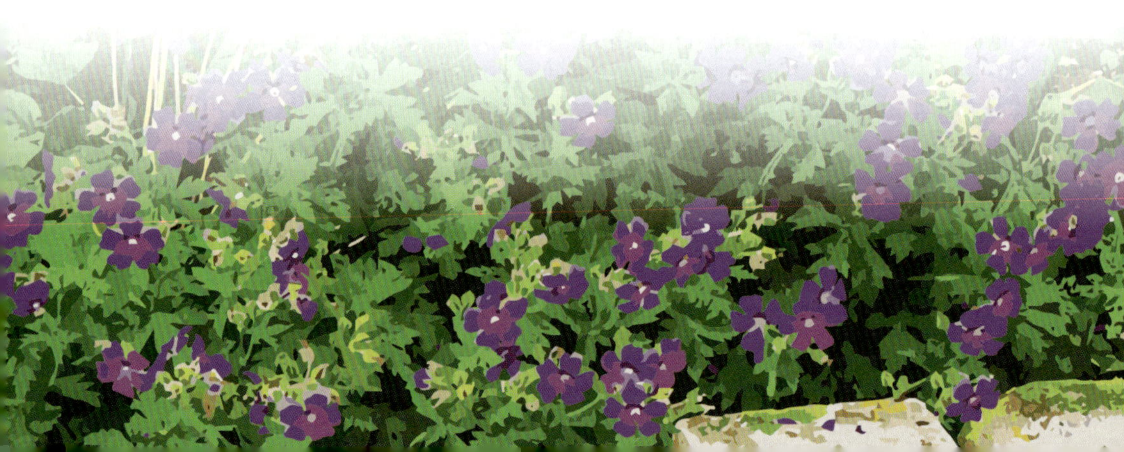

Vielfalt im Quadrat

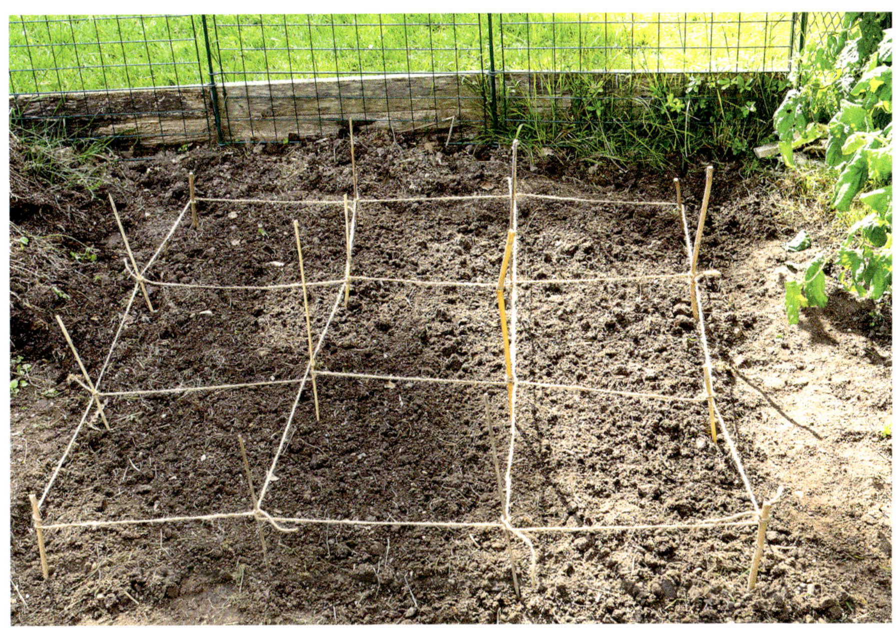

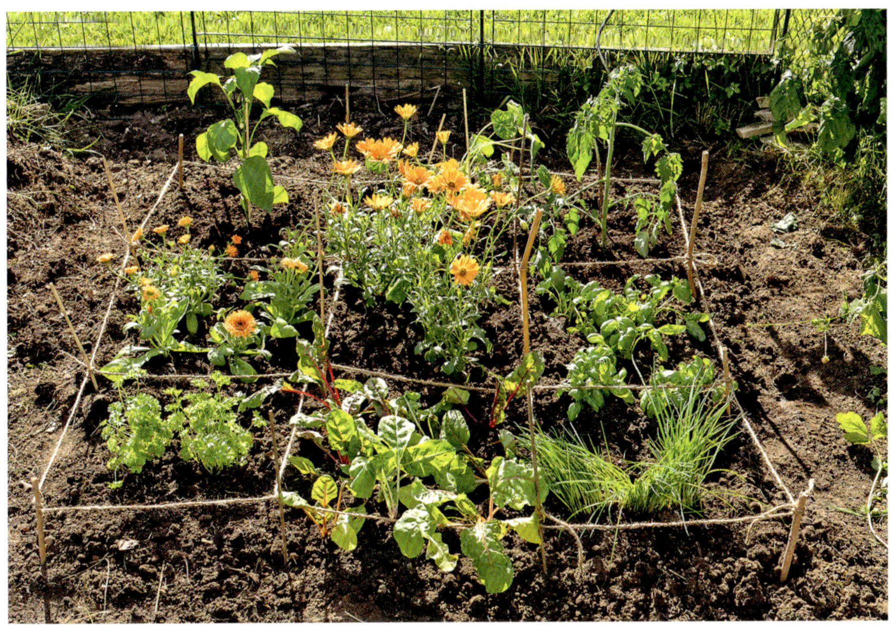

Mögliche Ziele: Konkrete und realistische Vorstellungen von Längeneinheiten und Quadratzahlen entwickeln; Ausdauer stärken; sinnvolle Abfolgen von Arbeitsschritten erkennen und einhalten; Wissen über gute Beetnachbarn erweitern.

Mathematische Regelmäßigkeiten sind für manche Menschen unergründlich abstrakte Rätsel, deren Erwähnung ihnen selbst noch im Erwachsenenalter den Angstschweiß auf die Stirn treibt. Unser Schulsystem ist nicht ganz unschuldig an der Ausbildung solch unglücklicher Mathekarrieren. Es setzt an vielen Stellen stillschweigend voraus, dass Eltern ihre Kinder beim Lernen unterstützen. Allerdings lassen im Fach Mathematik verschlungene neue Rechenwege bereits Eltern von Grundschulkindern, unabhängig von ihrem eigenen Bildungshintergrund, kapitulieren und bei den Kindern wird der Fragezeichenwald mit jeder neu eingeführten Rechenoperation immer größer. Gleichzeitig wächst die Furcht, diesen düsteren unwirtlichen Ort zu betreten, denn die Misserfolge wiegen immer schwerer. Das hat ernsthafte Folgen für die weitere Schulkarriere, da die Kenntnisse in diesem Bereich stark aufeinander aufbauen. Kann sich der Sinn für mathematisches Denken also bereits am Anfang nicht entfalten, wird auf lange Sicht der zufriedenstellende Zugang zu den übrigen sogenannten MINT-Fächern massiv blockiert. Wenn mathematisches Grundlagenwissen fehlt, sind große Erfolge in diesen Bereichen nahezu ausgeschlossen und in den höheren Jahrgangsstufen ist das schulische Fortkommen dann in mehr als einem Fach gefährdet. Diese Entwicklung ist umso trauriger, als sich in den ersten Grundschuljahren viele Rechenprozesse praktisch darstellen und räumlich erfahren lassen und Ängste gar nicht erst entstehen müssten.

Ein Quadratmeterbeet trägt den Hinweis auf mögliche mathematische Ernteerfolge schon im Namen. Gärtnerisch ist es dazu gedacht, auf einer relativ kleinen Fläche relativ viele unterschiedliche Gemüsesorten anzubauen. Da die Beetnachbarschaften in beengten Verhältnissen besonders stimmig sein müssen, hat das Aufstellen eines Pflanzplans dafür etwas von einem Sudoku. Immer wieder muss man radieren und ändern, weil man zum Beispiel feststellen muss: Hoppla, jetzt sind Petersilie und Schnittlauch als direkte Nachbarn übriggeblieben und die sind sich nicht besonders grün. Also beginnt das herausfordernde Planspiel noch einmal von vorne. Von Anfang an muss man bedenken, was man im Laufe einer Gartensaison in welches Quadrat sät oder pflanzt. Beispielsweise kann man Radieschen und Möhren gut in ein Quadrat säen, denn Erstere sind beinahe schon aufgegessen bis die Zweiten überhaupt so richtig in Fahrt kommen. Wenn also im Quadratmeterbeet aus wenig viel entsteht, ist das kein Zufall, sondern das Ergebnis einer sorgfältigen Planung auf der Grundlage gärtnerischen Fachwissens. Ebenso entstehen richtige Rechenergebnisse nicht durch Intuition, sondern durch die Kenntnis und richtige Anwendung der entsprechenden Regeln.

Nach dem Austüfteln des Pflanzplans folgt die Umsetzung. (Entscheidet man sich dafür, die Pflanzen selbst vorzuziehen, braucht es einen besonders langen Atem.) Welche Arbeitsschritte folgen bei der Anlage des Beetes logisch aufeinander? Ist man sich über die Reihenfolge nicht ganz im Klaren, kann man es einfach ausprobieren. Sehr schnell wird man feststellen, dass es zum Beispiel unpraktisch ist, erst die Pflanzen hinzustellen und dann ausmessen zu wollen. Mit jeder gefundenen sinnvollen Lösung steigt der Spaß am Tüfteln weiter an. Als kleinste Kantenlänge für ein Quadrat werden 30 Zentimeter empfohlen. Ich persönlich finde 40 Zentimeter am angenehmsten zu bearbeiten. Da es bei dieser Übung unter anderem um den Umgang mit Längeneinheiten geht, arbeite ich nicht mit festen Aufsatzrahmen aus Holz, die man mit Quadratmeterbeeten üblicherweise in Verbindung bringt, sondern mit kurzen Stöcken, Gartenschnur und Meterstab. Zunächst kann man auf dem Rasen probemessen. Die KlientInnen sind meistens sehr verblüfft zu sehen, wie stark die Fläche mit jeder weiteren Quadratzahl anwächst. Ob 2x2 oder 6x6 macht einen gewaltigen Unterschied. Sie sehen es mit ihren eigenen Augen und können den steigenden Umfang auf ihren eigenen Füßen abschreiten. Für den Gemüsegarten sollen 1,20 m x 1,20 m ausreichen. Durch die Vorarbeiten auf dem Rasen wurde das Abmessen des Beetes schon eingeübt. Selbstverständlich muss vorhandenes Unkraut entfernt und die Erde sowohl aufgelockert als auch gekrümelt werden. Reifen Kompost und Hornspäne kann man in die ganze Fläche einarbeiten oder in jedes Pflanzloch extra geben. Je nachdem, ob die KlientInnen flächiges Ausstreuen trainieren sollen oder konzentriert darauf achten müssen, bei keiner Pflanze den Dünger zu vergessen. Ist das Beet bereit, wird eine praktikable Pflanzreihenfolge festgelegt. Von oben nach unten oder erst das mittlere Quadrat, dann eines nach dem anderen außen herum. Bei der zweiten Variante kann man noch festlegen, ob man mit oder gegen den Uhrzeigersinn pflanzt. Damit kann sogar zusätzlich das Lesen der Uhr geübt werden: Bei welcher Pflanze ist es drei Uhr?

Dann nur noch anpflanzen, angießen und sich freuen, dass Rechenkünste so überaus praktisch sind.

Material: *Meterstab, kurze Stöcke, Schnur, neun verschiedene Samen oder Pflanzen gemäß Pflanzplan, Papier, Lineal, Bleistift, Radiergummi, Handhacke, Unkrautstecher, Pflanzschaufel, Gießkanne, reifer Kompost und/oder Hornspäne*

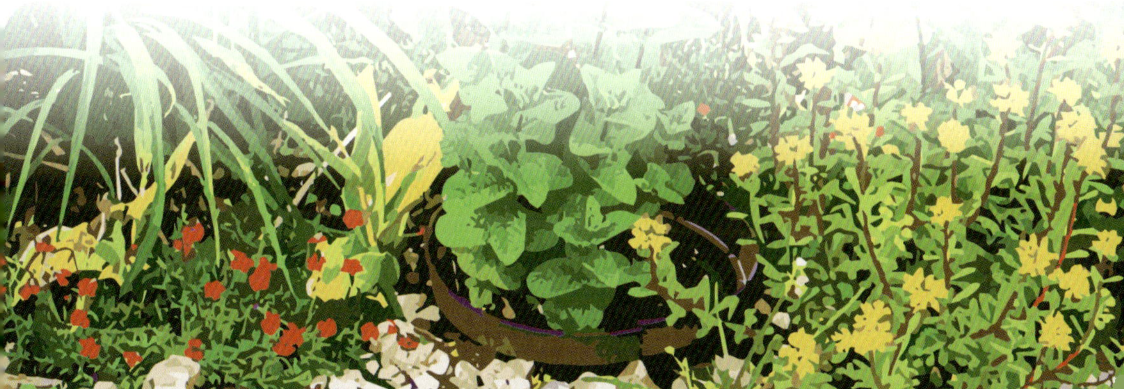

Helfende Hände

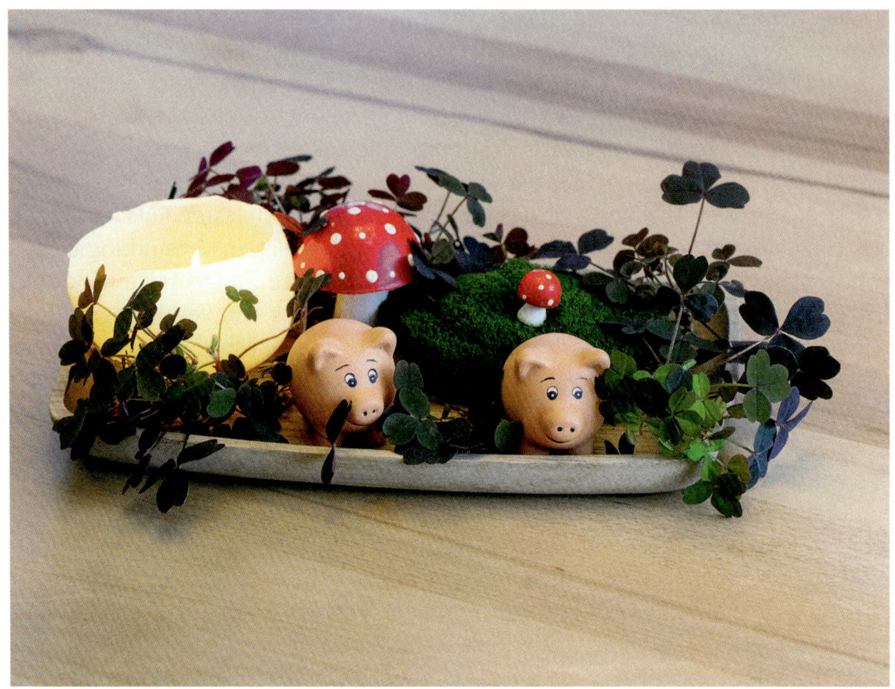

Ab dem Alter von ca. zwölf Jahren übernehmen meine KlientInnen hin und wieder eine Aufgabe, die ihnen sehr viel bedeutet und für die sie sich mächtig ins Zeug legen. Es geht darum, eine Idee auf ihre Praxistauglichkeit für Jüngere zu testen oder sich tatkräftig bei der Entwicklung eines Projektes miteinzubringen. Selbstverständlich müssen die konkreten Ziele der „Testaufgabe" wie Ausdauer stärken, sorgfältiges Arbeiten trainieren, Kreativität fördern, Frustrationsbewältigung verbessern etc. mit dem Therapieplan der jeweiligen KlientInnen korrespondieren. Eine ungleich größere Tiefenwirkung haben jedoch die diesen Aufgaben innewohnenden übergeordneten Ziele. Immer wieder darf ich die erstaunliche Erfahrung machen, wie engagiert die Jugendlichen arbeiten, um etwas von Belang für andere zu tun. Und das, obwohl sie nicht selten als launisch, unzuverlässig und regelrecht faul beschrieben werden und darin geübt sind, sich im Zweifelsfall in ihr Schneckenhaus aus Anstrengungsverweigerung und Kommunikationsblockade zurückzuziehen. Wenn ich sie um Mithilfe bitte, wissen sie, dass andere aus ihrer Arbeit Gewinn ziehen werden. Es ist unglaublich berührend, wie empathisch und eifrig sie an die Aufgaben herangehen. Sie wollen unbekannten Kindern helfen, von denen sie annehmen dürfen, dass sie ebenfalls schwere Kämpfe auszufechten haben. Außerdem tut es den Jugendlichen in der Seele gut, gebraucht zu sein. Sie sind daran gewöhnt, das Ziel pädagogischer, therapeutischer und elterlicher Interventionen zu sein und mit ihrem Verhalten vor allem negative Aufmerksamkeit zu erlangen. Einen Beitrag mit positiven Auswirkungen auf Mitmenschen zu leisten ist für meine KlientInnen ein ungewohntes und beglückendes Gefühl. Deutlich vermittle ich ihnen die Botschaft, dass es ein entscheidender Unterschied ist, ob sie mithelfen oder nicht.

Gartentherapie erleichtert nach meiner Einschätzung ohnehin das Teambuilding zwischen TherapeutInnen und KlientInnen, schließlich arbeitet man gemeinsam mit und für Pflanzen. Dann und wann eingestreute „Testaufgaben“ können die Beziehung noch ein Stück vertrauensvoller machen. Dazu ist es unabdingbar, dass es sich um echte Aufgaben handelt! Zum Beispiel gibt es in einschlägigen Büchern und Zeitschriften umwerfend aussehende Bastel- und Dekorationsvorschläge aus Naturmaterial. Die Erfahrung lehrt, dass nicht alle den Praxistest bestehen. Die Testaufgabe besteht darin, solche Ideen sehr reflektiert praktisch zu überprüfen. Wie lange dauert die Tätigkeit? Ist die vorgeschlagene Reihenfolge sinnvoll oder überhaupt vollständig angegeben? Gibt es eine längere Trockenphase? Welche Betätigung könnte für diese Zwangspause gefunden werden? Liegt das Material angenehm in der Hand? Ist es tatsächlich, zum Beispiel was den Kraftaufwand betrifft, für Jüngere mit ihren kleineren Händen geeignet? Bei dieser ernsthaften Überprüfung müssen viele Fragen geklärt werden und es kann mühsam oder sogar frustrierend sein, bis zum fertigen Produkt zu gelangen.

Umso größer ist die stolze Freude, wenn ich nach erfolgtem Einsatz in einer Therapieeinheit konkrete Rückmeldungen geben kann. „Es war ein guter Einfall die Löcher in den Ästen vorzubohren. Mit dem Handbohrer wäre es nicht zu schaffen gewesen. Ich danke dir.“ „Gut, dass ich das Falten der Papierblüten mit dir üben konnte. Dank dir wusste ich genau, wo die kniffligen Stellen sind, die ich besonders gut erklären muss.“ Dieses Lob und der Dank nehmen Jugendliche ernst und lassen sie strahlen. Ich jedenfalls bin von Herzen froh und dankbar. Es ist ein Geschenk, dass ich sie kenne.

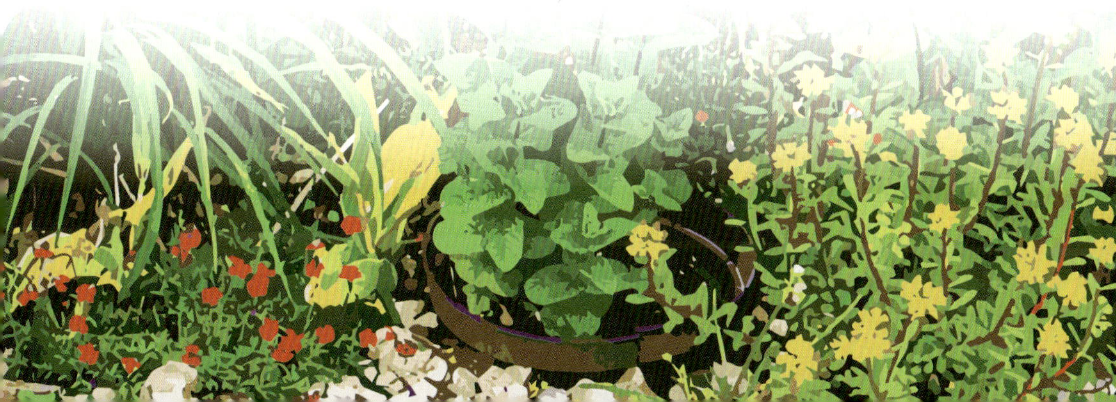

Mobiler Barfußpfad

Durch seine ausgeprägte Unsicherheit konnte mein knapp 13-jähriger Klient häufig nicht zeigen, was in ihm steckte. In der Schule versuchte er in der letzten Bank möglichst wenig Aufmerksamkeit auf sich zu ziehen. Die meiste Zeit des Schuljahres über genoss er die Vorteile seines Sitzplatzes. Wurde er allerdings zu einer mündlichen Abfrage nach vorne gerufen, wurde der weite Weg bis zur Tafel für ihn zur Tortur. Er fühlte alle Blicke vermeintlich abschätzend auf sich gerichtet und wähnte sich mit jedem Schritt ungelenker. Das Gehen unter empfundener Beobachtung war sehr unangenehm für ihn, das Stehen vor der Lehrkraft und der gesamten Klasse äußerst peinvoll. Wie die Füße platzieren? Wohin bloß mit Armen und Händen? Mein Klient war so absorbiert von den Gedanken an seine Außendarstellung, dass er sein Wissen nicht adäquat abrufen konnte. Jedes dieser für ihn so qualvollen Erlebnisse wirkte sich nicht nur ungünstig auf sein fragiles Selbstwertgefühl aus, sondern verstärkte zudem seine Neigung, bei Widerstand sofort aufzugeben und sich in eine Phantasiewelt zurückzuziehen.

Diesen Klienten bat ich, mir beim Austüfteln eines mobilen Barfußpfades für den Innenbereich behilflich zu sein. Für Veranstaltungen, die ich in Bildungseinrichtungen durchführe, musste dieser neben den üblichen Ansprüchen an einen Barfußpfad zwei weitere wichtige Kriterien erfüllen: Er durfte nicht viel wiegen und sollte schnell auf- und abzubauen sein. Für die nächsten Therapieeinheiten verwandelten wir uns in TestingenieurInnen einer Entwicklungsabteilung. Die Verantwortung war groß, denn unser fertiges Produkt sollte beim ersten Einsatz Teil einer gelungenen Veranstaltung für Familien werden. Wir mussten also zum einen geeignete Behältnisse finden und zum anderen Fühlmaterial für die Füße, das die Motorik beschäftigte und die Sinne anregte, aber in Teilen von der üblichen Ausstattung von Barfußpfaden im Freien abwich.

Um einen guten Vergleich zu haben, gingen wir zunächst im Garten Stellen mit „klassischem" Material für Barfußpfade ab. Wie lief es sich auf Moos, Sand, Kies und Rindenmulch? Anderes Material wie Tannenzapfen oder Eicheln schütteten wir auf kleinen Versuchsflächen aus. Ab welcher Größe wurden zum Beispiel Steine unangenehm, wenn nur eine kleine Fläche zur Verfügung stand? Bei den Probegängen achteten wir auf unsere Bewegungsempfindungen und gaben uns gegenseitig Rückmeldung über unsere Wahrnehmungen. Dabei versuchten wir möglichst genau zu sein. Welche Gefühle lösten die unterschiedlichen motorischen Anforderungen in uns aus? Wo nahmen wir Körperspannung wahr? Dieses Empfindsamkeitstraining war deshalb so wichtig, weil wir für einige Materialien Alternativen finden mussten. Nicht nur aufgrund des Gewichts wie bei Kies oder Sand, sondern auch aus Naturschutzgründen. So darf beispielsweise Moos nicht in größeren Mengen

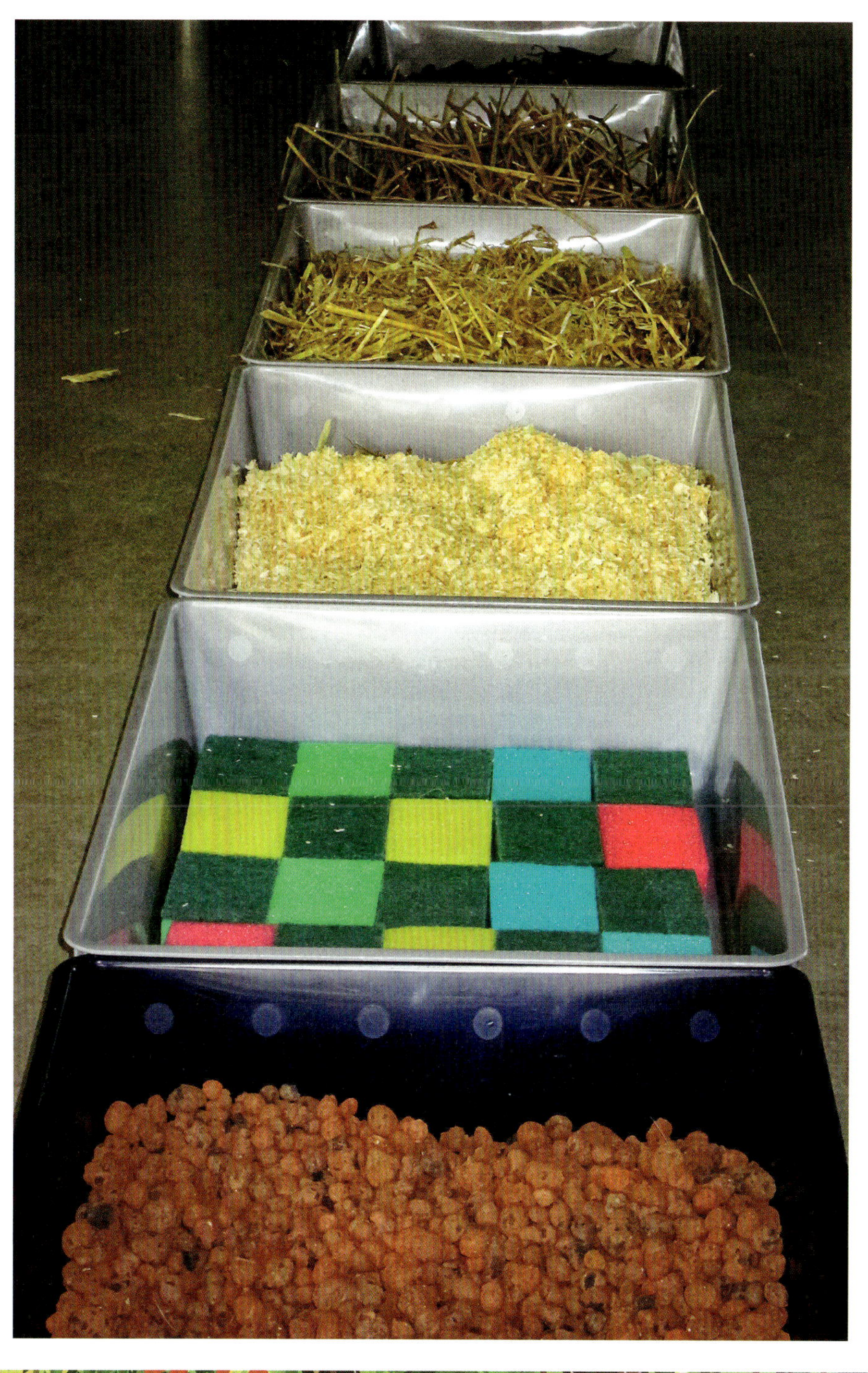

aus der Natur entnommen werden. Außerdem vertrocknet es und kann dadurch nicht mehrfach verwendet werden.

Eine weitere Untersuchungsreihe galt den Behältnissen. Sie sollten nicht nur leicht, sondern auch stabil, leicht zu reinigen, ineinander stapelbar und nicht allzu groß sein. Wir stellten zu diesem Zweck verschiedene Modelle von Plastikwannen in einer Reihe auf und testeten sie in mehreren Durchgängen ohne Fühlmaterial. Es galt darauf zu achten, in welcher Wanne das Gehen am angenehmsten war. Ziemlich schnell schieden die Modelle mit Korbform aus, die sich nach außen leicht rundeten, denn die verbleibende ebene Grundfläche schien uns für unsere Zwecke zu klein. Sie wirkten nicht ausreichend kippsicher und ein unsicherer Stand würde das „Fühlen" beeinträchtigen. Wannen mit zu hohen Rändern wurden als Lösung ebenfalls verworfen. Beim Wechsel von einer Wanne zur nächsten müsste man Staksen wie ein Storch, was das Fühlerlebnis beeinträchtigen konnte. Testsieger wurde eine Wanne mit geraden und nicht zu hohen Rändern. Von dieser Form würde man eine beliebige Anzahl fast lückenlos aneinanderstellen können.

Nachdem die Vorarbeiten zufriedenstellend erledigt waren, begann mit der Auswahl des Fühlmaterials der für die Ausdauer anstrengende Teil. Wir probierten einiges aus und mussten dabei so manchen Frust ertragen und Widerstände überwinden. So hatten wir die Idee, zwei aufeinanderfolgende Wannen mit Stroh und Heu zu befüllen, um den Unterschied zwischen grob und fein spürbar zu machen. Das Material aus dem Zoohandel konnte jedoch unseren Ansprüchen nicht genügen, da vor allem das Stroh von minderer Qualität war und ziemlich schnell zerbröselte. Nach einigem Grübeln behoben wir unser Problem durch Stroh und Heu von einem Bauern aus der Nachbarschaft, das deutlich formstabiler war. Eine wahre Geduldsprobe verlangte uns der leichte Ersatz für den Kies ab. Die Entscheidung war auf Blähton gefallen, den ich als Drainageschicht in Blumentöpfen verwende. Es war furchtbar langwierig, den Staub abzuspülen. Hätte es Medaillen gegeben, hätten wir Doppelgold für Ausdauer bekommen müssen. Aufgeben war aber keine Option, schließlich war der Termin für die erste Veranstaltung mit mobilem Barfußpfad schon nah. Wir ließen uns nicht beirren und fanden für alle Probleme eine Lösung. Super stolz waren wir beispielsweise auf den Ersatz, den wir für das Moos gefunden hatten: Wir verwendeten Spülschwämme. Man konnte angenehm in ihnen einsinken und zusätzlich zwischen rauer und glatter Oberfläche wechseln.

Noch stolzer waren wir, als der Pfad fertig war und ich ausführlich vom erfolgreichen Einsatz berichtete. Unter anderem konnte ich die Beobachtung weitergeben, dass zwar alle anwesenden Eltern von ihren Kindern verlangten, den Barfußpfad auszuprobieren, aber bei weitem nicht alle Eltern bereit waren, als gutes Vorbild ebenfalls aus den Schuhen zu schlüpfen. Waren sie möglicherweise zu unsicher, vor anderen Menschen mit den Füßen zu fühlen? Für meinen Klienten eine interessante Überlegung. Durch seine Mitarbeit am Projekt „Mobiler Barfußpfad“ hatte er selbst einige Grundlagen zur Bearbeitung seiner eigenen Thematik gelegt. Er hatte ausdauernd an den Testreihen mitgewirkt und gelernt, mit Widerständen konstruktiv umzugehen. Sie konnten eine Chance sein, bessere Lösungen zu finden. Intensiv hatte er sich mit Gefühls- und Motorikwahrnehmungen beim Gehen und Stehen auseinandergesetzt, was einen ganz vorzüglichen Anknüpfungspunkt für den Transfer zu seiner schulischen Situation bot. Tagträume waren für ihn immer noch schön, aber als Ausflucht brauchte er sie nicht mehr allzu häufig.

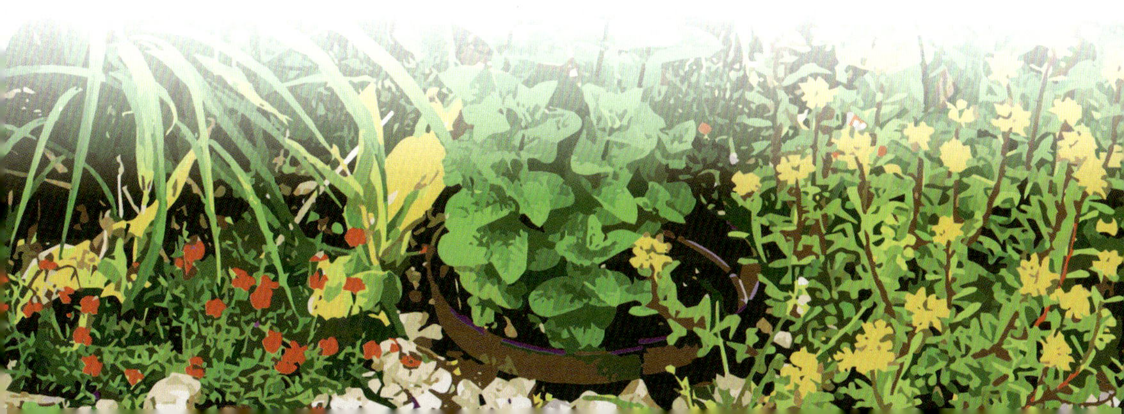

Wandlungen

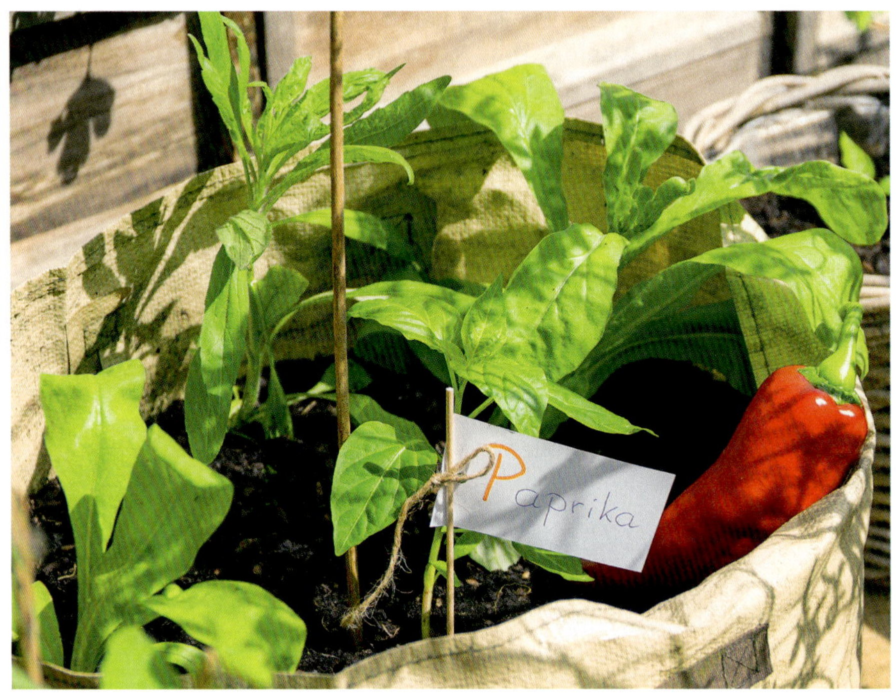

Mögliche Ziele: Entwicklungsschritte bewusst wahrnehmen; den Geschmack frischen Gemüses genießen; Gedächtnis und Feinmotorik trainieren.

Im Leben von Kindern wechseln sich Phasen, in denen sich scheinbar nicht viel ändert, ab mit Phasen, in denen die Kinder ganz schön zu tun haben, mit ihrer eigenen Entwicklung Schritt zu halten. Das Vorschuljahr ist häufig so eine Zeit. Während Eltern und ErzieherInnen im Winter vielleicht noch an der Schulreife eines Kindes zweifeln, kann es binnen eines halben Jahres eine enorme Wandlung durchlaufen. Aus einem schüchternen, zaghaften Kindergartenkind wird ein zuversichtliches, selbstbewusstes Schulkind, das sich im Klassenverband behaupten wird.

Manchmal erfüllt das rasante Tempo, in dem sich die Entwicklung vollzieht, die Kinder mit zwiespältigen Gefühlen. Einerseits sind sie sehr stolz auf ihre Leistungen und freuen sich über Lob dafür. Andererseits machen sie sich Sorgen, dass sie die Erwartungen doch nicht erfüllen können und würden lieber noch eine Weile klein bleiben. Es erfordert generell Mut, Reifeprozesse für sich anzunehmen. Noch herausfordernder ist es, wenn sie sich gefühlt wie im Flug ereignen. Ein Blick auf große VerwandlungskünstlerInnen im Pflanzenreich stimmt womöglich zuversichtlicher.

Innerhalb weniger Monate wird aus einem kleinen Samenkorn eine Zucchinipflanze, die im Beet locker einen Quadratmeter beansprucht und – kaum schaut man zwei Tage nicht hin – riesige Früchte hervorbringt. Wir betrachten dieses Wunder der Natur näher. Auf dem Tisch liegen je vier Samenkörner, Gemüsesorten und Blütenbilder. Kennst du die Namen der verschiedenen Früchte? Hast du sie schon gegessen und haben sie dir geschmeckt? Was ist dein Lieblingsgemüse? Was siehst du noch auf dem Tisch? Hast du eine Idee, wie die Samen, Blüten und Früchte zusammengehören? Gemeinsam zeichnen wir den Lebenszyklus der vor uns liegenden Gemüsesorten nach.

Das ist gar nicht so leicht, denn manche Samen, wie zum Beispiel die von Paprika und Tomate, sehen sich sehr ähnlich. Deshalb ist es so wichtig, dass Samentüten beschriftet werden. Am Anfang des erfolgreichen Gärtnerns steht also Ordnung.

Gesprächsimpuls: Im Moment mag es dir noch undurchschaubar erscheinen, was in der Schule auf dich zukommen wird. Es gibt dort viel Struktur und Ordnung wie zum Beispiel einen Stundenplan oder einen festen Sitzplatz, so dass es nicht so schwer ist, sich einzufinden.

Auch bei den Blüten fallen Ähnlichkeiten auf wie zum Beispiel bei Gurken und Zucchini. Sie gehören zur gleichen Pflanzenfamilie und sollten deshalb nicht nacheinander auf dem gleichen Beet wachsen. Für eine erfolgreiches Wachstum brauchen sie jedes Jahr den Wechsel in ein neues Beet.

Gesprächsimpuls: Auch als Mensch kann man einer Sache entwachsen. Um geistig flexibel zu bleiben und immer wieder dazuzulernen, brauchen wir Vertrautes und Neues. Es ist an der Zeit, dem Kindergarten Lebewohl zu sagen, aber einige deiner KindergartenfreundInnen werden mit dir zusammen in eine Klasse kommen.

Nun ist noch eine Frage offen: Wie sehen die Pflanzen zu unserem Gemüse aus? Derzeit sind sie jung und klein und es sind noch keine Früchte daran. Damit du sie besser finden kannst, haben sie ein Namensschild bekommen. Die Anfangsbuchstaben der Pflanzen schreibe ich dir an die Tafel. Sie stehen auch auf den Pflanzschildern, so kannst du dich bei deiner Suche orientieren. Wenn du vergessen hast, wie der Buchstabe aussieht, nach dem du suchst, kannst du schnell zur Tafel laufen und noch einmal nachsehen. Sind alle Pflanzen gefunden, drehen wir gemeinsam eine weitere Runde, um sie ganz genau zu betrachten. Wie blank und geschmeidig die Blätter des Paprikas sind. Die Tomate ist als Frucht glatt, als Pflanze hingegen hat sie behaarte Stiele. Die Blätter der Zucchini fühlen sich rau und kräftig an, die der Gurke hingegen sind wie ein weiches Polster.

Gesprächsimpuls: Manche der zukünftigen MitschülerInnen kennst du aus dem Kindergarten, die meisten wirst du wahrscheinlich erst kennenlernen. Einige sind so geschmeidig, dass sie scheinbar mühelos mit ungewohnten Situationen zurechtkommen. Andere haben eine rauere Schale und ihr ruppiges Verhalten schüchtert dich vielleicht ein. Welche deiner Eigenschaften werden dir in der Schule helfen, damit du dich zurechtfindest? Was kannst du richtig gut?

Es ist schön, wenn eine Gemüsestunde mit einer Verkostung ausklingen kann. Man kann den KlientInnen das Gemüse pur anbieten oder gemeinsam einen Salat daraus zubereiten und so neben den Geschmacksknospen auch noch die Feinmotorik trainieren.

Material: *Samen, Jungpflanzen, Bilder der Blüten und Früchte von ca. vier verschiedenen Gemüsesorten (ich verwende in der Regel Gurke, Tomate, Paprika und Zucchini), entsprechende Pflanzschilder, Tafel oder Papier, Stift, Gemüsemesser, Schneidbrett, Essig, Öl, Salz, Schüssel, Salatbesteck, Teller, Besteck, eventuell Brot und Butter*

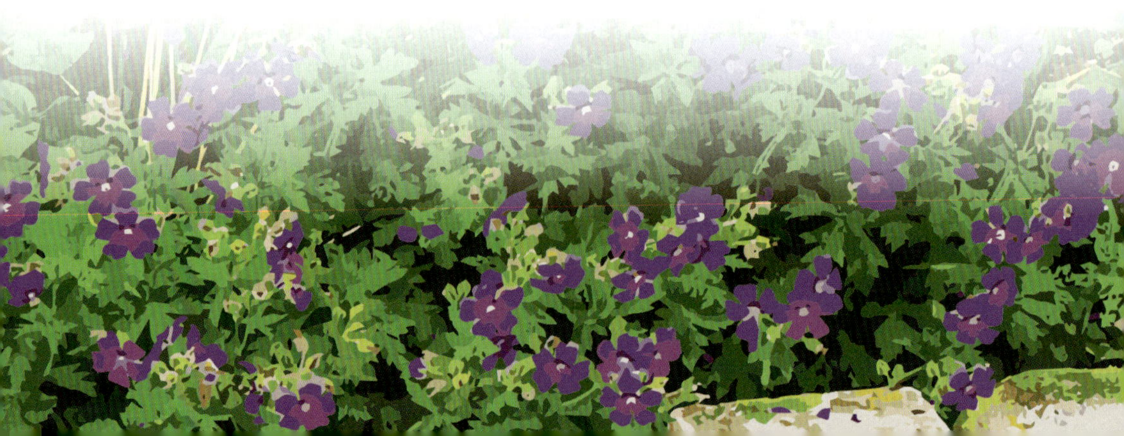

Geschützte Atmosphäre

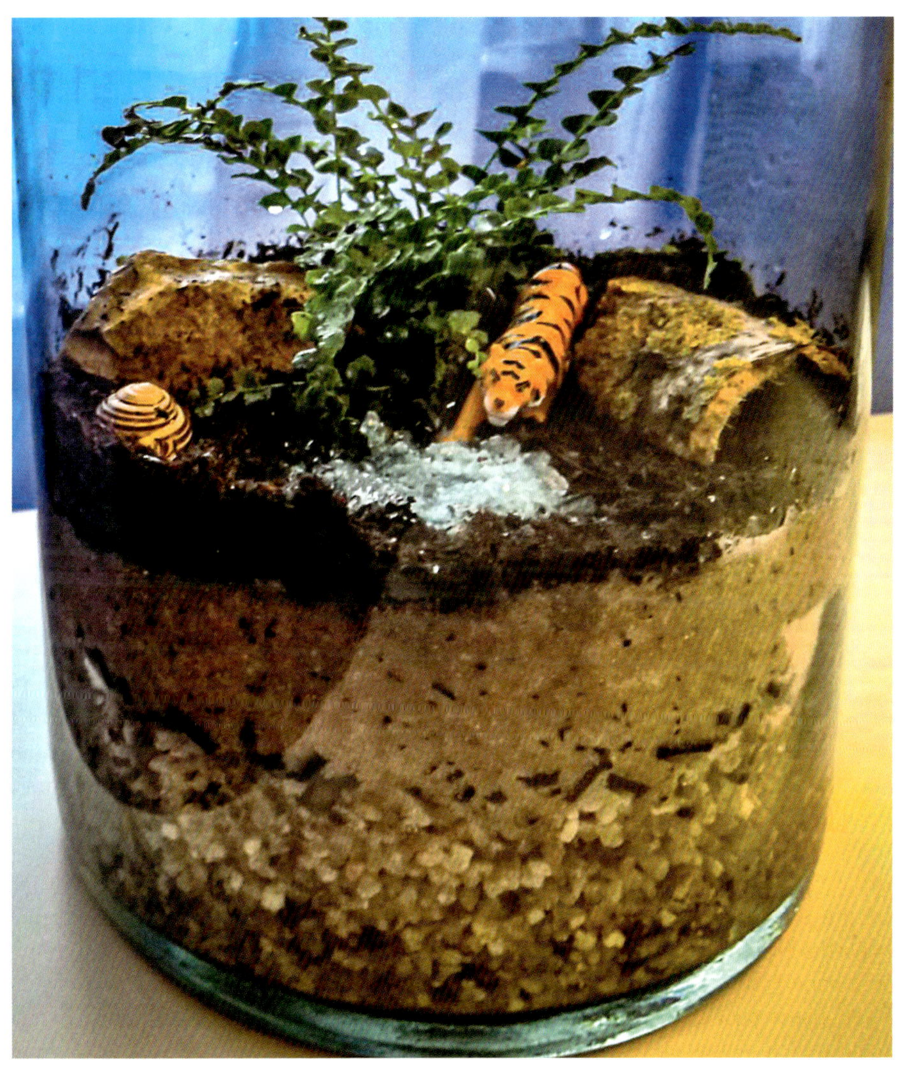

Mögliche Ziele: Lernen, nicht in der Fixierung auf eine Niederlage steckenzubleiben; den Umgang mit Schwächen einüben.

Bereits in der Grundschule kommt es immer wieder vor, dass SchülerInnen in gravierender Art und Weise mit den Leistungen ihrer MitschülerInnen nicht mithalten können. Tritt eine solche Situation ein, gibt es verschiedene Optionen. Es kann ausreichend sein, wenn dem Kind eine Schulbegleitung zur Seite gestellt wird oder es zusätzliche Förderstunden besucht. Es kann aber auch sein, dass einschneidendere Maßnahmen ergriffen werden, wie zum Beispiel eine freiwillige Rückstufung, die ersten beiden Schuljahre in drei Jahren zu absolvieren oder dauerhaft auf eine Förderschule zu wechseln. Da aber letztendlich keine dieser Maßnahmen aus freien Stücken erfolgt, sondern der Not mehr oder weniger ausgeprägter Defizite entspringt, sind Scham und Trauer nicht nur beim Kind, sondern meist auch bei den Eltern groß.

Ein so herber Richtungswechsel des Bildungsweges schon in den Anfängen der Schullaufbahn geht an die Substanz. Nur wenige Eltern haben die Möglichkeit, diesen harten Schlag etwas abzumildern, indem sie ihrem Kind den Wechsel auf eine Privatschule ermöglichen, wo der vorhandenen Problematik mit anderen Mitteln begegnet werden kann, als im staatlichen Schulsystem. Nach meiner Erfahrung ändert dieser Ausweg zunächst aber wenig am tief empfundenen Schmerz, den Anforderungen nicht genügt zu haben. Eine solch schwerwiegende Entscheidung wird nicht leichtfertig getroffen und im Vorfeld werden von allen Beteiligten viele Anstrengungen unternommen und Diskussionen geführt, um sie eventuell doch vermeiden zu können. Ist der Entschluss dann schließlich gefasst, herrscht oft sogar eine gewisse Erleichterung, weil zumindest klar ist, wie es konkret weitergeht. Zuvorderst aber sind meine KlientInnen völlig erschöpft und ihr Selbstwertgefühl ist schwer angeschlagen von diesem kräftezehrenden Prozess, an dessen Ende sie sich als VerliererIn empfinden.

Für die weitere Entwicklung kann es nur förderlich sein, wenn die zukünftige Schulsituation nicht ausschließlich von der Verlustseite betrachtet wird, sondern auch positive Deutungen in die Überlegungen mit aufgenommen werden. Welche Geschichten über das Fort- und Weiterkommen können uns Pflanzen erzählen? Natürlich gibt es einjährige Pflanzen mit einer wahrhaft beeindruckenden Wuchsfreude. Sie geben von Anfang an Vollgas und ihre rasante Entwicklung ist erstaunlich. Aus einem Sonnenblumenkern kann im Laufe des Sommers eine Blume von stattlichen vier Metern Höhe werden. Freilich schafft es die Sonnenblume in der Regel nicht ganz aus eigener Kraft diese Größe zu erreichen. Schützenden Hände müssen Schnecken von ihr fernhalten, sie mit reichlich Dünger versorgen und sie an einem stabilen Stab festbinden, damit nicht Wind und Wetter sie umwerfen. Zweijährige Pflanzen wie Königskerzen fallen uns dagegen erst so richtig ins Auge, wenn sie hoheitsvoll im Beet thronen. Dabei dauert es eine ganze Weile, bis sie so groß und prächtig sind, denn in ihrem ersten Jahr bilden sie lediglich eine kleine und eher unscheinbare Blattrosette aus. Sie brauchen eine Frostperiode im Winter und nutzen die Zeit bis zum nächsten Frühjahr, um eine dicke Wurzel zu bilden, die ein gutes Stück in die Tiefe wächst. Zwar brauchen Zweijährige länger zum Wachsen, aber dafür können sie nicht so leicht entwurzelt werden. Dann gibt es noch Pflanzen wie Gurken und Tomaten, die in ihrer Anzuchtphase den Schutz eines Gewächshauses brauchen. Aber auch sie sind nach den Eisheiligen stark genug, um im Beet weiterzuwachsen und Früchte auszubilden. Und schließlich sollten in dieser Aufzählung Obstbäume nicht vergessen werden. Sie müssen sogar einige Jahre in die Baumschule gehen, bis sie zu ihren BesitzerInnen umziehen können und sie mit leckeren Früchten erfreuen.

Unterschiedliche Pflanzen haben also ihr je eigenes Tempo und brauchen individuelle Pflege zum Heranwachsen. Auch wenn es bei manchen etwas länger dauert, wachsen sie alle zu etwas Wunderschönem heran. Bei uns Menschen ist es im Grunde nicht viel anders. Wir alle folgen ein Leben lang unseren ganz persönlichen Entwicklungsrhythmen. Ein unterschiedliches Tempo in jungen Jahren bedeutet nicht zwangsläufig eine Festschreibung über Glück, Zufriedenheit und Erfolg im späteren Leben. Manchmal kann es erforderlich sein, eine gewisse Zeit in einer geschützten Atmosphäre zu verbringen, um sich auf sich selbst zu besinnen und Kraft zu sammeln für den nächsten Schritt.

Ein schönes Beispiel für eine geschützte Atmosphäre ist ein Flaschengarten. Er stellt ästhetisch ansprechend einen geschlossenen Kreislauf dar und die darin wachsenden Pflanzen schöpfen dadurch ihre Kraft gewissermaßen aus sich selbst. Das von ihnen verdunstete Wasser spendet ihnen die nötige Feuchtigkeit und sie sind abgeschirmt von rauen Außeneinflüssen wie Zugluft oder Blattläusen. Damit das Befüllen und Bepflanzen leicht vonstatten geht, wähle ich für meine KlientInnen keine Flasche mit einem engen Hals, sondern ein eher breites und zylinderförmiges Glasgefäß aus. Besondere Atmosphären verlangen besondere Bedingungen und deshalb wird nicht nur Pflanzerde in das Glas gegeben. Nacheinander werden Aquariumkies (zur Drainage), Aktivkohle (gegen mögliche Bakterienbildung) und grober Sand (ist nicht zwingend erforderlich, sieht aber gut aus als Trennschicht zwischen Kohle und Erde) in jeweils ca. drei Zentimeter dicken Schichten eingefüllt, bei der Kohle darf es weniger sein. Da die KlientInnen den Glasgarten nicht nur mit Pflanzen, sondern auch zum Beispiel mit buntem Zierkies und kleinen Dekorationsobjekten gestalten dürfen, wird vor dem Einpflanzen eine ungefähre Anordnung festgelegt. Haben die Minipflänzchen sehr lange Wurzeln, werden diese zum besseren Anwachsen ein wenig gekappt. Die Erdschicht für das Pflänzchen beträgt ebenfalls ca. drei Zentimeter und wird vorsichtig festgedrückt. Zur Bepflanzung eignen sich beispielsweise Minifarne und Moose. Liegt das Hauptaugenmerk auf der Botschaft, dass in diesem geschlossenen Garten so viel Kraft gesammelt wird, dass er zu gegebener Zeit wieder verlassen werden kann, sind Grünlilienkindl empfehlenswert. Die Grünlilie ist robust und wenn das Kindl der geschützten Atmosphäre entwachsen ist, wächst es recht zuverlässig als Zimmerpflanze in einem normalen Blumentopf weiter. Bevor der Garten verschlossen wird, wird vorsichtig angegossen und zwar lieber zu wenig als zu viel. Beschlägt das Glas bis zum nächsten Tag gar nicht, muss man mehr Wasser ins System geben. Bleibt das Glas hingegen dauernd beschlagen, ist zu viel Wasser im Garten und er muss für einige Zeit offenbleiben, damit nichts fault oder schimmelt.

Für gewöhnlich bleibt ein Flaschengarten in meiner Obhut und liefert wöchentlich Gesprächsanlässe. Während die Pflanze ihre geschützte Atmosphäre genießt, arbeite ich mit den KlientInnen an Bewältigungsstrategien, die das Selbstwertgefühl wieder wachsen lassen und stabilisieren. Ist es dann soweit, dass die Pflanze in einen Blumentopf übersiedeln kann, wird dieser von den KlientInnen vorher verziert, um diesem Ereignis einen würdigen Rahmen zu geben. Wenn sie ihre Pflanze mit nach Hause nehmen, sind die KlientInnen meist ein gutes Stück weit in der neuen Schulsituation angekommen und dürfen erleben, was ihnen lange Zeit verwehrt war: Erfolgserlebnisse.

Material: *Glasgefäß, Deckel oder Frischhaltefolie mit Gummiband zum Verschließen, Aquariumkies, Aktivkohle, grober Sand, Pflanzerde, Zierkies, Dekorationsobjekte, geeignete Pflanzen, Gießkanne, Wasser*

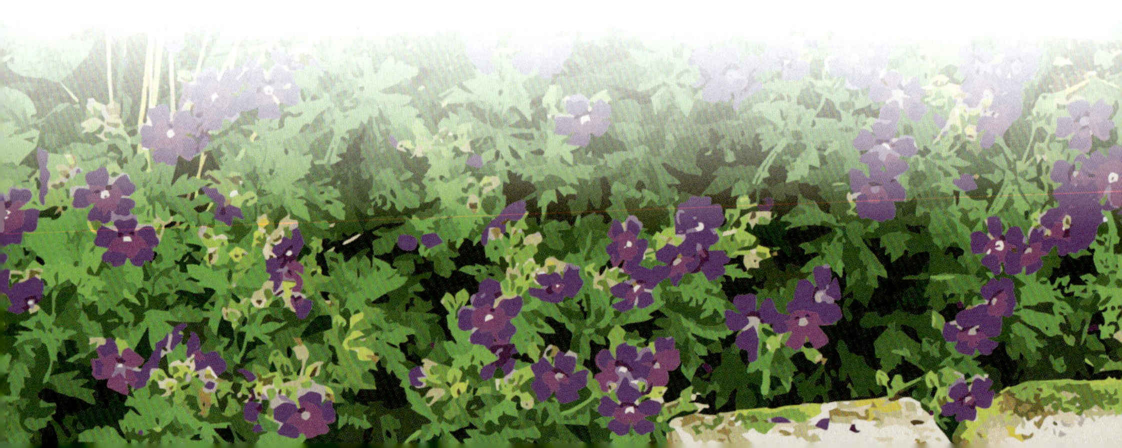

Meine Wurzeln

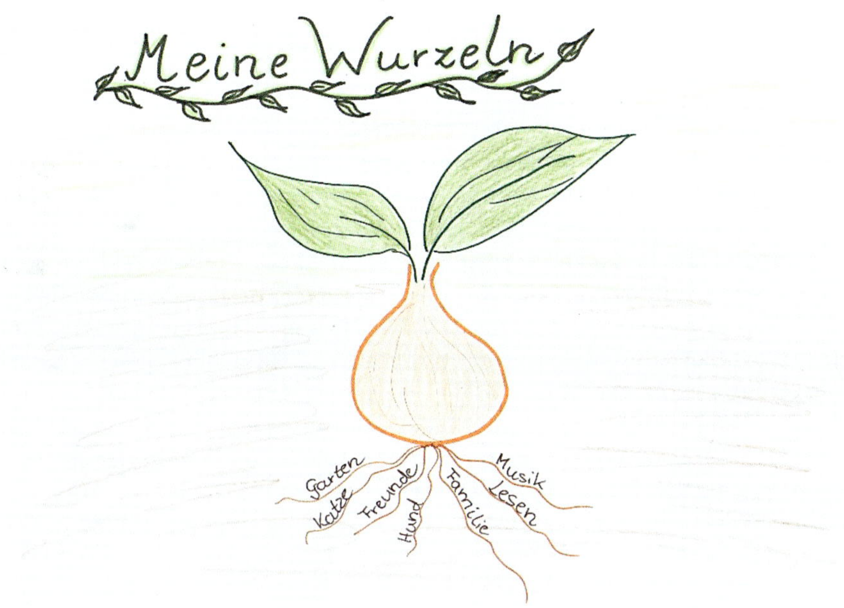

Mögliche Ziele: Lernen, mit Unsicherheiten und Ängsten umzugehen; sich seiner Kraftquellen bewusst werden.

Manche bevorstehenden Ereignisse führen zu einem mulmigen Gefühl im Bauch und Wackelpudding in den Beinen. Allein beim Gedanken daran fühlt man sich unbehaglich, aber man weiß, dass die Situation trotzdem gemeistert werden muss. So sind zum Beispiel erste Schultage und entscheidende Prüfungen unvermeidlich wiederkehrende Ereignisse des Schullebens. Gehört man zu den Menschen, die Schwierigkeiten damit haben, kann es hilfreich sein, sich vorher eine gute Bewältigungsstrategie zu überlegen.

Was macht dich so richtig stark? Auf einem Blatt ist ein Samenkorn zu sehen, aus dem zwei saftige grüne Keimblätter sprießen. Damit sich eine Pflanze über der Erde kräftig immer weiter dem Himmel entgegenstrecken kann, braucht sie Sonne, Wasser und von unten viele starke Wurzeln, die sie mit den nötigen Nährstoffen versorgen. Lass uns überlegen, was deine Stärkungsmittel sind. Alles, was dir hilft, in schwierigen Situationen stark zu sein, wird als Wurzel an dein Samenkorn gemalt, geschrieben oder geklebt. Jede/r und alles, was in deinem Leben wichtig ist, bekommt eine eigene Wurzel. Je mehr du darüber nachdenkst, desto mehr Menschen, Lebewesen und Betätigungen wirst du finden, die dir Freude bereiten und für dich da sind, wenn es mal nicht so rund läuft. Die Menschen, die dir Kraft und Sicherheit geben, mögen zwar nicht immer da sein, aber sie sind mit dem Herzen immer bei dir.

Falls du dich bei den ersten Schritten in eine neue Situation unsicher fühlst, dann schließe kurz die Augen, atme tief ein und wieder aus, denk an dein Wurzelbild und stell dir vor, wie alle deine Wurzeln zu dir sagen: „Du schaffst das!"

Bist du jemand, der alles gerne praktisch vor sich sieht, dann probiere doch folgenden Versuch aus: Fülle ein Glas mit Erde, streue Weizenkörner darauf und wiederum darüber noch eine dünne Schicht Erde. Drücke alles gut fest und gieße es vorsichtig an. Durch das Glas kannst du gut sehen, ob die Erde ganz durchfeuchtet ist. Danach legst du eine Papierbanderole um das Glas, fixierst sie mit zwei Büroklammern und stellst es an eine warme und sonnige Stelle. Jetzt musst du nur noch wenige Tage warten, in denen die Erde nicht austrocknen darf. Der Weizen sprießt ziemlich flott und wenn du die Banderole entfernst, wirst du ganz schön staunen, denn die Wurzeln haben bereits in dieser kurzen Zeit die gesamte Erde im Glas erobert.

Es gibt im Leben natürlich nicht nur unangenehme Aufgaben zu erledigen. Manchmal haben wir auch Wünsche und Hoffnungen und sind unsicher, wie sie Wirklichkeit werden können. Nachdem du deine Wurzeln erkundet hast, kannst du mit folgender Übung deinen Wünschen nachspüren und wer oder was dir bei der Realisierung helfen könnte. Auf einem Tisch liegen Postkarten mit unterschiedlichen Baummotiven. Zu leiser Instrumentalmusik betrachten wir die verschiedenen Bilder und denken dabei an unsere Wünsche. Manchmal weiß man gleich, um welchen Wunsch es geht, manchmal taucht er auch erst nach und nach vor dem inneren Auge auf. Man wählt den Baum, der ihn am besten repräsentiert und klebt die Postkarte auf ein Blatt. So hat man den Ausgangspunkt zur Gestaltung eines „Unterstützungsbildes". Man malt und gestaltet darauf alles, was für die Verwirklichung des Wunsches hilfreich erscheint. Falls man in eine Phase gerät, in der beim Weiterkommen sehr viel Geduld und Ausdauer verlangt werden, kann man dieses Bild betrachten und neue Kräfte und Ideen schöpfen.

Material: *Malblätter, Stifte, Wasserfarben, Weizenkörner, Erde, Glas, Papier, Schere, Büroklammern, Gießkanne, Collagenmaterial, Kleber, CD mit entspannender Instrumentalmusik, Postkarten mit Baummotiven*

Gut-gelungen-Schachtel

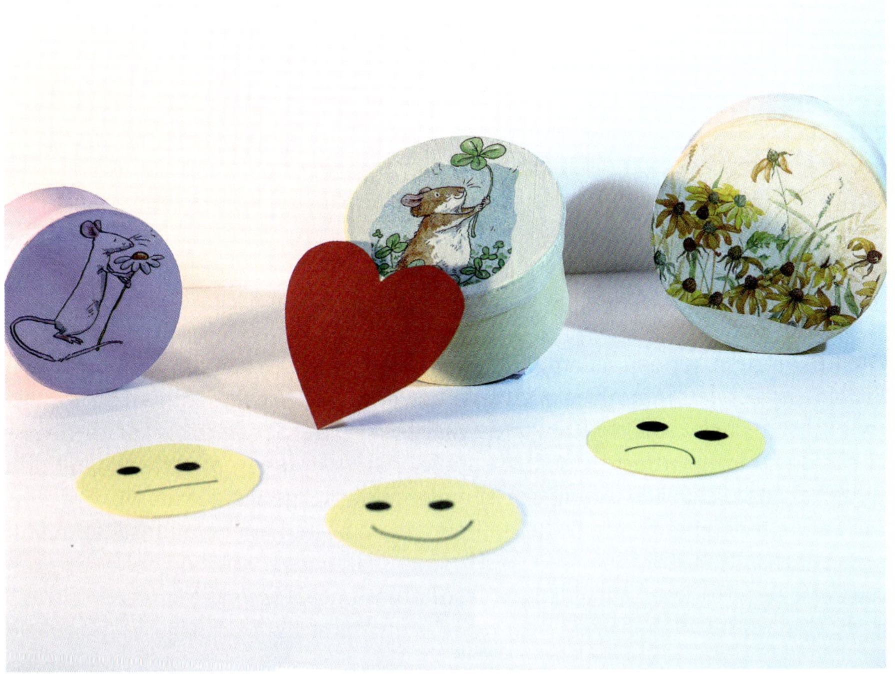

Mögliche Ziele: Glücksmomente bewusst wahrnehmen und schätzen; lernen, auch in schwierigen Zeiten den Blick auf das Positive zu richten; positive Formulierungen einüben; Feinmotorik und Sorgfalt verbessern.

Es gibt Zeiten im Leben (zum Beispiel, wenn Freundschaften unerwartet wegbrechen oder Eltern sich trennen), in denen Trauer und/oder Wut sehr oft vorkommen und scheinbar die alles überschattenden Gefühle sind. In diesem emotionalen Getümmel fällt es manchmal gar nicht mehr richtig auf, dass es auch Momente des Gelingens und des Glücks gibt. Diese kostbaren Geschehnisse sollten deshalb umso bewusster genossen werden. Sie können dann sogar eine „ansteckende" Wirkung entfalten.

Vor uns liegen drei Smileys aus gelbem Tonkarton mit unterschiedlichem Gesichtsausdruck (lachend, neutral, traurig). Ausgehend von den Gefühlen, die die Smileys repräsentieren, sprechen wir über die verschiedenen Gefühle, die wir im Laufe des Tages haben können und darüber, wie sie sich in unserem Körper anfühlen. Fallen uns Beispiele für entsprechende Situationen ein? Wie kann der lachende Smiley mehr Platz in deinem Leben bekommen? Zum Beispiel kannst du dir jeden Abend positive Ereignisse des Tages ins Gedächtnis rufen, mögen es auch (zunächst!) vielleicht nur wenige sein. Wie ein Detektiv suchst du nach jedem Freudenschein. Den besten Gut-gelungen-Moment schreibst du auf einen Notizzettel. Wichtig ist dabei, eine positive Formulierung zu verwenden. Statt „Meine Mama war heute beim Essen nicht so genervt!" schreibst du besser „Heute war meine Mama beim Essen gut gelaunt". Danach legst du den Zettel in eine eigens dafür gestaltete Schachtel. Wenn es mal wieder gar nicht gut läuft, kannst du in den Zetteln schmökern und hast so ein Schatzkästlein, das dir innerlich wieder auf die Beine helfen kann.

Mit gepressten Pflanzen und Serviettentechnik machen wir eine ganz persönliche Schatzkiste. Schon ihr Anblick soll Freude bereiten und gute Laune machen.

Die KlientInnen können aus mehreren vorbereiteten Schachteln, verschiedenen Blüten und Serviettenmotiven auswählen. Mit der Bastelschere werden die Motive möglichst genau ausgeschnitten und alle Schichten der Serviette bis auf die oberste mit dem Motiv entfernt. Zunächst provisorisch werden sie zusammen mit den Blüten auf der Schachtel arrangiert. Ist man mit dem Ergebnis zufrieden, wird alles mit Serviettenkleber fixiert. Dabei sollte man am besten mit dem Pinsel sanft von innen nach außen streichen. Den Deckel kann man entweder schon beim Arbeiten oder erst zum Trocknen auf einen umgestülpten Tontopf legen, so kann er nicht auf der Unterlage festkleben und bis zum nächsten Mal sicher trocknen.

Damit die Gut-gelungen-Schachtel beim nächsten Mal gleich mit Schätzen gefüllt werden kann und auch, damit wir darüber sprechen können, wie die Methode für die KlientInnen funktioniert, bekommen sie für die nächste Woche einen Umschlag mit leeren Notizzetteln zum selbständigen Üben. Zum Abschluss formulieren wir gemeinsam den ersten „Gut-gelungen-Zettel" als Beispiel für den Umschlag.

Material: *In unterschiedlichen Pastellfarben grundierte Papp- oder Spanschachteln in verschiedenen Größen, gepresste Pflanzen, Servietten mit Pflanzenmotiven, Bastelschere, Leim für Serviettentechnik, weicher Pinsel, kleine Blumentöpfe, Notizzettel, Stifte, Umschlag*

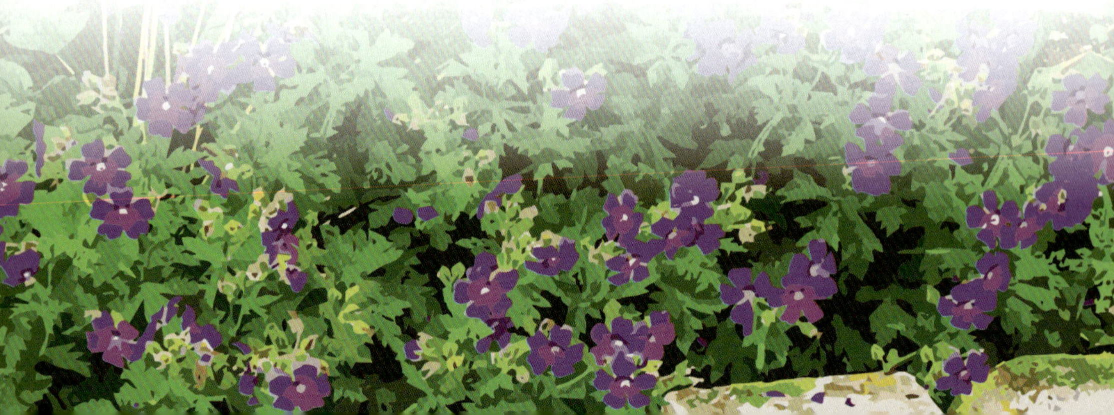

Steine des Erfolgs

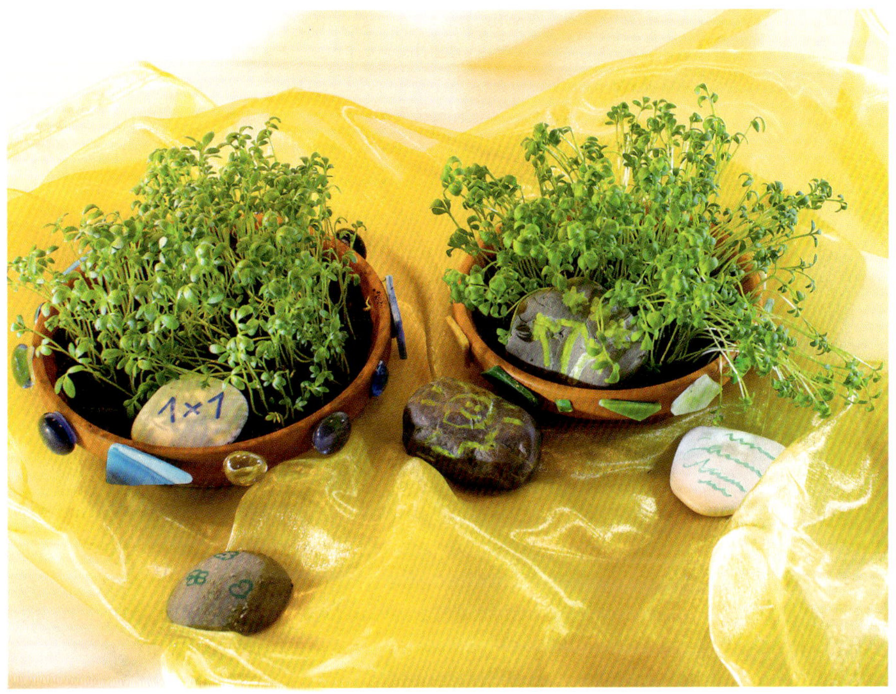

Mögliche Ziele: Lernen, Ziele und Wünsche klar zu formulieren und den Unterschied zwischen ihnen zu erkennen; Feinmotorik trainieren; verlässliche Pflege von Pflanzen einüben; Kresse als vitaminreichen Energiespender kennenlernen.

Genau betrachtet ist das Schulleben eine einzige Abfolge von immer neuen Vorhaben und Herausforderungen. Wie Zuckererbsen in der Schote liegen die Aufgaben dicht an dicht aneinander. Allerdings schmecken durchaus nicht alle so süß wie das zarte Gemüse. Zwar ist manches davon freiwillig, wie das Schulorchester oder die Theatergruppe, doch das meiste ist nicht verhandelbar. Unabhängig davon wird bei allen Verpflichtungen vorausgesetzt, dass die SchülerInnen versuchen, ihr Bestes zu geben. Das kann ziemlich anstrengend sein. Zum einen muss man sich geistig fokussieren und klar wissen, was man will und braucht, um sich nicht zu verzetteln. Zum anderen muss man den Anforderungen auch körperlich gewachsen sein und fit bleiben. Diese beiden anspruchsvollen Ziele sollen mit der folgenden Übung zusammengeführt werden.

Zunächst werden handliche Steine gesammelt, die sich leicht mit Edding-Stiften für Steine beschriften oder bemalen lassen. Für manche KlientInnen können flache, helle Kunststeine besser geeignet sein, da man auf ihnen verhältnismäßig leicht schreiben kann. Wir überlegen, welche Ziele die KlientInnen erreichen möchten und welche Wünsche sie haben. Dabei stellen wir für gewöhnlich fest, dass diese nicht nur unterschiedliche Reichweiten, Intensitäten und Wahrscheinlichkeiten bezüglich der Realisierung haben, sondern auch in unterschiedlichem Ausmaß vom eigenen Einsatz aktiv beeinflussbar sind: „Für die Matheschulaufgabe in zwei Wochen möchte ich optimal vorbereitet sein.", „Im nächsten Schuljahr möchte ich im Orchester die Erste Geige spielen.", „Hoffentlich schenken mir meine Eltern endlich einen Hund.". Da die Steine nicht groß sind, sollte jedes Ziel in einem Wort formuliert werden. Handelt es sich um einen geheimen Herzenswunsch, kann auch ein Symbol verwendet werden. Es sollten nicht mehr als drei Ziele sein. Mindestens eines sollte in naher Zukunft und die Mehrheit realistisch erreichbar sein und es sollten begleitend Pläne für die jeweilige Erfolgsstrategie entwickelt werden. Eines ist dabei wichtig: Den Unterschied zwischen Wünschen und Zielen zu kennen und entsprechend zu handeln, heißt nicht, seine Träume aufzugeben.

Sind die Zielsteine beschriftet, wenden wir uns dem zweiten Ziel zu: So fit bleiben, dass man eine Chance hat, die selbst gesteckten Ziele zu erreichen. Hier kommt die Kresse ins Spiel. Die kleinen Blättchen wachsen unscheinbar in flachen Gefäßen, zur Not sogar ohne Erde auf Watte gebettet, in flottem Tempo an einem hellen Platz. Täglich mit etwas Feuchtigkeit umsorgt, sind die zarten Grünlinge randvoll mit Vitaminen, Mineralstoffen und Spurenelementen. Die gesunden Muntermacher unterstützen das Immunsystem und sind eine ganzjährige Energiequelle. Man kann sie zum Essen auf Butterbrote, Salate oder Suppen streuen.

Um die Wichtigkeit der gewählten Ziele für die KlientInnen zu unterstreichen und zu Ehren der Kresse als offizielle Unterstützerin dieser Pläne, wird das Pflanzgefäß ein wenig zum Funkeln gebracht. Das verlangt etwas Fingerspitzengefühl, denn die Tonuntersetzer verjüngen sich nach unten geringfügig. Mit der Klebepistole lassen sich die Glassteine und der Mosaikbruch relativ leicht und zügig fixieren, Flüssigkleber verlangt nach mehr Geduld und Geschick.

Nach dem Befüllen des Untersetzers mit Erde werden erst die Zielsteine platziert und dann die Kressesamen auf die restliche Fläche gestreut. Nun noch leicht andrücken und mit der Wassersprühe gut anfeuchten. Sät man im Abstand von wenigen Tagen wechselweise in zwei Gefäßen ein, kann man fast durchgehend frische Kresse ernten. Die Zielsteine werden dabei immer vom abgeernteten Gefäß in die neu sprießende Kresse umgebettet. Erfüllte Zielsteine wandern ins Regal, wo im Laufe eines Schuljahres eine stolze und beeindruckende Parade entstehen kann.

Material: *Glatte Kieselsteine oder Kunststeine, Edding-Stifte für Steine, Tonuntersetzer, Glassteine, Mosaikbruch aus Glas, Klebepistole oder Flüssigkleber, feinkrümelige Pflanzerde, Kressesamen, Wassersprüher*

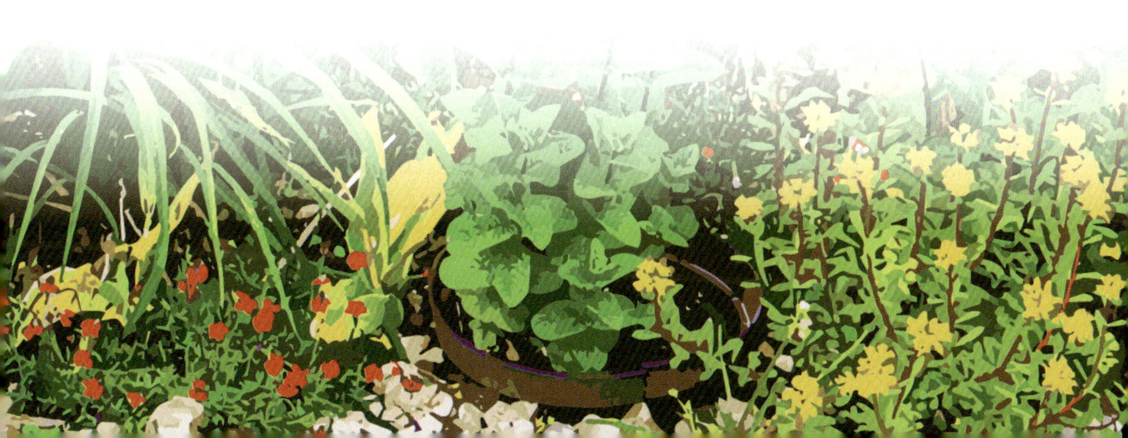

Phantasiespaziergang im Garten

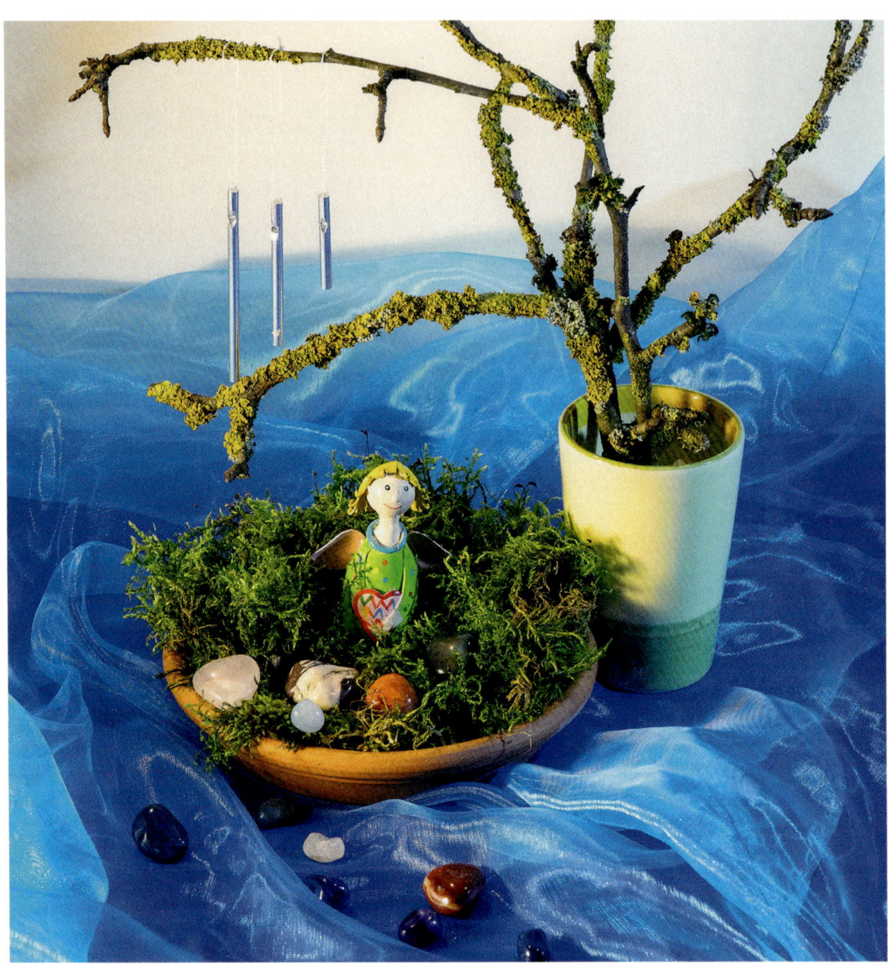

Mögliche Ziele: Stress und Anspannung abbauen; Körperwahrnehmung stärken; Phantasie anregen; Entspannungsverfahren gegen Prüfungsangst kennenlernen.

In jedem Schuljahr gibt es Phasen mit besonders vielen Prüfungen und man kommt in diesen Zeiten gar nicht richtig zur Ruhe. Vor allem Schuljahre, in denen es um den Übertritt an weiterführende Schulen geht oder Abschlussjahrgänge sind für viele SchülerInnen äußerst herausfordernd. Das Stresslevel ist konstant hoch und die Anspannung steigt stetig an, denn allen ist bewusst, dass es um eine wichtige Weichenstellung für die nächsten Jahre geht. Es tut Körper und Seele gut, wenn hin und wieder die Grundspannung zumindest etwas abgesenkt wird. Phantasiespaziergänge sind eine Möglichkeit, von Kopf bis Fuß loszulassen.

Die Hilfsmittel liegen in der Reihenfolge ihres Gebrauchs in Reichweite bereit. Um möglichen Ängsten vorzubeugen, können die Kinder einen kurzen Blick auf das Material werfen und erfahren, dass sie bei diesem Spaziergang im Liegen nicht nur etwas zu hören, sondern auch zu spüren und zu schnuppern bekommen. Wenn die KlientInnen ihren Platz auf der Matte eingenommen und sich gegebenenfalls zugedeckt haben, wird der Text ruhig und langsam vorgelesen. Dabei gilt es den Zustand der KlientInnen (z. B. Atmung, Hände) gut zu beobachten und sowohl die Sprechgeschwindigkeit als auch das Ausführen der Handlungen sorgfältig darauf abzustimmen.

„Leg dich ruhig und entspannt auf die Matte. Wenn du willst, kannst du dich zudecken und die Augen schließen. Deine Beine sind ausgestreckt und deine Arme liegen neben dem Körper. Atme ruhig und gleichmäßig ... ein ... und aus ...

Stell dir vor, es ist ein schöner, sonniger Tag. Er ist gerade richtig. Nicht zu warm und nicht zu kalt. Ein sanfter Wind streichelt deine Backen. Du reckst und streckst dich ein bisschen, denn für heute hast du all deine Aufgaben gut erledigt. Du genießt, wie die Sonne deine Haare wärmt.

Du machst einen Spaziergang und dein Weg hat dich zu einem Gartentürchen geführt. Es ist aus Holz und ein Schild hängt daran, auf dem steht: ‚Herzlich willkommen.'. Rechts und links vom Türchen wachsen Büsche, über das Türchen wölbt sich ein blühender Rankbogen.

Du hörst *Vogelgezwitscher (leise CD anspielen).* Wie mag es wohl in diesem Garten aussehen? Es klingt, als wäre viel Lebendigkeit und Freude darin. Was für Vögel, was für Blumen gibt es? Wohnt vielleicht jemand darin? Neugierig stellst du dich auf die Zehenspitzen und schaust über das Türchen. Du siehst einen hellen Kiesweg. An seinem Rand wächst ganz viel Lavendel. Der Weg macht einen Bogen und du möchtest zu gerne wissen, wo er hinführt. Auf dem Schild steht ‚Herzlich willkommen', also machst du das Türchen auf und trittst ein.

Beim Näherkommen siehst du, dass der Lavendel über und über voll kleiner lila Blüten ist. Viele Bienen und Hummeln tummeln sich darin. Eine dicke Hummelkönigin kommt herbeigebrummt und gibt dir einen Tipp: ‚Riech doch mal an einem Zweiglein. Dann verstehst du, warum wir den Lavendel so lieben.'

Papiertaschentuch mit Lavendelöl leicht vor der Nase wedeln

Du schnupperst dem Duft nach und merkst, wie deine Schultern noch lockerer werden. Selbst dein Bäuchlein fühlt sich ganz wohlig an.

Auf dem Kiesweg gehst du um die Kurve und kommst an ein kleines Rasenstück. In der Mitte steht eine flache Schale, in der Wasser ist. Wozu soll das gut sein? Soll jemand daraus trinken können? Du schaust genauer. Dein Blick wandert über eine Hecke mit blühenden Büschen. Hinter der Wasserschale siehst du einen Haufen aus trockenen Ästen. Er ist nicht sehr groß und zum Teil von Rankpflanzen bewachsen. Vorsichtig schleichst du langsam über den weichen Rasen näher. Bei jedem Schritt sinkst du leicht ein. Manchmal trittst du auf einige herumliegende Ästchen *(einige trockene Ästchen knacken lassen)*. Aber es passiert weiter nichts und du lächelst, als du siehst, wessen Schlafzimmer du entdeckt hast. Unter dem Dach der Äste schläft auf einem kuscheligen Bett aus Gras und Blättern tief und fest ein kleiner dicker Igel. Leise, leise schleichst du zurück auf den Weg, damit sich der stachelige Geselle weiter von seinen nächtlichen Wanderungen erholen kann.

Als du weitergehst, wird der Weg ganz schmal und führt durch eine blühende Wiese. Im Vorbeigehen berühren dich die Pflanzen ganz zart mit ihren Blättern und Blüten als wollten sie ‚Hallo' zu dir sagen.

Mit dem Grassträußlein sanft die Körperseiten und die Arme abstreichen

Wo du auch hinschaust, überall in den Gräsern und auf den Blumen krabbeln kleine Käfer, summen Bienchen und flattern Schmetterlinge. Durch die leichten Berührungen werden deine Schultern, Arme und Hände ganz weich.

Am Ende des Weges steht eine Holzbank unter einem Apfelbaum. Sie scheint schon lange dort zu stehen und du setzt dich gerne auf die weichen *Moospolster (leicht vor dem Gesicht wedeln, evtl. Wangen leicht berühren).*

Du siehst, dass es auf dieser Seite der Wiese einen kleinen verwunschenen Teich gibt. Ringsum liegen einige größere Steine, die auch voller Moos sind, es wächst Farn, am Wasserrand stehen Rohrkolben und auf dem Teich blühen Seerosen. Du bemerkst glitzernde Lebewesen, die auf und neben dem Teich umherschweben und nimmst ein leichtes Klingeln war *(Klangspiel sanft bewegen)*.

Du bleibst geduldig auf der Bank sitzen und wirst belohnt. Die kleinen Lebewesen kommen näher. Es sind winzige Gartenfeen, die mit leisem Klingeln freundlich vor dir auf und ab schweben. Jede hat eine andere Farbe und ihre Flügel schimmern im Sonnenlicht.

Du entdeckst, dass eine der Feen ein klitzekleines Krönchen trägt. Sie ist es, die zu dir spricht: ‚Wir freuen uns, dass du unseren Garten besuchst. Und wir danken dir, dass du dabei so behutsam warst und alles mit Liebe betrachtet hast. Nur solche Menschen können uns sehen und unsere Freunde werden. Als Andenken an deinen Besuch schenken wir dir einen glänzenden Stein *(Halbedelstein vorsichtig in die Hand legen)*. Er erinnert dich daran, dass du in unserem Feenreich immer willkommen bist.‘

In deiner Hand spürst du die kühle Glätte des Steins. Du hältst ihn behutsam und sicher fest. Langsam passt er sich deiner Körpertemperatur an. Du merkst, dass es Zeit ist, zurückzugehen. Die Feen schweben zurück zum Teich und du atmest tief durch und stehst auf.

Auf dem Weg zurück steht in der Kurve ein Holzbottich, in dem Pfefferminze wächst. Mit der freien Hand reibst du ein Blättchen *(Papiertaschentuch mit Pfefferminzöl leicht vor der Nase wedeln)*. Du schnupperst und machst einen tiefen Atemzug. Du fühlst dich frisch und gehst die letzten Schritte bis zum Türchen ganz beschwingt. Am Türchen hängt ein Schild, auf dem steht ‚Auf Wiedersehen! Mögen deine Tage glücklich sein!‘.

Räkel und streck dich von den Fuß- bis zu den Fingerspitzen, spüre die Matte unter dir, du kannst die Augen öffnen und langsam im Hier und Jetzt ankommen.

Bei Prüfungsangst oder innerer Unruhe kannst du auf diese Ruhebilder zurückgreifen. Du kannst den Halbedelstein in deiner Hosentasche mitnehmen und wenn du ihn berührst, kannst du dich zum Beispiel an das ruhige Atmen und das Senken der Schultern erinnern. Ein Pfefferminzzweig im Mäppchen kann bei nachlassender Konzentration oder aufkommender Unruhe leicht gerieben werden.“

Im Anschluss an die Traumreise kann ein Ruhebild im Postkartenformat gemalt werden. Als Motiv wählen die KlientInnen ein Geschehen aus, bei dem sie eigentlich immer glücklich, zufrieden und entspannt sind (zum Beispiel Brettspiele mit Oma und Opa). Laminiert wird es in einem Fach des Mäppchens aufbewahrt und bei Bedarf auf den Tisch gelegt.

Material: *Gymnastikmatte, kleines Kopfkissen, Decke, CD mit Vogelgezwitscher, Papiertaschentuch mit Lavendelöl, einige trockene Ästchen, kleiner Strauß aus Gräsern, kleines Moospolster, kleines leises Klangspiel, Halbedelstein, Papiertaschentuch mit Pfefferminzöl*

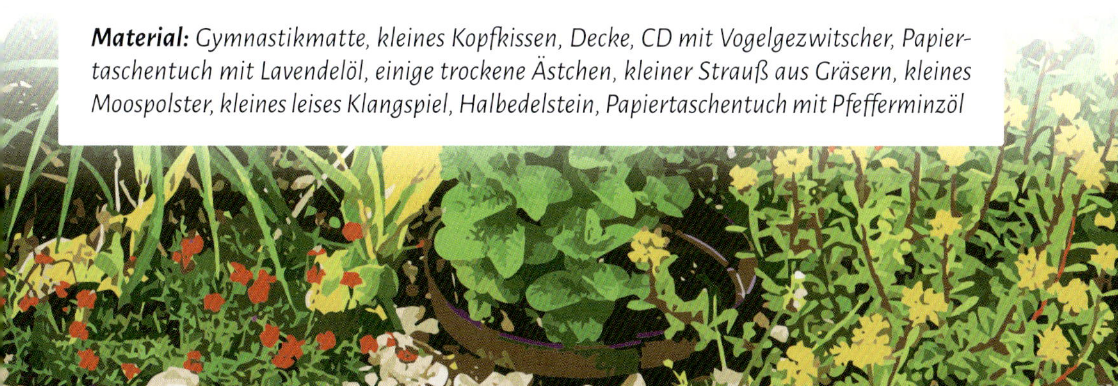

Schatten und Licht

Mögliche Ziele: Lernen, eigene Fähigkeiten wertzuschätzen; weitere Anwendungsmöglichkeiten für diese Begabungen erschließen.

Es ist ein eigenartiges Phänomen, dass manche Menschen ein Talent, das sie gut beherrschen und das ihnen leicht von der Hand geht, weder besonders schätzen noch für sonderlich erwähnenswert halten. Ihre möglichen Mängel hingegen machen ihnen schwer zu schaffen und sie hadern mit sich, weil sie gerne perfekt wären. Dieses Ungleichgewicht kann zu sehr unsicherem Verhalten führen durch das Gefühl, Mitmenschen gegenüber unterlegen zu sein. Es kann aber auch im Gegenteil zu sehr forschem Auftreten führen, weil Gefühle der Unsicherheit gar nicht erst aufkommen sollen. Es gibt viele Verhaltensweisen, denen eine solch unausgewogene Selbsteinschätzung zugrunde liegt.

Für die kindliche Entwicklung ist es verhängnisvoll, wenn negative Zuschreibungen die Oberhand gewinnen und von ihnen kaum mehr Gutes erwartet wird. Ihr Verhaltensrepertoire verschiebt sich zusehends hin zu Betätigungen, für die sie negative Aufmerksamkeit bekommen. In meinen Augen zu oft muss ich KlientInnen begleiten, die an Lehrkräfte geraten sind, die buchstäblich kein gutes Haar an ihnen lassen. Die verzweifelten Eltern berichten dann beispielsweise, dass eine Lehrerin am Elternsprechtag in der zur Verfügung stehenden Zeit ausschließlich über ihr Kind geschimpft hat. Auch auf dezidierte Nachfragen fiel ihr nichts Positives ein, sondern nur der Hinweis, dass sich die Eltern für die Zukunft ihres Kindes nicht zu viele ungerechtfertigte Hoffnungen machen sollten. Man kann sich vorstellen, welche Stimmung nach so einem Gespräch in einer Familie herrscht.

Nun will ich gar nicht in Abrede stellen, dass das Verhalten mancher SchülerInnen Lehrkräften ein Übermaß an Geduld abverlangt und einen gewaltigen Arbeitsaufwand verursacht. Nicht zuletzt ist es für die Kinder selbst alles andere als zielführend, wenn sie bei der geringsten Frustration wilde Wutanfälle bekommen oder bei jedem Arbeitsauftrag, der sie herausfordern würde, eine strikte Verweigerungshaltung zeigen. Im Laufe der Zeit werden auch die Eltern immer weiter in einen Strudel hineingezogen, der die positiven und liebenswerten Eigenschaften ihres Kindes an den Rand drängt. Dieser Negativkreislauf muss dringend durchbrochen werden.

Im Zeichen der Buntnessel suchen die KlientInnen und ich gezielt nach diesen Fähigkeiten, die derzeit von den negativen Ereignissen überschattet werden. Sie sollen die hellen Orientierungspunkte auf dem Weg zu einem sonnigeren Dasein werden. Die Buntnessel ist in unseren Breiten eine einjährige Blattschmuckpflanze. Ihre Blüten sind eher unscheinbare Rispen, ihre Blätter hingegen faszinieren mit

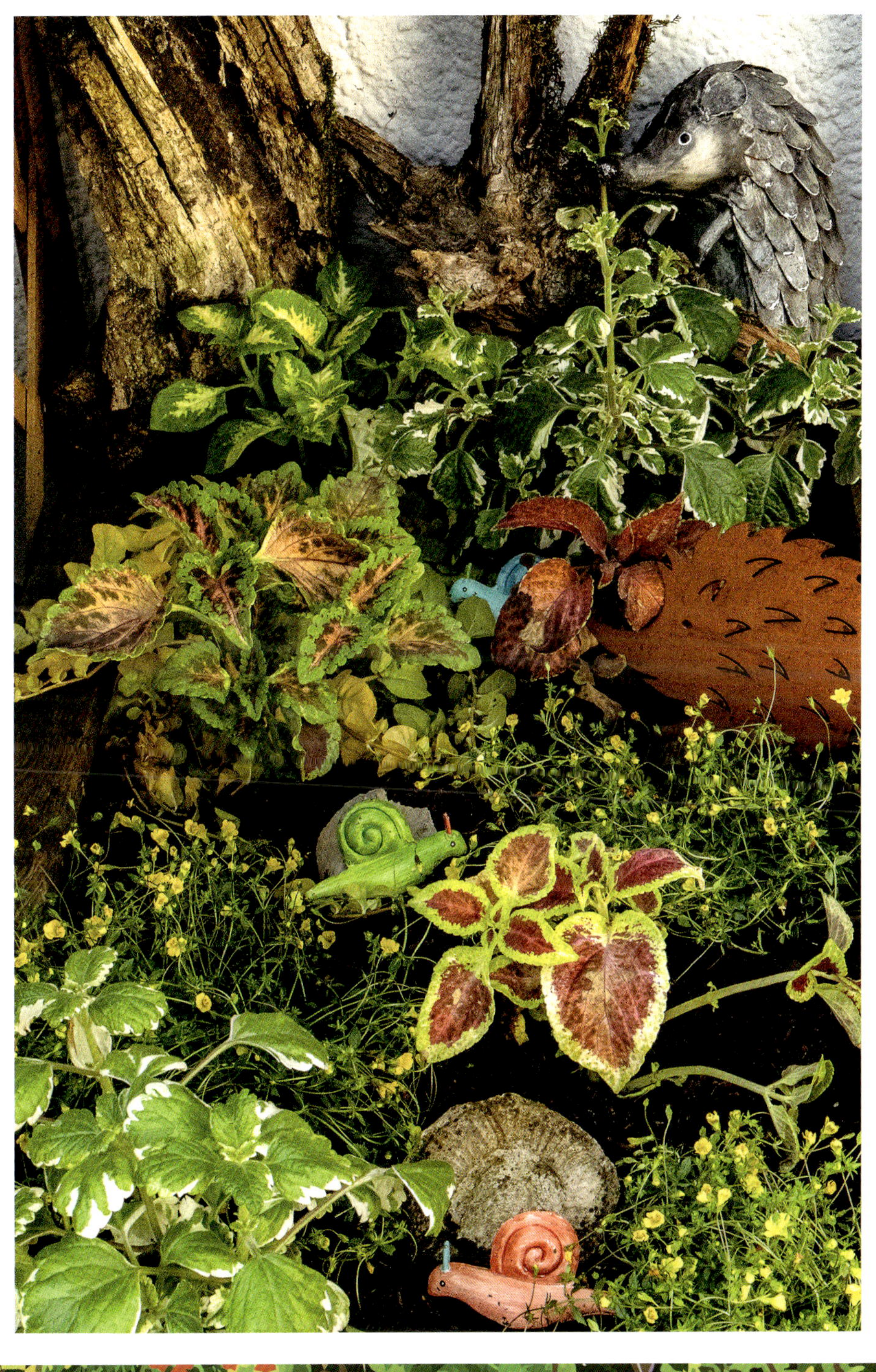

einer mehrfarbigen Optik in Variationen von Grün, Rot, Rosa, Gelb und Violett. Sie starten im Frühsommer sehr klein, wachsen bis zum Herbst zu ca. 60 Zentimeter großen Minibüschen heran und leuchten den ganzen Sommer aus ihrem halbschattigen Standort hervor. Diese Leuchtkraft soll ein Symbol für die starken Eigenschaften der KlientInnen sein. Ich erzähle den KlientInnen ausführlich, welche erfreulichen Eigenschaften ich durch unsere gemeinsame Arbeit bisher bei ihnen bereits entdecken konnte. Ich beschreibe detailliert, was sie richtig gut können und erkläre ihnen, dass das bei weitem nicht für alle Kinder ihrer Altersgruppe typisch ist. Es ist auch denkbar, diese Positivliste schriftlich festzuhalten und ihr auf diese Weise noch mehr Gewicht zu verleihen. Gemeinsam wollen wir in den nächsten Wochen daran arbeiten, dass diese Begabungen mehr Wertschätzung finden. Außerdem wollen wir herausfinden, wie von diesen Talenten ausgehend erfreuliche Ableger in andere Lebensbereiche hineinwachsen können.

Dann geht es an das Einpflanzen dieser prächtigen Platzhalter. Das ausgewählte Pflanzgefäß sollte im Halbschatten stehen und groß genug sein für mindestens zwei ausgewachsene Buntnesseln, um die Farbpalette einzufangen und mehr „Leuchtkraft" zu haben. Für ihr zu erwartendes starkes Wachstum brauchen die Pflanzen viel Kraft, weshalb ein Langzeitdünger in Form von Pellets (zum Beispiel aus Schafwolle) in die Pflanzerde eingearbeitet wird. Vor dem endgültigen Einpflanzen werden die Pflanzen lose arrangiert, bis die optimale Anordnung gefunden ist. Da die Buntnesseln zu Beginn noch recht klein sind, bleibt zunächst freier Platz im Gefäß, der thematisch gut genutzt werden kann. Zum Beispiel können leichte Bodendecker zwischen die Nesseln gesetzt werden. So wird der Boden beschattet und trocknet nicht so leicht aus. Auch die KlientInnen können Schutz und Unterstützung annehmen, während sie am Ausbau ihrer Stärken arbeiten. Als Dekorationsobjekte sind Igel, Schnecken oder Steine denkbar. Die stacheligen Einzelgänger rollen sich bei Gefahr zu einer Kugel zusammen und hoffen, dass sie vorübergeht. Welche aktiveren Formen, auf Schwierigkeiten zu reagieren, sind denkbar? Es kann auch MitschülerInnen geben, die nur schlecht damit umgehen können, wenn sich bei den KlientInnen allmählich Erfolge einstellen. Wie könnten die KlientInnen mit solchen Hindernissen umgehen? Nicht zuletzt ist das Stärken stärken manchmal ganz schön schwer. Wo und wer sind die Krafttankstellen der KlientInnen?

Während die Buntnesseln ihre farbige Pracht entfalten, gewinnen die KlientInnen zusehends Vertrauen in ihre Fähigkeiten und der Transfer in weitere Bereiche kann angebahnt werden. Jemand, der Pflanzschilder sehr ordentlich beschriftet, wenn er es mit den in Comics verwendeten Schriftarten tut, hat gute Chancen ordentlichere Hefteinträge zu verfassen. Wer ein derart guter Taktiker bei komplizierten Brettspielen ist, wird auch die Regeln im zwischenmenschlichen Miteinander besser nachvollziehen und akzeptieren können. Kann jemand schon nach kurzer Zeit sorgfältig und selbständig alle zum Umtopfen benötigten Materialien zusammenstellen, kann er es schaffen, die Utensilien in seinen beiden Mäppchen arbeitsbereit zu halten und er startet bei Schulaufgaben ohne Zeitverlust. Die Transferpfade können kompliziert und verschlungen sein und es kann dauern, bis daraus leicht gängige und übersichtliche Wege werden. Bei Rückschlägen, aufkommender Frustration oder nachlassender Motivation kann ein Abstecher zu den Buntnesseln die KlientInnen daran erinnern, dass sie Fähigkeiten haben, auf die sie stolz sein können und die sie auf ihren Wegen unterstützen.

Material: *Pflanzgefäß, torffreie Pflanzerde, Langzeitdünger, Handschaufel, Dekorationsmaterial, Buntnesseln, Arbeitshandschuhe (Buntnesseln gelten als ungiftig bis schwach giftig)*

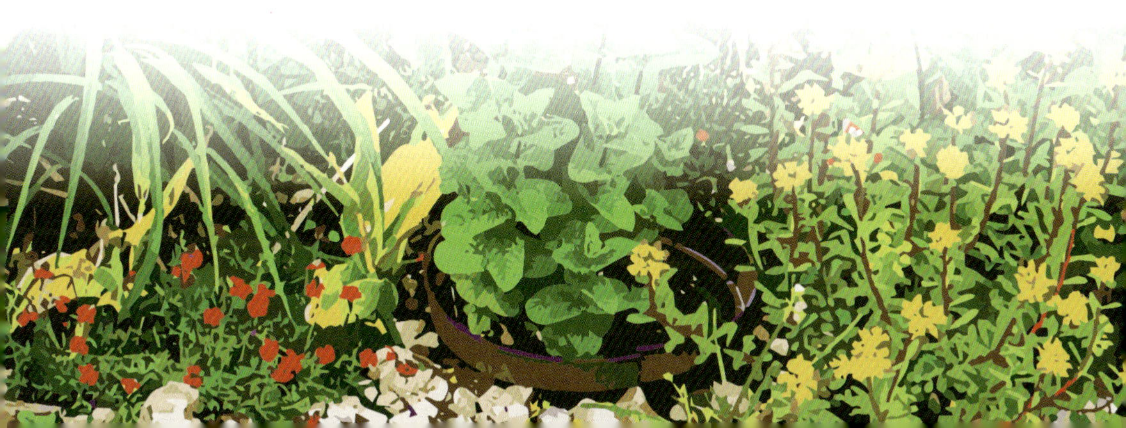

Erinnerungen

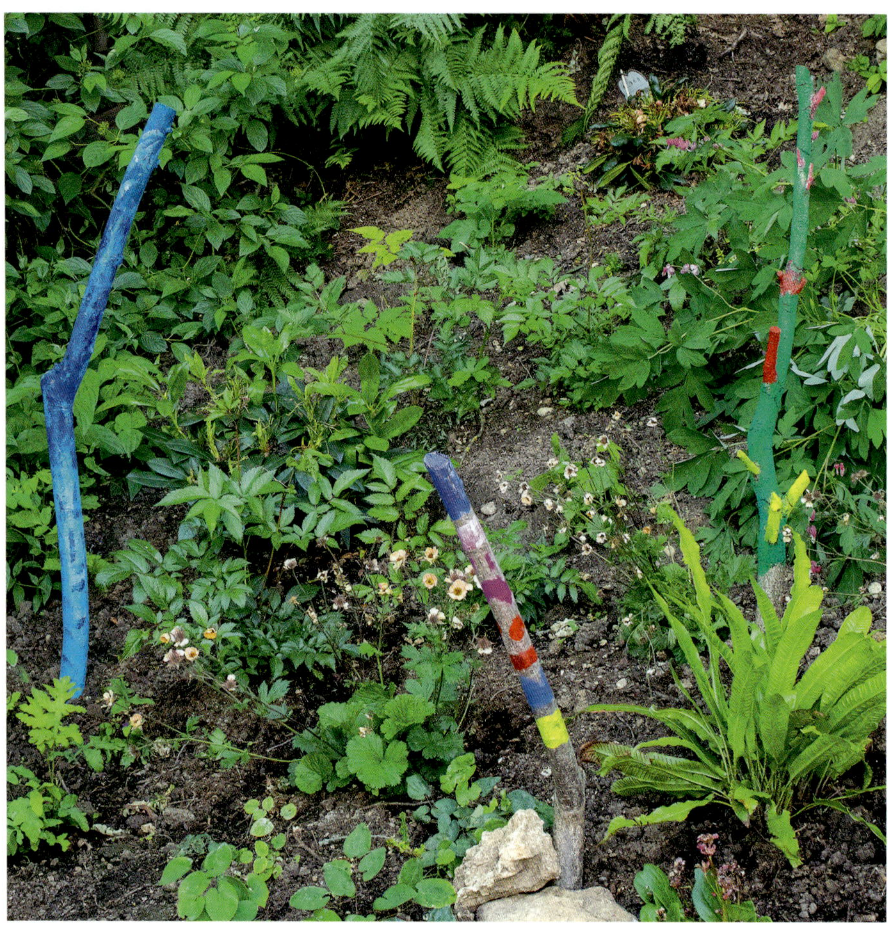

Mögliche Ziele: Bewusste Auseinandersetzung mit schwierigen Lebensereignissen einüben; spüren, wie herausfordernde körperliche Betätigung beim Abbau von Frustrationen unterstützen kann.

Manche Abschiede stellen eine tiefe Zäsur im Leben dar. Sie erfolgen nicht freiwillig und zwingen dazu, sich von einem Wunschtraum zu trennen. Einige KlientInnen begleite ich bei qualvollen Umwälzungen in ihrer Schullaufbahn. Damit ist an dieser Stelle nicht das Wiederholen einer Jahrgangsstufe gemeint (den Ausdruck „Ehrenrunde" halte ich übrigens für einen ärgerlichen Euphemismus). Hier geht es um

SchülerInnen, die unwiderruflich aus der Laufbahn ihres ursprünglich eingeschlagenen Schulkurses geschleudert werden. Die meisten von ihnen haben mehrjährige Erfahrung darin, schulisch auf einem äußerst schmalen Grat zu balancieren und durch einen enormen Energieaufwand sowie ein gewisses Entgegenkommen von Seiten der Lehrkräfte in den letzten Wochen des Schuljahres das Ruder gerade so eben noch herumzureißen. Entsprechend geschockt und fassungslos sind sie, dass sie nun doch nach (mehrmaligem) Wiederholen endgültig aus dem Tritt gekommen sind. Je nach Jahrgangsstufe kann die Fallhöhe sehr hoch sein. Haben SchülerInnen zum Beispiel bis zur neunten Klasse zusammen mit den Erziehungsberechtigten die Einsicht verdrängt, dass sie auf dem Gymnasium möglicherweise doch überfordert sind und dürfen endgültig nicht mehr wiederholen, sieht das Schulsystem harte Konsequenzen vor. Zu diesem Zeitpunkt gibt es eigentlich keine Schule, in die man noch wechseln kann. Schon gar nicht mit einer stattlichen Reihe von Fünfen und höchstens Vieren im Ranzen. Haben sie noch vor wenigen Wochen angenommen, irgendwie doch das Abitur zu machen und anschließend zu studieren und auf diese Weise von Entscheidungen und Verantwortungen für die berufliche Zukunft noch einige Jahre verschont zu werden, können sie plötzlich nur noch hoffen, in einem staatlichen Förderkurs den Hauptschulabschluss machen zu dürfen und müssen sich einen Ausbildungsplatz suchen.

Dieser extreme Verlauf ist zum Glück selten. Aber auch wenn Schule, Eltern und SchülerInnen rechtzeitig die Notbremse ziehen und dadurch alternative Bildungswege offenstehen, ist das Eingeständnis niederschmetternd, dass man den Anforderungen der Wunschschule nicht genügt hat. Nach einer solch unerwarteten Vollbremsung muss man sich in vielerlei Hinsicht neu definieren. Dies ist ein schmerzhafter Prozess, denn nach verlorenem Kampf ist die Seele wund, der Geist ausgelaugt und der Körper müde. Woher soll die Kraft für einen Neuanfang kommen, wenn Versagensgefühle dominieren? Wenn ein Wall aus Frust, Kummer und Scham den Blick verstellt auf die schönen Dinge, die in dieser Zeit sicherlich auch passiert sind? Dabei sind es die positiven Erinnerungen, die eine Brücke zur neuen Situation bauen können, in die sich die KlientInnen einfinden müssen.

Die folgende Übung soll dabei unterstützen, einen gangbaren Weg aus dem Gefühlschaos zu finden. Ich erzähle von den alten Römern, die Stelen errichten ließen, auf denen ihre bedeutenden Taten gepriesen wurden, damit sie von der Öffentlichkeit nicht vergessen wurden. Misslungenes blieb natürlich außen vor und wurde nicht in Stein gehauen. Zwar liegt es außerhalb unserer Möglichkeiten, eine imposante Steinsäule zu errichten, ein persönliches Erinnerungsstück können wir aber schon schaffen und auf diese Weise Gelungenes und Freudiges hervorheben. Wir verwenden dazu einen größeren Ast aus dem Winterschnittfundus. (Jedes Jahr im Februar überprüft ein Baumpfleger Bäume und Sträucher, um Langlebigkeit und Ertrag zu sichern. Damit sie die Entwicklung des Baumes nicht behindern, müssen manchmal auch größere Äste abgesägt werden. Sie werden gesammelt und bekommen im Laufe des Gartenjahres eine neue Aufgabe.)

Wir sprechen zunächst über das letzte Schuljahr und gehen es abschnittweise durch. Wie hat es begonnen? Wie lief es zu den Herbstferien? Was war der Stand der Dinge zum Zwischenzeugnis? Zu jedem Zeitfenster versuchen wir positive Ereignisse auch außerhalb der Schule zu finden. Etwa ein wunderbares Verwöhnwochenende bei den Großeltern, ein tadellos verlaufenes Weihnachtsvorspiel an der Musikschule, ein tolles Geschenk von der Patin zum Geburtstag, oder sogar ein junges Kätzchen im Frühling. Für manche KlientInnen ist es hilfreich, sich diese Aufzählung klar vor Augen zu führen. Dazu legen wir für das Jahr ein Seil aus und gehen es Abschnitt für Abschnitt ab. Für jedes freudige Geschehen legen die KlientInnen einen Smiley ab. Ich schreibe es auf ein Kärtchen und lege es daneben. Drehen sich die KlientInnen am Ende des Seils um, blicken sie auf lachende Gesichter. Die Kärtchen nehmen die KlientInnen mit nach Hause, denn all diese Menschen und Hobbys können auch in der neuen Schulsituation ihr Leben bereichern.

Als Zeugnis ihrer wertvollen Ereignisse gestalten die KlientInnen eine kleine „Erinnerungsstele“. Sie suchen sich einen Ast aus, der sie anspricht, und verzieren ihn mit Acrylfarben. Beim Bemalen lassen sie sich von den Erinnerungen an die positiven Empfindungen leiten. Die Betonung des Positiven bedeutet nicht das völlige Ausblenden des Negativen, denn es gehört unweigerlich dazu und muss ebenso in die Gefühlslage integriert werden. Zum Zeichen dafür, dass es dazu gehört, dass Traurigkeit, vielleicht auch Zorn und neue Zuversicht sich für eine Weile immer wieder schwankend ablösen, bekommt die „Stele“ einen Stellplatz in einem Hangstück, das im Schatten einer großen Eiche liegt. Das Arbeiten darin ist sehr mühsam. Der Boden ist ziemlich schwer und unvermittelt unter der Erde auftauchende Steine machen das Graben und Hacken zu einer anstrengenden Angelegenheit. Es kann also dauern, bis der Ast stabil aufrecht im Hang steht. Zur Verzierung dürfen die KientInnen noch einige Stauden eingraben und ihnen das Anwachsen mit Düngergaben und Angießen erleichtern. Damit die Bepflanzung auf keinen Fall in nächster Zeit gefressen wird, wähle ich ausschließlich schneckenfeste Arten wie Farn, Bergenie, Nelkenwurz, Kaukasusvergissmeinnicht oder Elfenblume aus.

Während sich die KlientInnen mit den Pflanzlöchern abplagen, wird bewusst ein Stück weit auch der Frust über die große Enttäuschung abgearbeitet. Es ist anstrengend, im Hang beim Hacken und Graben einen stabilen Stand zu finden. Immer wieder rutscht man weg! Dann noch diese lästigen Steine! Aber irgendwann ist der Berg bezwungen und die „Erinnerungsstele“ leuchtet aus der frischen Anpflanzung heraus. Sie erinnert an helle Strahlen in einer schweren Zeit. Während die Pflanzen allmählich anwachsen und stärker werden, wird der Kummer langsam nachlassen und schwächer werden.

Material: *Papiersmileys, Kärtchen, Stift, Seil, stabiler Ast, Acrylfarbe, Pinsel, Spaten, Hacke, Handschaufel, schneckenfeste Pflanzen, Kompost und/oder Hornspäne, Gießkanne*

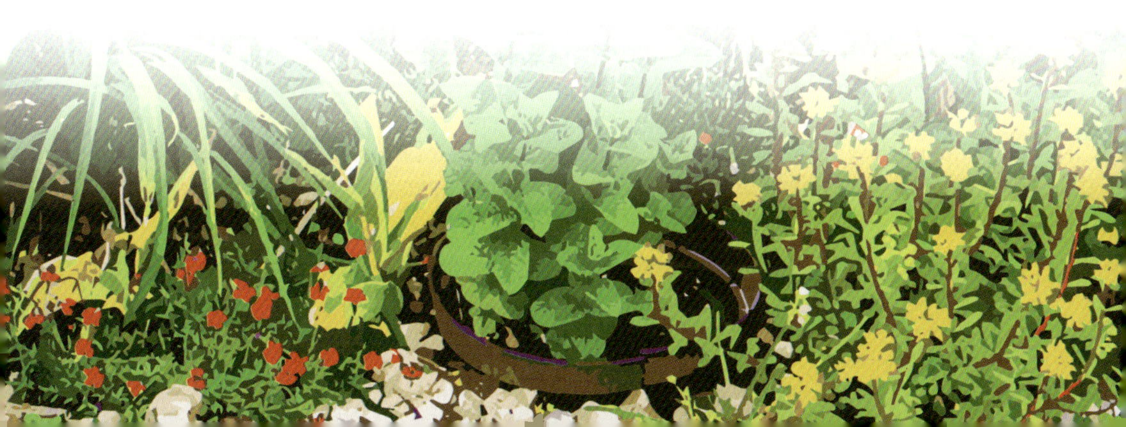

Kunst im Garten

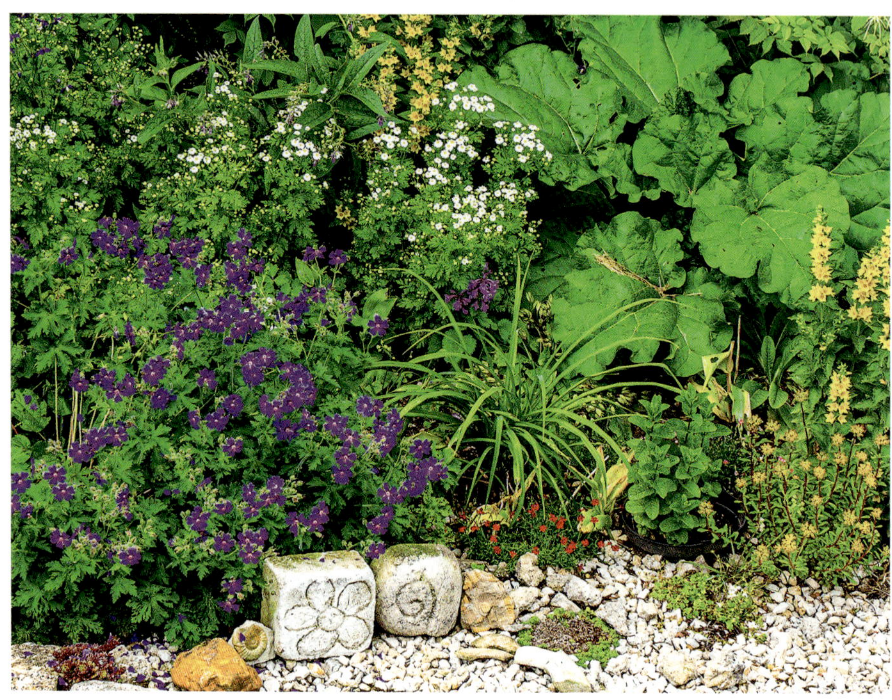

Mögliche Ziele: Fingerfertigkeit und Kraftdosierung mit ungewohntem Material und Werkzeug einüben; ein dauerhaftes Werkstück schaffen; Ausdauer trainieren; einen Lebensabschnitt bewusst abschließen.

Es ist ein gutes Gefühl, wenn im Verlauf einer Therapie bei allen Beteiligten eine gelöste Stimmungslage entsteht. Die kritischen Punkte sind geklärt, der Abschied voneinander kündigt sich an. Die KlientInnen haben viel für sich erreicht und können nun ohne therapeutische Unterstützung weitergehen. In den gemeinsam verbrachten Stunden haben sie jede Menge geleistet und sind oft über sich selbst hinausgewachsen. In den letzten Therapieeinheiten blicken wir auf diese Zeit zurück und freuen uns an den positiven Veränderungen. Um die Erinnerung daran wach zu halten, schaffen wir unter anderem auch ein bleibendes Werk. Es soll daran erinnern, dass aus KlientInnen im Laufe der Zeit LebenskünstlerInnen geworden sind. Deshalb werden wir uns als BildhauerInnen betätigen. Schließlich sind Gärten und auch Balkone geprägt vom ästhetischen Empfinden ihrer BewohnerInnen und in den allermeisten Gärten oder auf Balkonen finden sich nicht nur Pflanzen, sondern auch kunsthandwerkliche Gestaltungselemente, mitunter sogar echte Kunst.

Das Material für unsere Kunstwerke ist Porenbeton, meist unter dem Namen Ytong bekannt. Er ist ohne große Vorkenntnisse oder besondere Fähigkeiten leicht zu bearbeiten. Allerdings staubt er sehr, weswegen eine Abdeckung für den Arbeitstisch sinnvoll ist. Die Größe des zu bearbeitenden Stücks gebe ich vor, indem ich die Steine vorher zurechtsäge. So bleibt die Aufgabe in einem überschaubaren Rahmen. Porenbeton als Werkstoff ist den meisten KlientInnen neu und sie haben noch keine Erfahrung damit. Wie echte Bildhauer schützen wir unsere Augen mit einer Schutzbrille. Danach geht es zuerst an ein Übungsstück, um den Umgang mit Hammer und Meißel, Feile und Schmirgelpapier einzuüben. Wie viel Kraft muss man aufwenden, in welchem Winkel hält man den Meißel, wie macht man schmale bzw. breite Linien …? Da Porenbeton weich ist, fällt die Handhabung nicht allzu schwer. Um ein Gefühl für die Verteilung auf der Fläche zu bekommen, wird das zukünftige Kunstwerk zunächst auf einem Papier mit identischer Fläche skizziert. Sind die KlientInnen mit ihrem Entwurf zufrieden, wird er mit einem dicken Handwerkerbleistift auf den Stein übertragen. Jetzt kommt es darauf an, mit Geschick und Ausdauer die Formen herauszuarbeiten. Sind sich KlientInnen an der ein oder anderen Stelle über ihr geplantes Vorgehen unsicher, können sie es am Probestück vorher austesten. Mit der Feile lassen sich Kanten abrunden, mit dem Schmirgelpapier wird zum Schluss bei Bedarf leicht geglättet. Letzte prüfende Blicke und kleine Korrekturen werden vorgenommen, bis die KünstlerInnen ein Gefühl der stimmigen Zufriedenheit in sich spüren.

Obwohl Porenbeton nicht schwer ist, nehmen die KlientInnen etwas Gewichtiges mit nach Hause. Ihr Kunstwerk kann sie noch lange an eine Zeit erinnern, in der sie sich mutig um sich selbst gekümmert und für ihre Ziele eingesetzt haben.

Material: *Zurechtgeschnittene Porenbetonsteine, Hammer, Meißel, Feile, Schmirgelpapier, Handwerkerbleistift, Papier, Bleistift, Radiergummi, Abdeckung für den Arbeitsplatz, Schutzbrille*

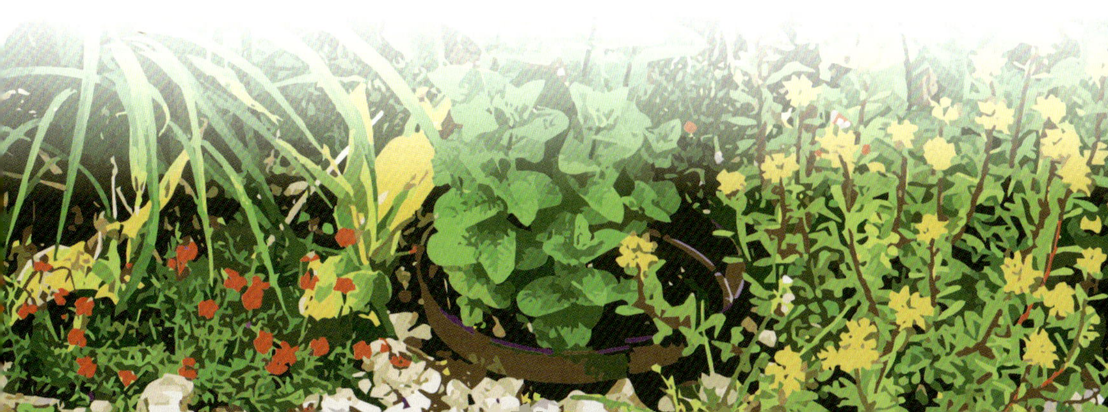

Zeit der Ruhe

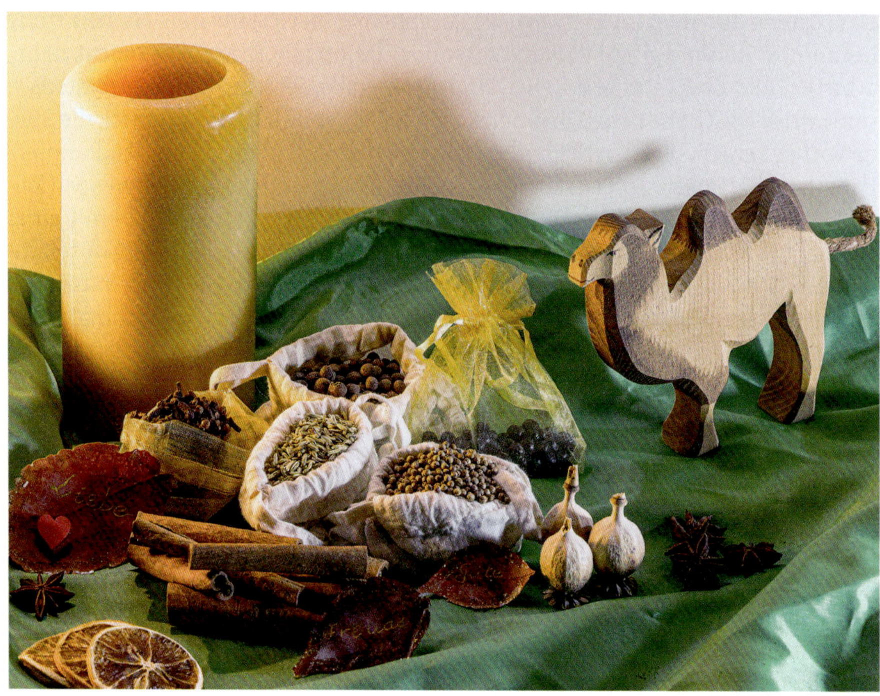

Es ist eine paradoxe Situation: Familien, die versuchen, eine herausfordernde Phase zu bewältigen, bräuchten besonders viel Zeit, um sich zu sammeln, Kraft zu schöpfen und miteinander zu sprechen. Stattdessen haben sie besonders wenig Zeit, denn sie strampeln sich ab in einem Hamsterrad aus Terminen für Therapien, Elterngespräche, Nachhilfe usw. Oft erhöht sich in Zeiten, von denen es heißt, sie seien ruhig und besinnlich, die Drehzahl sogar noch. In besonderem Maße gehört dazu die Vorweihnachtszeit. In den Wochen vor Weihnachten ist in der Schule beispielsweise meist ein Prüfungsmarathon zu absolvieren, diverse Weihnachtsfeiern sollen mit Muffins bestückt werden und etliche weitere zusätzliche Anforderungen müssen in den ohnehin prallvollen Terminkalender gequetscht werden. In den viel zu kurzen Verschnaufpausen wächst die Sehnsucht nach sorgenfreier Leichtigkeit, Gemütlichkeit und Harmonie. Es wird höchste Zeit, Licht ins Dunkel der drangvollen Beanspruchungen zu bringen.

Schon immer mussten die Menschen während der langen Winterzeit ihre Vorräte und Kräfte klug einteilen. Kälte ist ein großer Energiefresser und alle Lebewesen schalten in den Sparmodus. Möglichst wenig tun und ausruhen, wann immer es geht, lautet die Devise. Krokusse, Winterlinge und Tulpen brauchen zum Beispiel zwingend eine frostige Ruhephase, um im zeitigen Frühling unser Herz und die Pollenspeicher der Bienen zu erfüllen. Der Frosch verbuddelt sich im Teich, Igel und Kröte schlummern in Laubhaufen und das Eichhörnchen freut sich über wiedergefundene Nüsse, bevor es im Kobel weiterdöst. Jetzt zeigt sich der Nutzen, wenn man die Beete im Herbst nicht abgeräumt hat: Käfer, Schwebfliegenlarven, Schmetterlingsraupen, Spinnen und viele mehr haben sich gerne in die hohlen Stängel von Dill, Fenchel, Wilder Möhre, Distel und Brennnessel zurückgezogen. Blindschleichen und Eidechsen bevorzugen Winterrefugien aus lose aufgeschichteten Steinhaufen mit vielen Spalten und Hohlräumen. Vögel lieben es, im Falllaub auf den Beeten herumzustöbern und dabei den ein oder anderen proteinreichen Leckerbissen zu finden.

Wir Menschen sind ebenfalls in den großen Kreislauf der Natur mit ihren Zeiten für Aktivitäten und Zeiten für Ruhe eingebunden. Nur Ruhe wäre ausgesprochen langweilig, nur Aktivität würde im Kollaps enden. In Zeiten des Nachdenkens und Träumens sammelt man Kraft für die aktiven Phasen, in denen man seine Energie spürt und Träume wahr werden lässt. Und umgekehrt können viele gute Ideen, die wir in der Betriebsamkeit des Sommers gehamstert haben, im Winter in aller Ruhe ausprobiert werden und lassen den Winterblues gar nicht erst aufkommen.

In eng getakteten Abläufen müssen Auszeiten ganz bewusst zelebriert werden. Machen Sie als Familie nicht einen weiteren Plan, wie all die Aufgaben noch optimierter bewältigt werden können. Halten Sie stattdessen Familienrat und überlegen gemeinsam: Was tut uns gut? Was haben wir schon viel zu lange nicht mehr getan? Woraus schöpfen wir Zuversicht? Verschreiben Sie sich als Heilkundige in eigener Sache Heilsames. Das können kleine Gemütlichkeiten sein wie abends eine Viertelstunde im Schein vieler Kerzen einer Geschichte oder stimmungsvoller Musik zu lauschen. Mit selbstgemischten Duftpotpourris lässt sich individuelle Weihnachtsstimmung in alle Zimmer zaubern. Die vielen im Herbst gesammelten Kastanien können in einer Schüssel als angenehmes „Fußbad" abgehetzte Füße wunderbar entspannen. Man kann aber auch in Vorbereitungen für einen üppigen Gemütlichkeits- und Verwöhntag schwelgen, der das eigene Zuhause in eine kuschelige Bärenhöhle zum Faulenzen, Lesen und Schnabulieren verwandelt. Vielleicht haben Sie danach alle so viel Kraft, dass im Grunde überflüssige Verpflichtungen kurzerhand gestrichen werden. Denken Sie bei allem, was Sie sich als Familie Gutes tun wollen: Wir sind Heldinnen und Helden des Alltags und wir können und dürfen ausruhen.

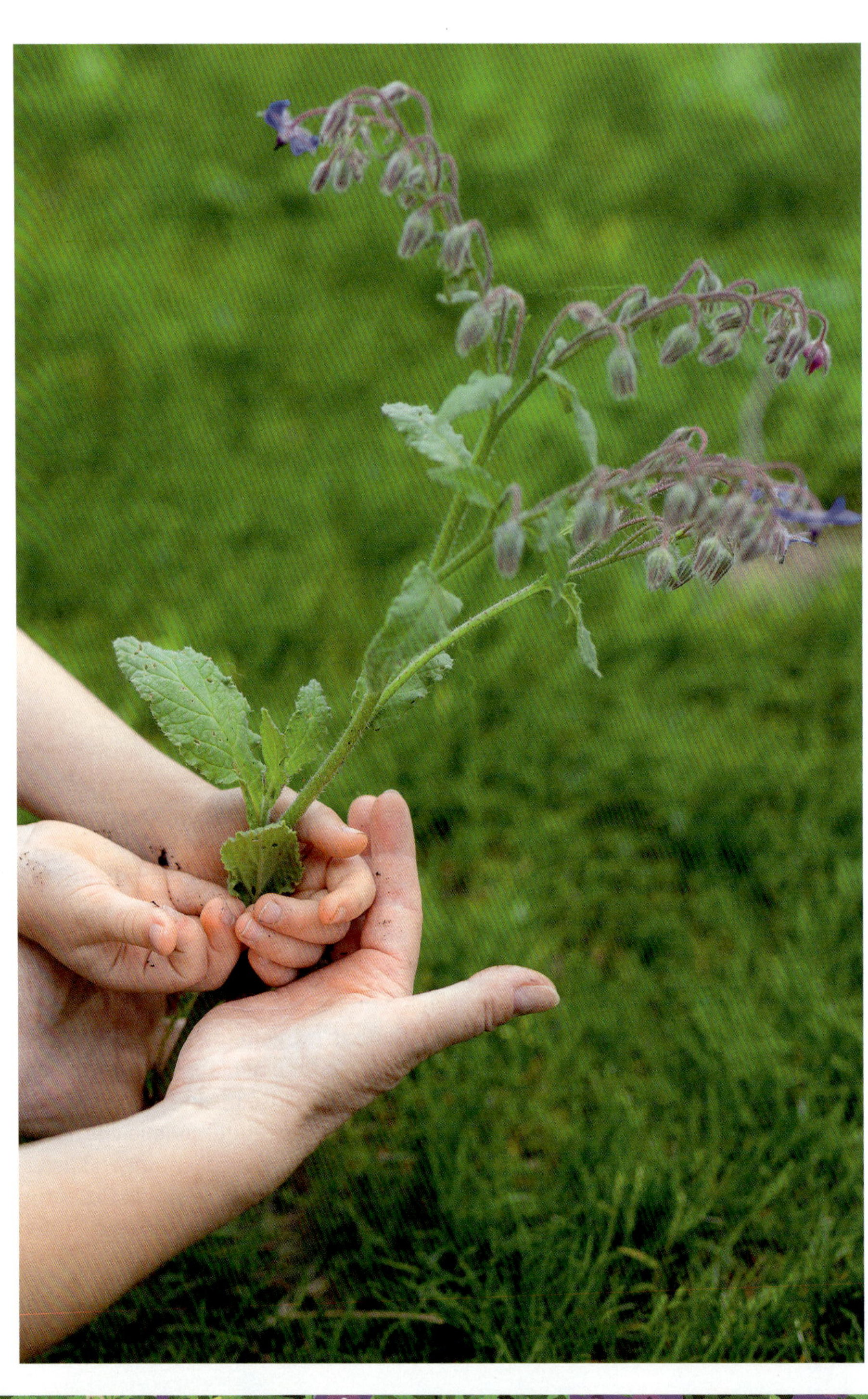

5 Literaturempfehlungen

Rund um das Thema Garten und Gärtnern gibt es gerade in jüngerer Zeit eine Vielzahl an Veröffentlichungen, weshalb ich mich auf allgemeine Empfehlungen für diejenigen unter den LeserInnen beschränke, die das Gärtnern erst für sich entdecken.

Mit großem praktischem Gewinn zu lesen sind in der Regel die Klassiker. Damit meine ich Publikationen von GärtnerInnen, die mit der Expertise eines zum Teil in Jahrzehnten angehäuften Erfahrungsschatzes geschrieben haben. Marie-Luise Kreuter als eine der PionierInnen des Biogärtnerns ist zum Beispiel bereits vor einigen Jahren verstorben, aber die zeitlose Gültigkeit ihres Wissens wird noch etlichen Generationen angehender GärtnerInnen bei den ersten Schritten in den Naturgartenbau eine probate Stütze sein. Auf diesen Grundlagen aufbauend kann man sich je nach Neigung von Veröffentlichungen zu neueren Strömungen wie vertikalen Pflanzsystemen oder Microgreens inspirieren lassen.

Eine umfassende Gartenenzyklopädie ist keine ganz billige Anschaffung, aber eine lohnende Investition für viele Jahre. Sie sollte alle Themenbereiche der Gartenpraxis behandeln und zum Beispiel Arbeitsschritte nicht nur erläutern, sondern auch mit Bildern verdeutlichen. Ebenfalls immer wieder gerne zur Hand nimmt man Ratgeber, die jeden Monat des Gartenjahres mit allem, was gärtnerisch dazu gehört, ausführlich beschreiben. Inspirationshilfen sind Bücher, die sich mit der Anlage von Gärten beschäftigen. Schließlich wandeln sich Gärten nicht nur im Kleinen Jahr für Jahr, sondern auch im Großen über Jahre hinweg. Irgendwann wird beispielsweise der Sandkasten nicht mehr gebraucht und die vorhandene Senke für die Anlage eines Gartenteichs genutzt. Noch stärker in die persönlichen Interessen und Schwerpunkte kann man sich mit der entsprechenden Spezialliteratur einarbeiten, und sich umfangreiches Wissen über Beerensträucher, Kräuter, Zimmerpflanzen usw. anlesen. Nicht fehlen dürfen in der literarischen Basisausstattung Informationen über giftige Pflanzen mit detaillierten Angaben darüber, wie gefährlich welche Pflanzenteile sind. In der Praxis geht es nicht nur darum, welche Blätter, Beeren, Rindenstückchen oder Wurzelknollen auf gar keinen Fall verzehrt werden dürfen. Manchmal kann es zum Beispiel auch nötig sein, direkten Hautkontakt durch das Tragen von Handschuhen zu vermeiden. Bei Pflanzen mit einem hohen Anteil an ätherischen Ölen ist ebenfalls ein Blick auf mögliche Nebenwirkungen oder Unverträglichkeiten geboten. Ein kurzweiliges Vergnügen ist das Schmökern in reich bebilderten Gartenzeitschriften. Neben dem Augenschmaus liefern sie immer wieder Informationen, nach denen man nicht explizit gesucht hätte, die aber unverhofft das eigene gärtnerische Know-how bereichern, indem etwa neueste Trends und Gartengeräte vorgestellt werden.

Hilfreich ist es, auf das Land zu achten, in dem die AutorInnen gärtnern. Bildbände zum Beispiel aus Frankreich, Italien oder England entführen in wunderschöne Gartenwelten und lassen die BetrachterInnen in Blütenträumen schwelgen. Allerdings lässt sich vieles davon nur mit Einschränkungen für die konkrete Arbeit verwenden, denn etliche der abgebildeten Pflanzen kommen unter den klimatischen Bedingungen unserer heimischen Gefilde entweder nicht vor oder sie selbst und ihre Pflege stellen sich hierzulande ganz anders dar. So hat mich der Botanische Garten in Nantes begeistert und inspiriert. Trotzdem muss ich über die Idee, Gartenräume durch wunderschöne Kamelienhecken voneinander abzugrenzen, in unserem Oberpfälzer Garten noch nicht einmal nachdenken. Fuchsien, die im exotischen Garten im Bretonischen Roscoff riesige Sträucher bilden, umspielen bei uns zuhause auch nach jahrelangem aufopferungsvollem Schleppen ins und aus dem Winterquartier lediglich freundlich die Hüften. Es ist ja schon ein Riesenunterschied, ob man im Rheinland oder in der Uckermark, an der Nordsee oder im Voralpenland gärtnert. Gott sei Dank gibt es diese Unterschiede und man kann auf Gartenreisen immer wieder aufs Neue über die Wunder der Natur staunen und sich berühren lassen.

Beigel, D. ([7] 2018): Flügel und Wurzeln. Dortmund: verlag modernes lernen

Berting-Hüneke, C.; Jung, S.; Kellner, G. et. al. ([2] 2010): Gartentherapie. Idstein: Schulz-Kirchner

Cornell, J. (2006): Mit Cornell die Natur erleben. Naturerfahrungsspiele für Kinder und Jugendliche – Der Sammelband. Mülheim an der Ruhr: Verlag an der Ruhr

Freitag, B. ([2] 2012): Meine Kreativwerkstatt. Wolnzach: verlagshaus kastner

Güthler, A; Lacher, K. ([7] 2011): Naturwerkstatt Landart. Baden und München: AT Verlag

Huppertz, M.; Schatanek, V. (2015): Achtsamkeit in der Natur. Paderborn: Junfermann

Joller, K. (2008): Naturerfahrungen mit allen Sinnen. Baden und München: AT Verlag

Kreuter, M.-L. ([30] 2019): Der Biogarten: Das Original – komplett neu. Mit Videolinks im Buch. München. BLV

Moser, P.; Moser-Patuzzi, S.; Jettenberger, M. (2014): Naturerfahrungen im Pflegealltag: Das Draußen drinnen erleben. Mülheim an der Ruhr: Verlag an der Ruhr

Niepel, A.; Pfister Th. (2010): Praxisbuch Gartentherapie. Idstein: Schulz-Kirchner

Österreicher, H.; Prokop, E. ([2] 2011): Kinder wollen draußen sein. Natur entdecken, erleben, erforschen. Seelze: Kallmeyer

Renz-Polster, H.; Hüther, G. ([4] 2016): Wie Kinder heute Wachsen. Natur als Entwicklungsraum. Weinheim, Basel: Beltz

Schneiter-Ulmann, R.; Föhn, M. ([2] 2020): Lehrbuch Gartentherapie, Bern: Hogrefe

Stuart-Smith, S. (2021): Vom Wachsen und Werden. Wie wir beim Gärtnern zu uns finden. München: Piper

Internetquellen:

https://www.haup.ac.at/wp-content/uploads/2019/11/Therapieraum-Garten-Kinder-fo%CC%88rdern-in-und-mit-der-Natur.pdf

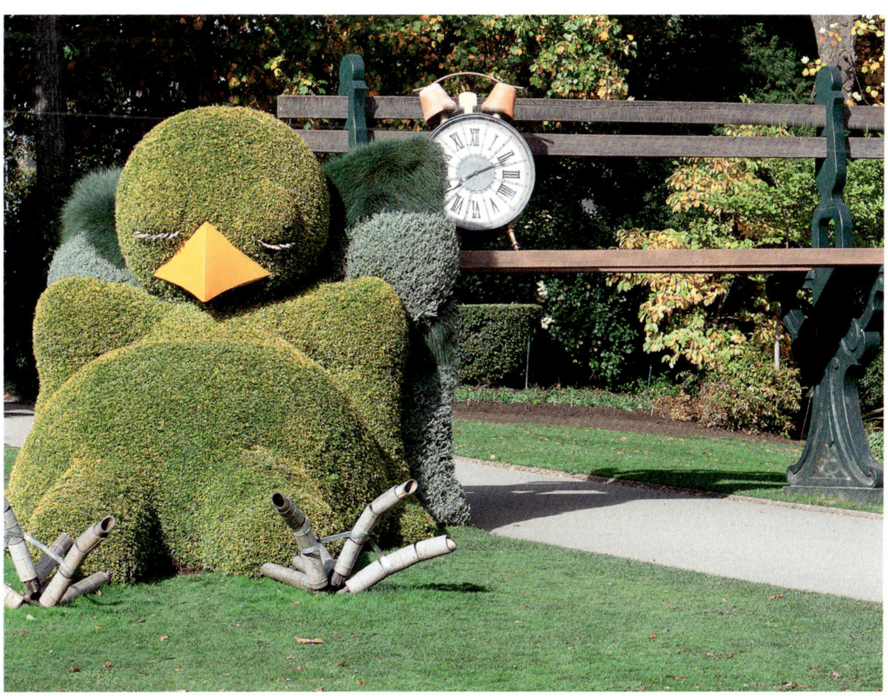

Raum für Notizen

Raum für Notizen

Raum für Notizen

Raum für Notizen

Raum für Notizen

Raum für Notizen

Raum für Notizen

Raum für Notizen

Lebendiger Kita-Alltag

Andrea Erkert

Mobbing fängt klein an

Kinder an das Thema „Mobbing" heranführen und das eigene Handeln sensibilisieren

Mobbing unter Kindern ist ein ernsthaftes Problem, das nicht verharmlost oder ignoriert werden darf. Damit jedoch weder persönliche Attacken noch verbale Angriffe über elektronische Kommunikationsmittel gegen ein Kind zum Normalzustand in der Grundschule werden, müssen eindeutige Stopp-Signale gesetzt werden, die für alle Klassen verbindlich sind. Die Autorin zeigt, was Sie bei Verdacht auf Mobbing tun können. Ein besonderes Augenmerk hat sie auch auf die Prävention gelegt. Mithilfe von Praxisideen, Kopiervorlagen & Co. können Sie ohne viel Aufwand und erhobenen Zeigefinger alle Grundschulkinder erreichen und dazu ermutigen, sich eindeutig gegen (Cyber-)Mobbing und Gewalt zu stellen. Mit viel Fingerspitzengefühl wird den Kindern so bewusst gemacht, dass (Cyber-)Mobbing und Gewalt nicht nur ein Problem zwischen ein paar Kindern ist, sondern auch erheblich das Klima in der Klasse und sogar das der ganzen Schule negativ beeinflussen kann, sodass es von allen am Schulleben Beteiligten keinesfalls toleriert werden darf.

2021, 176 S., farbige Abb. Format 16x23cm, Klappenbroschur, Alter: 5–10

ISBN 978-3-8080-0894-2 | Bestell-Nr. 1324 | 18,80 Euro

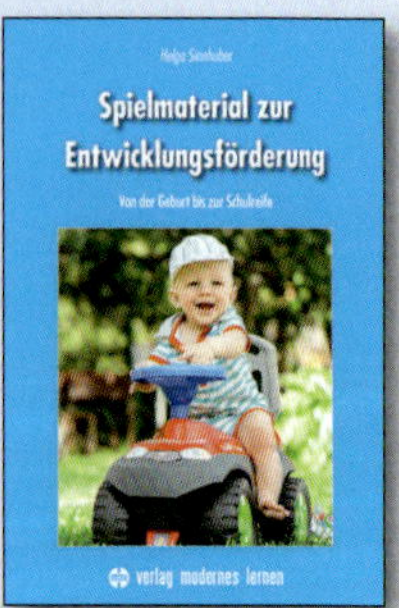

Helga Sinnhuber

Spielmaterial zur Entwicklungsförderung

von der Geburt bis zur Schulreife

In den ersten Lebensjahren spielen Kinder mit allem, was sich in Reichweite in ihrer Umgebung befindet. Jeder Gegenstand wird ergriffen, intensiv angeschaut, gedreht, in den Mund genommen und beleckt. Dabei lernt das Baby sich und seine Umwelt kennen. Entwicklung und Spielfähigkeit sind eng miteinander verbunden. Das Spiel fördert die Entwicklung des Kindes, die sich auf mehreren Ebenen vollzieht: • in der motorischen Entwicklung • der kognitiven Entwicklung • der emotionalen Entwicklung • der sozialen Entwicklung. Diese vier Ebenen wirken zusammen und bilden die Basis für den weiteren Entwicklungsverlauf. Um das richtige Spielzeug auszuwählen, muss man die Lernausgangssituation des Kindes kennen und um seine Vorlieben und Bedürfnisse wissen. Manche Kinder werden durch verfrühte Spielzeuggeschenke überfordert. Das Ergebnis sind Misserfolg, Enttäuschung, Spielunlust und oft Zerstörung des Spielzeugs. Aber auch Spielzeuge, die das Kind unterfordern, führen zu Enttäuschung und Ablehnung. Also ist auch der richtige Zeitpunkt für ein neues Spielzeug wichtig. Auf das Kind, sein Entwicklungsalter und seine Bedürfnisse abgestimmte Förderangebote helfen ihm hingegen, Freude am Spielen und Lernen zu entwickeln.

7., völlig überarbeitete Aufl. 2021, 160 S., farbige Abb., Format 16x23cm, Ringbindung, Alter: 0–7

ISBN 978-3-8080-0887-4 | Bestell-Nr. 1112 | 19,95 Euro

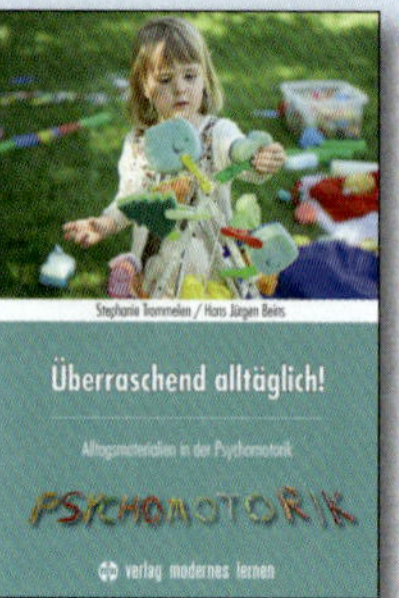

NEU

Stephanie Trommelen / Hans Jürgen Beins

Überraschend alltäglich!

Alltagsmaterialien in der Psychomotorik

Kinder spielen mit Alltagsmaterialien so selbstverständlich, dass dem Erwachsenen oft nur das Staunen bleibt: Aus einem alten Schuh wird ein Puppenbett, ein Zeitungsblatt wird zum Hut geformt und eine Papprolle wird zum Fernglas umfunktioniert. Aus einem Pappteller lässt sich ein Bumerang und aus Bechern eine Mauer herstellen oder mit Zollstöcken wird ein Zelt gebaut. Alltagsmaterialien ermöglichen tolle Erfahrungen und sind aus psychomotorischen Spiel- und Bewegungsangeboten nicht wegzudenken. Die vielfältigen, psychomotorischen Anregungen zum groß- und kleinräumigen Bewegen, zum wilden und kooperativen Spielen, für Anregungen zum Bauen oder Entspannen, genauso wie Aktionen am Tisch, sind überall und einfach umsetzbar und bereichern die Arbeit in der Krippe, Kita, Schule oder Therapie. Ausgewählte Ideen zu diesen Themenbereichen aus der langjährigen Praxis der Autorin und des Autors, ansprechende Beschreibungen und tolle Fotos wecken nicht nur bei Kindern die Spielfreude und Kreativität. Ebenfalls aufgeführte Variationen und Beschreibungen von Zielsetzungen helfen bei der Planung der spielerisch bewegten Impulse im eigenen beruflichen Setting. Erläuterungen zu Methoden und Tipps unterstützen zusätzlich die eigene Umsetzung.

2022, 192 S., farbige Abb., Format 16x23cm, Klappenbroschur, Alter: 2–12

ISBN 978-3-8080-0913-0 | Bestell-Nr. 1333 | 19,95 Euro

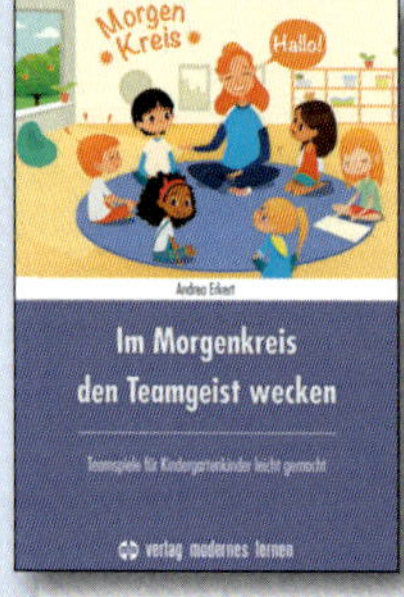

Andrea Erkert

Im Morgenkreis den Teamgeist wecken

Teamspiele für Kindergartenkinder leicht gemacht

Der Morgenkreis ist geradezu ideal, um den Tag gemeinsam zu begrüßen, sich gegenseitig auf höchst vielfältige Weise zu erleben, voneinander und miteinander zu lernen. Die Kinder erleben sich von Anfang an als Teil der Gruppe und somit dazugehörig. Die Autorin zeigt, wie bereits Kinder im Alter von 3 bis 6 Jahren jede Menge Spielspaß im Morgenkreis haben und dabei ohne viel Zutun gemeinsam an einem Strang ziehen, um miteinander ein vereinbartes Ziel zu erreichen. Die Teamspiele aus diesem Buch sind praxiserprobt und nahezu überall schnell umsetzbar. Sie enthalten jeweils eine Altersangabe als Orientierungshilfe, einen Hinweis zu den Materialien, der Sozialform, zum Zeitaufwand und Spielort. Darüber hinaus wurden die Praxisideen je nach ihrem Schwerpunkt den sechs Kapiteln zugeordnet, sodass Sie relativ schnell die Teamspiele finden, die Sie gerade im Morgenkreis für Ihre Klein- oder Großgruppe brauchen.

2021, 176 S., farbige Abb., Format 16x23cm, Klappenbroschur | Alter: 3-6

ISBN 978-3-8080-0890-4 | Bestell-Nr. 1321 | 18,80 Euro

137/09-22

vml verlag modernes lernen

Schleefstraße 14, D-44287 Dortmund
Telefon 02 31 12 80 08, Fax 02 31 12 56 40
E-Mail: info@verlag-modernes-lernen.de
Leseproben und Bestellen im Internet: www.verlag-modernes-lernen.de

Bewegtes Lernen mit Dorothea Beigel

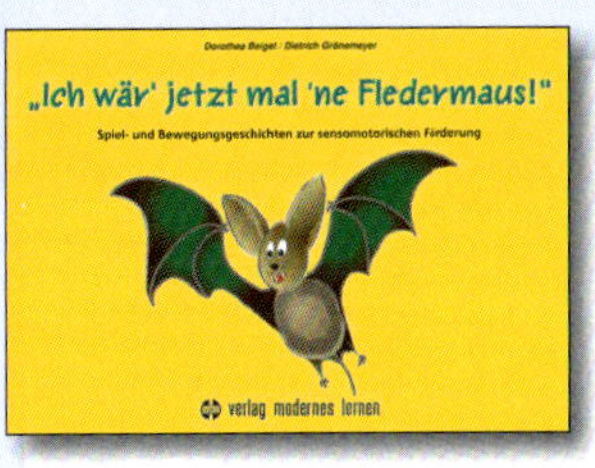

Dorothea Beigel / Dietrich Grönemeyer

„Ich wär' jetzt mal 'ne Fledermaus!"

Spiel- und Bewegungsgeschichten zur sensomotorischen Förderung

Dieses Praxisbuch von Dorothea Beigel und Dietrich Grönemeyer bietet über 50 kindgerechte Bewegungsgeschichten zur spielerischen Schulung der Sensomotorik. Frühkindliche Bewegungsmuster werden liebevoll aufgegriffen, verfeinert, variiert und ausgebaut. Ritchie, der Ringelwurm, der die Kinder Bewegungsmuster rund um den Tonischen Labyrinth Reflex spielen lässt, ist ebenso wie die Tausendfüßler Fritzchen und Marleen, die so gerne barfuß gehen (Fußgreifreflex), oder Freddy, die freche Fledermaus (Asymmetrisch Tonischer Nackenreflex) Akteur in den Geschichten.

Jedes Kapitel beinhaltet:

• Eine kurze, übersichtliche Zusammenstellung der Merkmale des frühkindlichen Bewegungsmusters (Moro Reflex, TLR, ATNR, STNR, Palmar Reflex, Plantar Reflex) • Klare Hinweise zu den Bewegungsabläufen in den einzelnen Geschichten, zusätzliche Fotos • Geschichten, die aus Sicht der sensomotorischen Entwicklung des Kindes aufeinander aufbauen und inhaltlich miteinander verbunden sind • Vertiefende Informationen zur menschlichen Entwicklung und zum Körper.

2. Auflage, 224 S., farbige Abb., Format DIN A4, Ringbindung, Alter: 4-8

ISBN 978-3-8080-0727-3 | Bestell-Nr. 1252 | 21,50 Euro

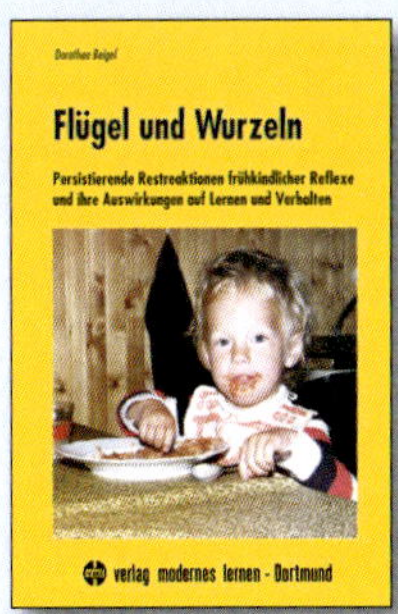

Dorothea Beigel

Flügel und Wurzeln

Persistierende Restreaktionen frühkindlicher Reflexe und ihre Auswirkungen auf Lernen und Verhalten

Die Autorin gibt einen Überblick über die Sinnessysteme des Menschen und geht auf persistierende Restreaktionen frühkindlicher Reflexe ein. Sie beschreibt Möglichkeiten und Erfahrungen aus der Arbeit mit Bewegungsprogrammen zur Integration von Restreaktionen frühkindlicher Reflexe. In eigens hervorgehobenen Ratschlägen für Elternhaus, Kindergarten und Schule wird aus Sicht einer Pädagogin darauf hingewiesen wie Teilleistungsstörungen vorgebeugt werden kann und wie sie ausgeglichen werden können.

Ein Buch, das angesichts der immer schneller anwachsenden Zahl „auffälliger" Kinder auf die pragmatischen Möglichkeiten eines Staatlichen Schulamtes hinweist. Angesichts der politischen Folgerungen aus der Pisa-Studie ist es als Plädoyer für eine gedeihliche Kindheit in Elternhaus, Kindergarten und Schule zu verstehen. Es geht darum, die kindlichen „Wurzeln" wachsen und gedeihen zu lassen und auf diese Weise den Kindern „Flügel" zu geben, mit denen sie sich gesund und erfolgreich den Herausforderungen der Gegenwart und Zukunft stellen können.

7. Auflage, 256 S., Format 16x23cm, fester Einband, Alter: 0-9

ISBN 978-3-8080-0833-1 | Bestell-Nr. 1154 | 20,40 Euro

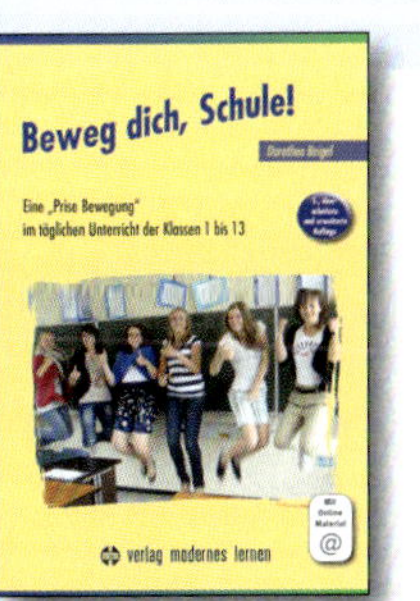

Dorothea Beigel
unter Mitarbeit von Alexander Jordan

Beweg dich, Schule!

Eine „Prise Bewegung" im täglichen Unterricht der Klassen 1 bis 13 Gehirngerechtes Lernen nach Dorothea Beigel®

Diese überarbeitete und erweiterte 5. Auflage beinhaltet zusätzliche, im täglichen Unterricht direkt umsetzbare, Praxiseinheiten für die Klassen 1-13. Der kurze Theorieteil untermauert das Verständnis für die Notwendigkeit von kurzen Bewegungs- und Wahrnehmungsphasen in allen Altersklassen und Schulformen. Er spricht die Entwicklung der exekutiven Funktionen an, die durch die bewährte Praxis im Buch gefördert werden. Ein Beitrag von Alexander Jordan stellt die Wirkungen und Gestaltungsmöglichkeiten eines bewegenden Unterrichts aus didaktisch-methodischer Sicht dar. Der interessante und ganzheitlich dargestellte Theorieteil des Buches liefert dem Anwender fundierte Unterstützung für Elternabende und Konferenzen.

Tipps und Hinweise zur Einführung und zum Umgang mit Bewegung im Unterricht runden das Buch ab.

5., überarbeitete und erweiterte Auflage, 352 S., farbige Abb., Beigabe: Übersicht der Spiele zusätzlich als Download, Format 16x23cm, fester Einband, Alter: 6-20

ISBN 978-3-8080-0855-3 | Bestell-Nr. 1311 | 23,95 Euro

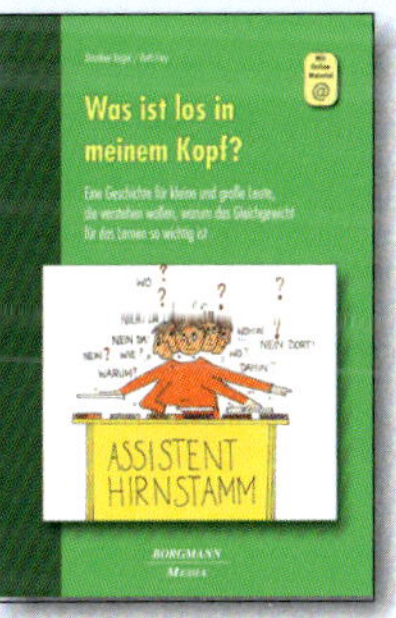

Dorothea Beigel / Ruth Frey

Was ist los in meinem Kopf?

Eine Geschichte für kleine und große Leute, die verstehen wollen, warum das Gleichgewicht für das Lernen so wichtig ist

Buch und Material geben Lehrerinnen, Erzieherinnen, Eltern und Therapeutinnen praktische, sofort einsetzbare Anregungen.

„Dieses Buch gibt kindgerechte Antworten auf Fragen zum eigenen Gehirn, zum Lernen und zur Bedeutung von Bewegung. Das Gleichgewicht spielt eine bedeutende Rolle bei allem menschlichen Tun und Handeln. Es beeinflusst unsere Gefühle und hat deutlichen Einfluss auf unser Empfinden und Wahrnehmen. Neue wissenschaftliche Studien belegen seine Auswirkung auf kognitive Fähigkeiten und den Zusammenhang zu schulischem Erfolg.

Im Mittelpunkt des Buchs findet der Leser die Geschichte von Simon aus der 1. Klasse, der Angst vor der Mathematikstunde hat. Mithilfe der Erklärung seiner Lehrerin Frau Sommer lernt er sein Gehirn kennen. Ergänzt wird die Geschichte durch Minuten-Spielideen für das Klassenzimmer." Dieter Bach, lehrerbibliothek.de

3., überarbeitete und erweiterte Auflage, 88 S. Begleitheft mit 14 Farbtafeln, Beigabe: Vorlagen und Poster DIN A3 als Download, Groß-Format DIN A4, geh, Alter: 5-10

ISBN 978-3-942976-27-5 | Bestell-Nr. 9446 | 19,95 Euro

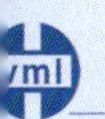 verlag modernes lernen  

Schleefstraße 14, D-44287 Dortmund
Telefon 02 31 12 80 08, Fax 02 31 12 56 40
E-Mail: info@verlag-modernes-lernen.de
Leseproben und Bestellen im Internet: www.verlag-modernes-lernen.de

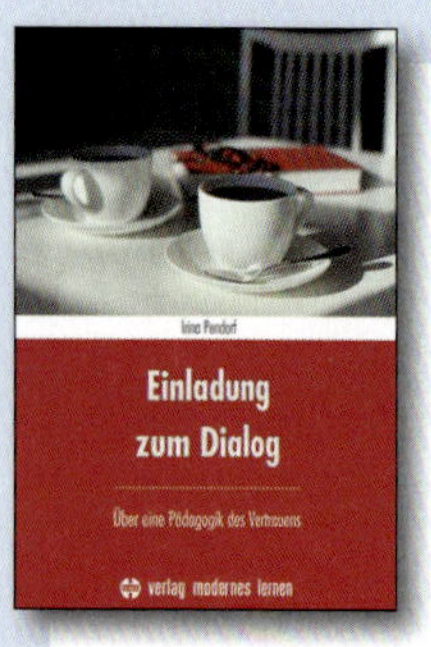

Irina Pendorf

Einladung zum Dialog

Über eine Pädagogik des Vertrauens

Vorworte von Mariele Diekhof (Kita KITOPIA) und Prof. Dr. Jörg Zirfas

Dieses Buch lädt Sie ein. Zum Dialog, zur Begegnung und zum Vertrauen. Es stellt Fragen, und (ver-)sucht Antworten, die helfen, den pädagogischen und persönlichen Handlungsspielraum zu erweitern. Dabei geht es um existenzielle Erziehung und Bildung, um Werte und Sinn, um gelingendes Leben und Sterben, um Haltung und Verhalten, um Menschsein und Welt. Auf ganz unterschiedlichen Ebenen lockt die Autorin zum „Denken, Abtauchen, Philosophieren, Wundern, Lernen, Studieren, Auseinandersetzen, Grübeln, Ausprobieren, Kommunizieren, zum Freuen und Staunen" (Mariele Diekhof).

Und zum Vertrauen. „Vertrauen trotz oder wegen der Unsicherheit des pädagogischen Handelns, Vertrauen trotz oder wegen der Intransparenz des pädagogischen Gegenübers, Vertrauens trotz oder wegen der Fraglichkeit der zu vermittelnden Lerninhalte, Vertrauen trotz oder wegen der Pluralität an diversen und ggf. auch widersprüchlichen Sinnangeboten. Das pädagogische Vertrauen ist Vertrauen in das Unverfügbare. Erziehung und Bildung gehen nur so." (Prof. Dr. Jörg Zirfas)

2021, 288 S., 2-farbige Gestaltung, Format 16x23cm, Klappenbroschur
ISBN 978-3-8080-0900-0 | Bestell-Nr. 1329 | 22,95 Euro

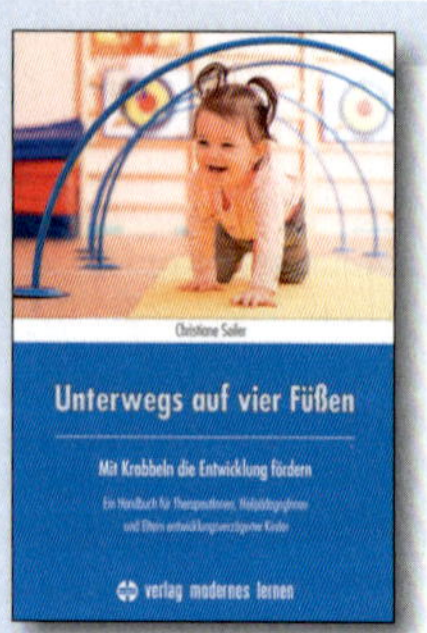

Christiane Seiler

Unterwegs auf vier Füßen

Mit Krabbeln die Entwicklung fördern
Ein Handbuch für TherapeutInnen, HeilpädagogInnen und Eltern entwicklungsverzögerter Kinder

Dieser Ratgeber beinhaltet neurophysiologische Aspekte des Krabbelns als Leitfaden für Physio- und ErgotherapeutInnen in Einzeltherapien. Für Psychomotorik-Gruppen finden MotopädInnen, ErzieherInnen, Heil- und SonderpädagogInnen Anregungen zu alten und neuen Rollenspielen. Eltern und TherapeutInnen werden im letzten Teil des Buches Möglichkeiten aufgezeigt, die das Krabbeln vorbereiten.

„Das Buch zeigt eindrücklich auf, wie wichtig KRABBELN für die kindliche Entwicklung ist. Diese Neuerscheinung von Christiane Seiler schafft sozusagen den ‚Spagat auf vier Füßen' – eine Brücke zwischen Handbuch, Erfahrungsschatz, Plädoyer und wohl ausbalanciertem soliden theoretischen Fundament. Angesprochen sind nicht nur Fachleute, die seit Jahren entwicklungsverzögerten Kindern mit Muskelhypotonie auf ihre 4 Füße helfen, sondern ebenso Eltern und Bezugspersonen. Gleichzeitig ist es eine lustvolle persönliche Entdeckungsreise in die Welt auf allen Vieren. Probieren wir's gleich aus. Unbedingt empfehlenswert!" Linda Hämmerle, FORUM Mitgliedermagazin des BVF (CH)

2020, 192 S., farbige Abb., Format 16x23cm, Klappenbroschur,
Alter: 0–14
ISBN 978-3-8080-0884-3 | Bestell-Nr. 1299 | 19,95 Euro

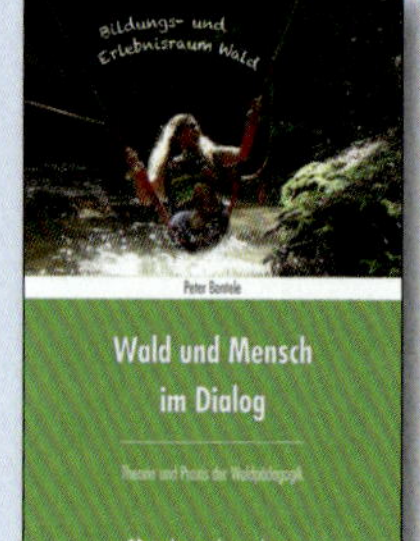

Peter Bentele

Wald und Mensch im Dialog

Theorie und Praxis der Waldpädagogik

In diesem Buch wird der Bildungsraum dargestellt und erläutert. Lerntheorien sowie curriculare Überlegungen und methodische Aspekte zur pädagogischen Arbeit im Wald bilden das Fundament dieses Buches. Darüber hinaus werden Bezüge zur Entwicklung des Menschen im Dialog mit dem Wald erstellt, sowie deren Auswirkungen auf die weitere schulische Entwicklung. Weitere positive Auswirkungen auf die Gesundheit werden thematisiert und neueste wissenschaftliche Erkenntnisse verständlich dargestellt. Der praxisorientierte Teil des Buches geht detailliert auf die Darstellung rechtlicher, sicherheitsrelvanter und organisatorischer Aspekte ein und bietet somit dem Leser Handlungsicherheit in der pädagogischen Arbeit. Eine Übersicht über Bewegungs- und Wahrnehmungsspiele, verschiedene Aufbauten und den Umgang mit Werkzeugen runden den praktischen Teil ab. Generell regt das Buch den Leser zum Dialog mit dem Wald an, denn das eigene Erleben und Handeln ist das beste Fundament für das weitere Wirken.

„Dem Autor ist es in allen Facetten gelungen, ein rundum informatives und anregendes Fachbuch zu schreiben. Auch als ein deutliches Gegengewicht zum ‚Basteln mit vorgegebenen Lerngegenständen und vordefinierten Lernzielen an sogenannten Forschertischen'." Dr. Armin Krenz

2021, 208 S., farbige Abb., Format 16x23cm, Klappenbroschur
ISBN 978-3-8080-0869-0 | Bestell-Nr. 1314 | 19,95 Euro

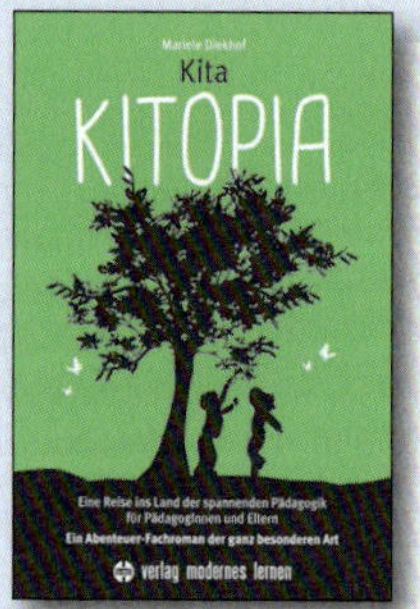

Mariele Diekhof

Kita KITOPIA

Eine Reise ins Land der spannenden Pädagogik für PädagogInnen und Eltern – Ein Abenteuer-Fachroman der ganz besonderen Art

Dieses Buch ist eine sinnliche Einladung zu einer abenteuerlichen und spannenden Reise, die in ein aufregendes Land führt, in ein Land voller Phantasie, Zauberei, Bildung und Lebenslust. Alles spielt in der „KITOPIA", in einer virtuellen Kita, in der die Kinder Kind sein dürfen und von herzlichen und professionellen ErzieherInnen begleitet werden.

Das Buch schenkt unzählige Einblicke hinter die Kulissen, weckt die Neugier und eröffnet völlig neue Denkansätze. 24 Türen warten darauf geöffnet zu werden: Hinter jeder Tür verbergen sich bunte Bilder, Begegnungen und inspirierende Geschichten, die zum Staunen, Lachen und Nachdenken anregen.

Die Leser werden kleinen und großen Menschen begegnen, von ihren Träumen, Wünschen und Visionen erfahren und sie im alltäglichen Tun begleiten. Sie sind mittendrin im pulsierenden Alltag, spüren die Lebenslust und die Leichtigkeit.

4., unveränderte Aufl. 2021, 320 S., zweifarbig, mit vielen Illustrationen, Format 16x23cm, Klappenbroschur
ISBN 978-3-8080-0777-8 | Bestell-Nr. 1264 | 26,95 Euro

138/10-21

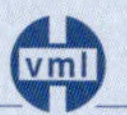

verlag modernes lernen

Schleefstraße 14, D-44287 Dortmund
Telefon 02 31 12 80 08, Fax 02 31 12 56 40
E-Mail: info@verlag-modernes-lernen.de
Leseproben und Bestellen im Internet: www.verlag-modernes-lernen.de